精神科急性期治療病棟

急性期からリハビリまで

編
前田　久雄

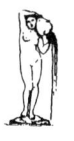

星 和 書 店

Seiwa Shoten Publishers

2-5 Kamitakaido 1-Chome
Suginamiku Tokyo 168-0074, Japan

序文

　精神科急性期治療病棟は，1996年の診療報酬改定で導入された包括病棟である。施設基準で入院期間を制限する一方で，退院後短期の再入院率に上限を設けており，入院患者の動態と入院医療の結果であるアウトカムに焦点を当てた，画期的な支払方式ということができる。

　大学病院で初めてこの包括病棟を取り入れたのが久留米大学病院である。かねてから質の高い医療を提供することに熱心に取り組まれてきた前田久雄教授ならではのご判断であったと拝察される。

　しかしながら，大学病院での急性期治療病棟の導入には，さまざまな課題があったに違いない。決められた入院日数で一定のアウトカムを確約する病棟であるために，入院医療が構造化され，病棟マネジメントが強化されていなければならない。諸事情で在院日数が延びてしまったという言い訳は通用しなくなるのである。

　久留米大学神経精神医学講座は，教室員が一丸となって多くの課題を見事に解決していった。本書には，それぞれの課題への答えや糸口が凝縮されている。さらに多くの人材を養成してきたことにも着目すべきである。各章を担当されている歴代の病棟医長を中心としたスタッフは，病棟運営に精魂を傾けてこられた有能な人材で，今後もわが国の精神科急性期医療および臨床研究をリードしていくであろう。

　精神科急性期治療病棟の新設から10年が経ち，現在全国で200以上の病棟が認可され，精神科急性期医療を提供している。しかし，それぞれの病棟でどのような入院医療が具体的に提供されているのかについては，不明な点も多い。これまで前田教室が育み培ってきた経験に基づいた臨床・教育・研究の成果が，詳細に紹介されている本書は，精神科急性期治療に関心のあるすべての人々が待ち望んでいた書ということができよう。

　さらに，このような機会に出版するという企画自体が前田教室を象徴しているといえる。これまでも真摯にさまざまな困難を乗り越えられてきた教室員の結束力を示すものであり，全国の精神科関係者のために本書を出版するという前田久雄教授のご決断に，心から敬意を表したい。

　平成18年11月

国立精神・神経センター　精神保健研究所
伊藤　弘人

本書の構成

序文　伊藤　弘人

第Ⅰ部　総論

  第 1 章　精神科治療の段階性および階層性　前田　久雄

  第 2 章　大学病院における急性期病棟をめぐる諸問題
　　　　　　石田　重信　　田中みとみ　　丸岡　隆之　　野瀬　巌　　前田　久雄

第Ⅱ部　入院治療

  第 3 章　久留米大学病院における精神科急性期治療病棟の運営
　　　　　　恵紙　英昭　　田中みとみ　　丸岡　隆之　　後藤　直樹　　小鳥居　望
　　　　　　大江美佐里　　近間　浩史　　前田　久雄

  第 4 章　急性期治療病棟における薬物療法（抗精神病薬を中心に）
　　　　　　橋爪　祐二

  第 5 章　急性期における薬物療法—抗うつ薬および睡眠薬—　内村　直尚

  第 6 章　久留米大学病院における抗精神病薬使用の調査研究
　　　　　　前田　久雄　　石田　重信　　丸岡　隆之　　大江美佐里

  第 7 章　電気けいれん療法（ECT）—その適応と安全性を高める為に—
　　　　　　鮫島　達夫　　土井　永史　　中村　満　　一瀬　邦弘　　前田　久雄
　　　　　　加藤　進昌

  第 8 章　治療導入期における入院集団精神療法—急性期治療病棟での試み—
　　　　　　丸岡　隆之　　山内今日子　　前田　正治　　大江美佐里　　恵紙　英昭
　　　　　　田中みとみ　　後藤　直樹　　小鳥居　望　　前田　久雄

  第 9 章　精神科急性期医療における心理教育　富田　克　　前田　正治

  第10章　注意サインへの気づきを目的とした短期再発予防プログラムの実施
　　　　　　大江美佐里　　前田　正治　　境　理恵　　赤司　英博　　田中みとみ
　　　　　　丸岡　隆之　　恵紙　英昭　　前田　久雄

  第11章　心的外傷患者に対する入院治療の有用性：複雑性PTSD症例の
　　　　　治療経験から　丸岡　隆之　　前田　正治　　山本　寛子

  第12章　大学病院精神科急性期治療病棟における合併症治療の現状と課題
　　　　　　恵紙　英昭　　田中みとみ　　丸岡　隆之　　後藤　直樹　　小鳥居　望
　　　　　　大江美佐里　　永松　青久　　廣橋　伸之　　坂本　照夫　　前田　久雄

  第13章　大学病院の精神科急性期治療病棟における時間外電話対応及び受診状況
　　　　　　恵紙　英昭　　金原　伸一　　鮫島　達夫　　田中みとみ　　小鳥居　望
　　　　　　後藤　直樹　　大江美佐里　　丸岡　隆之　　本岡　大道　　橋爪　祐二
　　　　　　前田　久雄

第14章　大学病院急性期治療病棟における看護の取り組み　田中みとみ
　第15章　急性期治療病棟におけるコミュニティミーティングの運営
　　　　　―「希望の声」の治療的活用―
　　　　　　　田中みとみ　　中山　理恵　　丸岡　隆之
第Ⅲ部　卒後研修プログラム
　第16章　精神医学における科学性，知性，倫理性　前田　久雄
　第17章　精神科での卒後研修で求められるもの　前田　久雄
　第18章　久留米大学病院精神神経科における卒後研修システムの紹介と現状
　　　　　　　安元　眞吾　　恵紙　英昭　　前田　久雄
　第19章　急性期治療病棟における心理教育ミーティング
　　　　　―研修医の参加意義について―　丸岡　緑里
第Ⅳ部　入院治療以外
　第20章　デイケアにおける精神科急性期治療病棟との連携　坂本　明子
　第21章　久留米大学精神科外来と急性期病棟　塚本　竜生　　内野　俊郎
　第22章　リエゾンと急性期病棟　本岡　大道
　第23章　久留米大学病院精神神経科病棟における臨床心理士の役割
　　　　　　　髙松　真理　　前田　正治
　第24章　デイケア通所患者の抗精神病薬使用の調査研究
　　　　　　　前田　久雄　　石田　重信　　丸岡　隆之
おわりに　内村　直尚

目 次

序文　iii

第Ⅰ部　総論 ……………………………………………………………………… 1

第 1 章　精神科治療の段階性および階層性 ……………………………………… 3
Ⅰ．はじめに ……………………………………………………………………… 3
Ⅱ．段階的な構成（stepwise organization）………………………………… 3
Ⅲ．階層的な構成（hierarchical organization）……………………………… 4
　1．特異的水準（specific level）　5
　2．亜特異的水準（subspecific level）　5
　3．非特異的水準（nonspecific level）　6
　4．一般的留意事項　7
Ⅳ．おわりに ……………………………………………………………………… 8

第 2 章　大学病院における急性期病棟をめぐる諸問題 ……………………… 11
Ⅰ．はじめに ……………………………………………………………………… 11
Ⅱ．急性期病棟申請前の当科の状況 …………………………………………… 12
Ⅲ．急性期病棟 1 年間の状況 …………………………………………………… 13
　1．入院患者数　13
　2．診断　13
　3．身体合併症　14
　4．入院経路　14
　5．入院形態　15
　6．入院回数　15
　7．入院後の患者への対応　15
　8．在院期間　16
　9．退院先　16
Ⅳ．急性期病棟の問題点と当科での取り組み ………………………………… 16
　1．入院期間　16
　2．入院患者の確保　17
　3．包括医療　18
　4．卒前卒後教育　19
Ⅴ．むすび ………………………………………………………………………… 19

第Ⅱ部　入院治療 ……………………………………………………………………… 23

第 3 章　久留米大学病院における精神科急性期治療病棟の運営 ……………… 25
Ⅰ．はじめに …………………………………………………………………………… 25
Ⅱ．久留米大学病院の概要 …………………………………………………………… 25
Ⅲ．当科の概要 ………………………………………………………………………… 26
Ⅳ．病棟運営 …………………………………………………………………………… 27
　1．外来との連携　27
　2．治療構造　28
Ⅴ．急性期治療病棟導入前後の入院患者動向 ……………………………………… 30
　1．入院患者数について　30
　2．年齢　30
　3．平均在院日数　30
　4．診断　31
　5．入院形態　31
Ⅵ．包括医療と医療経済 ……………………………………………………………… 32
　1．入院稼働額　32
　2．包括払いと出来高払いの差額……診療報酬改定前　32
　3．包括払いと出来高払いの差額……平成 18 年 4 月の診療報酬改定後　33
Ⅶ．考察 ………………………………………………………………………………… 33
　1．急性期病棟の施設基準をいかにクリアするか　34
　2．総合病院の役割として合併症治療をどうするか　34
　3．医療経済的視点　35
　4．大学病院精神医学の役割である卒前卒後教育　35
Ⅷ．今後の課題 ………………………………………………………………………… 36

第 4 章　急性期治療病棟における薬物療法（抗精神病薬を中心に） ………… 39
Ⅰ．はじめに …………………………………………………………………………… 39
Ⅱ．方法 ………………………………………………………………………………… 39
Ⅲ．結果 ………………………………………………………………………………… 40
Ⅳ．考察 ………………………………………………………………………………… 42
Ⅴ．終わりに …………………………………………………………………………… 43

第 5 章　急性期における薬物療法─抗うつ薬および睡眠薬─ ………………… 47
Ⅰ．はじめに …………………………………………………………………………… 47
Ⅱ．抗うつ薬 …………………………………………………………………………… 48

1．抗うつ薬の選択および使用法　48
　　　2．副作用　49
　Ⅲ．睡眠薬 ……………………………………………………………………………… 51
　　　1．BZ 系睡眠薬の選択および使用法　51
　　　　1）超短時間作用型　2）短時間作用型　3）中間作用型　4）長時間作用型
　　　2．BZ 系睡眠薬の副作用　53
　　　　1）反跳性不眠　2）持ち越し効果　3）健忘惹起作用
　　　3．BZ 系睡眠薬の使用上の留意点　53
　　　　1）高齢者への投与　2）薬物相互作用

第 6 章　久留米大学病院における抗精神病薬使用の調査研究 …………………… 55
　Ⅰ．はじめに ……………………………………………………………………………… 55
　Ⅱ．研究方法 ……………………………………………………………………………… 55
　　　1．対象及び調査方法　55
　　　2．調査内容　56
　Ⅲ．結果 …………………………………………………………………………………… 56
　　　1．対象患者プロフィール　56
　　　2．抗精神病薬の処方内容　56
　　　3．抗精神病薬の投与量　57
　　　4．抗 Parkinson 病薬の併用　58
　　　5．抗精神病薬の薬剤数別の検討　58
　　　6．単剤処方例の検討　60
　　　7．Risperidone と olanzapine の剤数別投与量と抗 Parkinson 病薬投与量　61
　Ⅳ．考察 …………………………………………………………………………………… 62
　　　1．急性期治療と新規非定型抗精神病薬　62
　　　2．投与内容・投与量に関して　63
　　　3．抗 Parkinson 病薬併用について　64
　Ⅴ．おわりに ……………………………………………………………………………… 64

第 7 章　電気けいれん療法（ECT）―その適応と安全性を高める為に― …………… 65
　Ⅰ．はじめに ……………………………………………………………………………… 65
　Ⅱ．その ECT は適応ですか？ ………………………………………………………… 66
　Ⅲ．その ECT は安全ですか？ ………………………………………………………… 67
　　　1．ECT における有害事象と危険因子，その対策　67
　　　　1）心血管系合併症　2）脳神経系　3）遷延性発作　4）遷延性無呼吸　5）躁転　6）発作後せん妄　7）健忘

  2．術前検査　68
 Ⅳ．あなたはそのECTに慣れていますか？ ································· 69
  1．ECTの実際　70
   1）ECT前日まで
  2．ECT前日および当日の手順　70
   1）ECTまで　2）刺激　3）ECT終了後　4）治療回数，維持・継続ECT　5）発作不発の時
 Ⅴ．患者や家族に説明し，同意を得ましたか？ ································· 73
 Ⅵ．最後に ································· 73

第 8 章　治療導入期における入院集団精神療法―急性期治療病棟での試み― ················· 77
 Ⅰ．はじめに ································· 77
 Ⅱ．当科入院集団療法 ································· 77
 Ⅲ．カルチュア・ショック概念の概観 ································· 79
 Ⅳ．当科入院治療の1例 ································· 80
  1．入院に至る経過　80
  2．入院経過　81
 Ⅴ．考察：当科の治療構造に対するカルチュア・ショック概念の応用 ················· 82
  1．孵化期　82
  2．移行期　82
  3．学習期　84
  4．受容期　84
 Ⅵ．本論の限界 ································· 85
 Ⅶ．おわりに ································· 85

第 9 章　精神科急性期医療における心理教育 ································· 87
 Ⅰ．はじめに：急性期治療と心理教育 ································· 87
 Ⅱ．統合失調症患者に対する心理教育的アプローチ ································· 88
 Ⅲ．気分障害患者に対する心理教育的アプローチ ································· 89
 Ⅳ．急性期病棟における心理教育 ································· 90
  1．当院における心理教育の実際　90
  2．心理教育の諸要素のどれを優先するか　91
  3．期間に関する問題　92
 Ⅴ．おわりに ································· 93

第10章　注意サインへの気づきを目的とした短期再発予防プログラムの実施 ················· 95
 Ⅰ．はじめに ································· 95

Ⅱ．集団療法の中でのプログラムの位置づけ ……………………………………………… 96
　Ⅲ．プログラムの概要と実際 ………………………………………………………………… 96
　Ⅳ．注意サインの具体的内容について ……………………………………………………… 98
　Ⅴ．考察 ………………………………………………………………………………………100
　　1．対象疾患を定めないことの利点と限界　100
　　2．注意サインに関して　101
　Ⅵ．プログラムの課題と今後の展望 …………………………………………………………102

第11章　心的外傷患者に対する入院治療の有用性：複雑性 PTSD 症例の治療経験から　105
　Ⅰ．はじめに ……………………………………………………………………………………105
　Ⅱ．当科の集団療法について …………………………………………………………………105
　Ⅲ．症例 …………………………………………………………………………………………105
　　1．当科受診までの経過　106
　　2．受診から入院に至るまで　106
　　3．入院時診断　106
　　4．入院経過　106
　Ⅳ．考察 …………………………………………………………………………………………108
　　1．当科の入院治療について　108
　　2．心的外傷患者の入院治療について　108
　　3．Aの入院経過に関する対象関係論的考察　109
　Ⅴ．おわりに ……………………………………………………………………………………110

第12章　大学病院精神科急性期治療病棟における合併症治療の現状と課題 ……………113
　Ⅰ．はじめに ……………………………………………………………………………………113
　Ⅱ．当科の概要 …………………………………………………………………………………114
　Ⅲ．調査方法 ……………………………………………………………………………………116
　　1．当科および救命センター以外の全科　116
　　2．救命センター　116
　　3．当科の入院患者について　117
　　　1）当科の入院患者数について　2）合併症の入院目的　3）合併症診断　4）年齢　5）在院期間　6）精神科診断　7）入院形態　8）入院経路および転帰
　Ⅳ．包括医療と医療経済 ………………………………………………………………………124
　Ⅴ．考察 …………………………………………………………………………………………127
　　1．当科以外の大学病院全体における合併症治療の現状　128
　　　1）病院全体からみた精神科の診療状況　2）救命センターについて
　　2．合併症について　129

　　　　1）当科の合併症統計　2）入院形態　3）合併症の入院経路および転帰　4）合併症のまとめ
　Ⅵ．医療経済的視点 ……………………………………………………………………132
　Ⅶ．卒前卒後教育について ……………………………………………………………133
　Ⅷ．精神医療改革の動向 ………………………………………………………………133
　Ⅸ．むすび ………………………………………………………………………………134

第13章　大学病院の精神科急性期治療病棟における時間外電話対応及び受診状況 ………137
　Ⅰ．はじめに ……………………………………………………………………………137
　Ⅱ．過去の実態調査「時間外対応綴り」導入前（以下，導入前）6カ月間の調査 ……138
　Ⅲ．時間外対応綴りの作成 ……………………………………………………………139
　Ⅳ．「時間外対応綴り」導入後（以下，導入後）6カ月間の調査 …………………140
　Ⅴ．まとめ ………………………………………………………………………………145

第14章　大学病院急性期治療病棟における看護の取り組み …………………………147
　Ⅰ．はじめに ……………………………………………………………………………147
　Ⅱ．急性期病棟運営の模索 ……………………………………………………………147
　　1．大学病院精神科病棟（以下，当科）の状況　147
　　2．病棟体制　147
　　3．看護の組織化　148
　　4．スタッフへの啓蒙　149
　Ⅲ．集団療法委員会の活動 ……………………………………………………………149
　　〈集団療法の実際〉　150
　　1．新入院患者ミーティング　150
　　2．心理教育ミーティング　150
　　3．退院準備グループ　151
　　4．スタッフミーティング　152
　　5．指導者会議　152
　　6．コミュニティミーティング　153
　Ⅳ．業務委員会の活動 …………………………………………………………………153
　　1．急性期の看護方針と看護の役割　153
　　　〈急性期：精神症状の安定と休息確保〉　154
　　　〈安定期：患者自身で考え，判断・行動できるような環境の提供〉　155
　　　〈回復期：社会生活への適応調整〉　156
　　2．看護カンファランスと看護監査　156
　　3．患者情報の有効活用　158
　　　〈睡眠日誌の活用〉　158

〈外泊日誌の活用〉 160
　Ⅴ．クリニカルパス委員会の活動 ………………………………………………………162
　　1．クリニカルパスの実際 165
　　　〈睡眠検査パス〉 165
　　　〈うつ病パス〉 165
　　　〈統合失調症パス〉 167
　　　〈隔離・拘束パス〉 169
　　　〈m-ECT パス〉 169
　　2．パス使用によるメリット・デメリット 169
　　3．今後の課題 171
　Ⅵ．記録委員会の活動 ……………………………………………………………………171
　Ⅶ．安全対策委員会の活動 ………………………………………………………………172
　　1．精神科スタッフが体験した衝撃的出来事の実態調査 173
　　2．「陰性感情」の取り扱いに関する今後の方向性 175
　Ⅷ．まとめ …………………………………………………………………………………176
　Ⅸ．おわりに ………………………………………………………………………………176

第15章　急性期治療病棟におけるコミュニティミーティングの運営
　　　　　―「希望の声」の治療的活用― ………………………………………………179
　Ⅰ．はじめに ………………………………………………………………………………179
　Ⅱ．CM 運営の実際 ………………………………………………………………………179
　　1．定義 179
　　2．目的 180
　　3．対象：患者全員 180
　　4．構造 180
　　5．プレミーティング（開始前15分間） 180
　　6．希望の声の取り扱い 180
　　7．セッション（30分間） 181
　　8．スタッフの役割 182
　　9．レビュー（終了後15分間） 182
　Ⅲ．事例紹介 ………………………………………………………………………………183
　　1．事例A 183
　　2．事例B 184
　Ⅳ．考察 ……………………………………………………………………………………185
　Ⅴ．おわりに ………………………………………………………………………………187

第Ⅲ部　卒後研修プログラム　……………………………………………………189

第16章　精神医学における科学性，知性，倫理性 ………………………………191

第17章　精神科での卒後研修で求められるもの …………………………………195
Ⅰ．はじめに …………………………………………………………………………195
Ⅱ．医師になる者が持つべき精神医学的素養 ……………………………………195
　1．良好な患者－医師関係を確立するための診察・面接方法　195
　2．基本的な精神症状の捉え方　196
　3．精神疾患に対する初期対応及び治療　196
　4．主要な精神疾患の診断と治療　196
　5．精神科領域の救急　197
　6．社会復帰訓練や地域支援体制　197
　7．チーム医療　197
　8．精神保健福祉法　197
　9．その他の関連法規　198
Ⅲ．研修方策 …………………………………………………………………………198
　1．研修施設　198
　2．研修期間　198
　3．研修方法　198

第18章　久留米大学病院精神神経科における卒後研修システムの紹介と現状 ……199
Ⅰ．はじめに …………………………………………………………………………199
Ⅱ．特徴・方針 ………………………………………………………………………199
Ⅲ．研修内容 …………………………………………………………………………201
　1．一般目標　201
　2．到達目標　201
　　1）習得すべき基本姿勢，態度　2）経験すべき検査・手技・治療法　3）経験すべき症状・病態・疾患
　3．学習方略　203
　　1）基本知識を習得　2）病棟研修　3）外来およびリエゾン研修　4）デイケア
　4．指導者会議　204
Ⅳ．終わりに …………………………………………………………………………204

第19章　急性期治療病棟における心理教育ミーティング
　　　　　─研修医の参加意義について─ ………………………………………205

Ⅰ．はじめに …………………………………………………………………………205
　Ⅱ．当科での心理教育ミーティングについて …………………………………205
　Ⅲ．症例 ………………………………………………………………………………206
　　1．生活歴・現病歴　206
　　2．入院経過　206
　Ⅳ．考察 ………………………………………………………………………………207
　　1．研修医にとってのPEM　207
　　2．PEMでの研修の課題　208
　　3．症例A子について　209
　Ⅴ．むすび ……………………………………………………………………………210

第Ⅳ部　入院治療以外 ………………………………………………………………211

第20章　デイケアにおける精神科急性期治療病棟との連携 …………………213
　Ⅰ．はじめに …………………………………………………………………………213
　Ⅱ．デイケアと病棟間の連携の実際 ………………………………………………213
　Ⅲ．デイケア・病棟リエゾンの機能について ……………………………………215
　Ⅳ．デイケア依頼件数とデイケアの転帰 …………………………………………217
　Ⅴ．事例 ………………………………………………………………………………218
　Ⅵ．連携とは …………………………………………………………………………221
　Ⅶ．おわりに …………………………………………………………………………222

第21章　久留米大学精神科外来と急性期病棟 ……………………………………223
　Ⅰ．はじめに …………………………………………………………………………223
　　1．当科外来の概要　223
　　2．当科外来におけるコンサルテーション・リエゾンサービスの歴史　224
　Ⅱ．対象と方法および目的 …………………………………………………………224
　Ⅲ．調査項目 …………………………………………………………………………225
　Ⅳ．結果 ………………………………………………………………………………225
　　1．昭和60年度，平成14年度，平成17年度における新患総数の統計　225
　　　1）新患総数の推移　2）新患総数における性差
　　2．昭和60年度，平成14年度，平成17年度における一般新患の統計　227
　　　1）一般新患の居住地分布　2）一般新患の年齢分布　3）一般新患の疾患の特徴
　　3．昭和60年度，平成14年度，平成17年度におけるリエゾン新患の統計　230
　　　1）リエゾン新患の年齢分布　2）リエゾン新患の疾患の特徴
　Ⅴ．考察 ………………………………………………………………………………232

Ⅵ．急性期病棟との連携 ……………………………………………………………………234

第22章　リエゾンと急性期病棟 ……………………………………………………………237
　Ⅰ．はじめに …………………………………………………………………………………237
　Ⅱ．当院CLSの特徴 …………………………………………………………………………237
　Ⅲ．当科CLSの現状 …………………………………………………………………………238
　Ⅳ．急性期病棟とCLSの連携〜症例の提示〜 ……………………………………………240
　　1．CLS⇒急性期病棟　240
　　　1）自殺企図症例　2）精神科から当院身体科へ入院したが，適応できずに精神科へ入院した症例
　　2．急性期病棟症例⇒CLS　241
　　　1）症状精神病として身体科から精神科へ入院したが，原疾患が悪化して身体科へブーメランのように戻る症例　2）純粋に精神疾患として入院したが，身体疾患のため身体科へ転科した症例
　Ⅴ．今後の課題と展望 ………………………………………………………………………242
　Ⅵ．まとめ ……………………………………………………………………………………243

第23章　久留米大学病院精神神経科病棟における臨床心理士の役割 ……………………245
　Ⅰ．心理カウンセリングセンター …………………………………………………………245
　Ⅱ．カンファランスにおけるディスカッション …………………………………………245
　　1．全体スタッフミーティング　245
　　　1）集団についての理解　2）ロールシャッハ・テスト　3）患者理解
　　2．病棟退院カンファ　246
　Ⅲ．心理査定，そして見立てということ …………………………………………………246
　　1．検査による査定と見立て──ロールシャッハ・テスト　247
　　2．面接による査定と見立て　247
　Ⅳ．限界と課題 ………………………………………………………………………………248
　Ⅴ．おわりに …………………………………………………………………………………249

第24章　デイケア通所患者の抗精神病薬使用の調査研究 …………………………………251
　Ⅰ．はじめに …………………………………………………………………………………251
　Ⅱ．研究方法 …………………………………………………………………………………251
　　1．対象及び調査方法　251
　　2．調査内容　252
　Ⅲ．研究結果（資料参照） …………………………………………………………………252
　　1．3年間の分析結果　252
　　　1）対象患者プロフィール　2）抗精神病薬の処方内容　3）抗Parkinson病薬の併用
　　2．平成17年の処方内容の分析結果　256

　　　　1）抗精神病薬の処方内容　2）抗精神病薬の投与量　3）抗 Parkinson 病薬の併用　4）抗 Parkinson 病薬の併用の割合と chlorpromazine 換算量および biperiden 換算量　5）新規非定型抗精神病薬と抗 Parkinson 病薬
　Ⅳ．考察 ……………………………………………………………………………………261
　　　1．3 年間の分析結果　261
　　　2．平成 17 年の分析結果　263
　Ⅴ．結論 ……………………………………………………………………………………264

おわりに　265

初出一覧　267　　著者一覧　268

第 Ⅰ 部

総　論

第1章

精神科治療の段階性および階層性

前田　久雄

キーワード：精神科治療，段階的構成，階層的構成，非特異的要因

I. はじめに

　精神科での治療には流れがあり，一方では，それぞれの時点における治療の場を構成する要因は多様で複雑な様相を呈する。長い時間軸に沿って流動的に展開され，さまざまな要因がからみあう治療の全体を俯瞰し，その中に治療者自らの治療行為を適正に位置づけることはかなり困難なことである。本論は，精神科治療を段階的および階層的構成に分けてみることによりこの作業に資すること，さらには，目前で進行しつつある治療行為や治療状況全体を点検するための枠組みを示すことを意図した試論である。

II. 段階的な構成（stepwise organization）

　治療は，まず，図1-1に示したように，時の流れに沿い段階的に進行してゆくことは論を待たない。縦断的にみた場合の治療構成である。
　表1-1には，イギリスの地域社会における精神疾患の年間有病率[1]が示されているが，精神疾患を持つ人が入院治療に至るまでの受療行動の様子がみてとれる。図1-1の対処行動だけで終わる人が，人口1,000名中の有病者250名のうちの20名で，プライマリケア医を受診した230名のうち精神科専門機関を受診するに至っている者は17名にすぎない。有病者の9割以上は精神科専門機関を訪れておらず，図1-1の第2段階，プライマリケア医までの受療行動となっていることがわかる。入院した6名を主対象として，その後の社会復帰援助や地域精神医療活動がなされることになる。なかでも統合失調症では，段階的に展開されてゆく治療的営みが有機的に継続されることが重要な鍵概念となる。ちなみに我が国の2002年の統計[6]によると，人口1,000名当たりの総患者数（入院・外来）は22名であり，イギリスの数値とほぼ同等である。

各段階での治療の中にも段階的な構造がフラクタルな形で組み込まれている。例えば，精神療法の開始から終結に至る全過程の中でも，1回ごとの面接にも始まりと終わりがあり，その間にそれなりの過程が存在することなどである。

精神科急性期治療病棟は，専ら初発例や再燃・再発し急性像を呈している精神疾患患者の診療にあたることになる。初発例では，患者にとり最初の本格的な精神医療との出会いの場となる。それも発病のきっかけとなったり，受診するまでに体験したであろう大小さまざまな心の傷つき，人への不信感や疑念，さらには自尊心の低下，絶望のなかでの出会いとなる。この精神医療との最初の出会いの質がその後の精神医療への信頼感や安心感の有無やその程度を決定し，その患者の長期予後に大きな影響を与えるであろうことは論を待たない。ここで求められるのが後述する非特異的治癒促進要因であり，治療の場をいかにしてこの要因に満ちたものにし，治癒阻害要因を少なくするかに成否はかかっている。このような治療環境が整うことで治療同盟も成立しやすくなる。

```
段階性 stepwise～縦断的
1) 対処行動  self-coping
2) 外来治療……一般医，精神科医
3) 入院治療……急性期-慢性期-寛解期
4) 社会復帰援助……デイケア，ナイトケア
        援護寮，授産施設，共同住居，共同作業所
5) 地域精神医療～福祉
        地域生活支援センター，ACT
※治療の継続性        cf. 断続的治療
```

図 I-1 精神科治療の段階的構成

表 I-1 イギリスの地域社会における年間有病率と受療率[1]

| 地域社会 | プライマリケア | | 精神科専門機関 | |
有病率	総有病率	明らかな精神疾患	総患者数	入院患者数
250	230	140	17	6

(対人口 1,000 名)

III．階層的な構成（hierarchical organization）

ある1人の患者の治療を想定してみた場合，それは段階的に進行してゆくことになるが，その過程のある時点における治療の横断面をみてみるとさまざまな心理・社会・生物学的要因から構成されていることがわかる。治癒を促進する要因だけでなく治癒を阻害するさまざまな要因が存在していることは広く臨床家の認めるところである。

治癒を促進あるいは阻害する要因それぞれも，それらが疾患あるいは病態と関わる水準，言い換えると治癒に及ぼす影響の強さや深さはさまざまである（図 I-2）。これらの要因が疾患の原因，症状など，どのレベルで関わっているかによって，特異的，亜特異的，非特異的の3つの水準を想定してみた。このように考えると，実際の治療の横断面は，特異，亜特異，非特異の3つの水準の治癒促進および治癒阻害の組み合わせ，すなわち3×2の諸要因が重層的かつ複雑に絡まって構成されているとみなすことが可能である。

```
階層性 hierarchical
～横断面，重層的，流動的
    治療に関わる要因
 特異的      ┐ 治療促進的
 亜特異的    ┤
 非特異的    ┘ 治療阻害的
 ┌Illness
 └Caseness  ※総合的理解が必要
```

図Ⅰ-2　精神科治療の階層的構成

```
          特異的水準 specific
治癒促進要因……原因の除去，70-90％の治癒率
 心因反応，適応障害    精神療法，環境調整
 神経症
  森田神経質         森田療法（あるがまま）
  特定の恐怖症，OCD  行動療法（脱感作，曝露）
  ヒステリー性神経症   精神分析療法（洞察）
 進行麻痺            駆梅療法
 器質・症状性精神病    原因疾患の治療
 症候性てんかん       外科手術
治癒阻害要因
 診断，治療法の誤り
 原因の強化～心因，身体因
 など
```

図Ⅰ-3　特異的水準の治癒促進・阻害要因

　治療の進展にともない，ある要因のもつ性質が変化してゆくこともよくみられることである。例えば，鎮静作用の強い薬の投与とか受容のもつ意義が，統合失調症の急性期と回復期とではまったく異なってくることなどである。各要因の位置づけは疾患（illness）の違いや治療段階によって異なるだけでなく，特に心理・社会的要因などは，その人のライフステージや家族背景のような個人に特有な事情（caseness）によっても異なってくるため，それぞれの要因を評価するに際しては双方を総合的に理解しておくことが必須となる。

1．特異的水準（specific level）

　疾病の原因を取り除くことで治癒をもたらすのが特異的な治癒促進要因で，そのような治癒が期待できるのに治療法を誤った場合がこの水準での治癒阻害要因である（図Ⅰ-3）。臨床的には，70～90％の治癒率が得られる治療法は，この水準にあると見なしうるであろう。[10,12,13]

　図Ⅰ-3にいくつかの例を挙げているが，現在の精神医学が手にしているこの水準の治療法はごく限られたものである。進行麻痺に対する駆梅療法やてんかんの外科治療においても何がしかの欠陥を残すのが常である。

2．亜特異的水準（subspecific level）

　この水準の治癒促進要因とは，症状レベルあるいは誘因レベルで作用し，50％以上の有効率をもたらすものの治癒には至らない治療法などである。この範疇にはいると思われる治癒促進要因の例を図Ⅰ-4に示した。薬物による治療，多くの心理社会的働きかけや社会復帰訓練など，私どもが現在盛んに用いており，さらに，相次いで新しく開発されつつあるも

ののほぼ全てがこの中にはいる。これらが症状の改善，再発・再燃の予防，病む人の自立支援に相当な寄与をしていることは疑いのないところである。

図Ⅰ-5には，この水準の治癒阻害要因の例をいくつか挙げてみた。

3．非特異的水準（nonspecific level）

この水準の要因は，疾患や症状の如何を問わず作用する。言い換えると諸々の疾患を病んでいる人自体に直接に働きかけるものである。勿論，認知症を患っている人に対しても同じように作用する。

この水準の要因が機能するのは情緒の領域であり，相互の「こころ」が関与する。中井が強調する，急性精神病状態の患者の「心の生ぶ毛」を摩り切らせないようにする気配りの重要さ[8]もこの領域のことであろう。これは，特異，亜特異水準の要因が専ら知的営みであるのと好対照をなしている。治療者と被治療者との間にこの水準での良好な交流が存在していることが，特異・亜特異的治癒促進要因がより効率的に働く前提条件であり，その意味では，この領域はこれらの治癒促進要因が機能しうるための土俵であり，土壌でもあるといえよう。別の言い方をすると，生きた精神医療の場をしつらえる最も重要な要素である。この水準で治療者が関わる際の準拠枠は常識，良識，さらには自らの体験の内省である。

このような関わりの中で治癒促進的な効果がもたらされるが，それは生体に備わっている自然回復力が高められ作動することによると考えられる。その効果を数値で示すことは不可能であるが，その参考になるのがプラセボー効果である。従来プラセボー効果は35％程度であるといわれていたが[9]，最近の研究によると，精神疾患でのプラセボー効果は実薬のそ

```
亜特異的水準 subspecific

治癒促進要因……50％以上の有効率，治癒に至らない
                症状レベル，誘因レベル

  神経症      抗不安薬
  てんかん    抗てんかん薬
  うつ病      抗うつ薬
              誘因対策（対象喪失，葛藤など）
              休息
              認知療法
  躁病        抗躁薬・感情調整薬
  統合失調症  抗精神病薬
              誘因対策（出立，high EE など）
              社会復帰訓練，SST
              適切な休息（中井）
              など
```

図Ⅰ-4　亜特異的水準の治癒促進要因

```
亜特異的治癒阻害要因

・不適切な薬剤選択
・用量の過小，過多
・noncompliance
・治療の場の不適切さ
    外来-入院-社会復帰施設
    開放-閉鎖

・うつ病〜不十分な休息，焦り，早すぎる抗うつ薬の減量
・統合失調症〜不十分な休息，早すぎる社会復帰
              長すぎる入院（hospitalism, institutionalism）
              誘因の持続，有無を言わせぬ治療導入
              治療テンポの不適切さ
              など
```

図Ⅰ-5　亜特異的水準の治癒阻害要因

れに近く50％位まで見込まれている[11]。

大学病院に勤務していると毎年新人の医師が入局してくる。その度に見聞きさせられることであるが、まだ治療に関わった経験が殆どないにもかかわらず、彼らが主治医として受け持った入院患者が予想以上に順調に回復してゆくという現象をしばしば目のあたりにする。この現象を筆者は「新人効果」と呼んでいるが、この効果を生む要因は、彼らが無心、謙虚、誠実で熱意をもって治療にあたっていることにあると密かに考えている。これは彼らがもっている素人性である。しかし、他方、神田橋は、精神医療に関わる者の専門性は、「情緒的助力の意図」を持ちつづけることであり、「癒しの雰囲気」を身につけていることであると述べている[2,3,4]。すなわち、専門性の基盤は素人性を保持することであるということであり、加えて、自然回復力をさらに効率的に高めるため技法化を図ることがより高度な専門性であるといえよう[5]。

```
非特異的水準 nonspecific
～疾患，症状の如何を問わない

・情緒的，「こころ」の関与  cf. 知的営み～特異，
 「心の生ぶ毛」（中井）           亜特異
・自然回復力を高める
・特異的，亜特異的治癒促進要因が機能しうる「土壌」
 あるいは「土俵」～生きた精神医療の場
・準拠枠～常識，良識，自らの体験の内省

  ※プラセボ効果～35-50％（Beecher，西園）
  "新人効果"～素人性（無心，謙虚，誠実，熱意）
  "専門性"  ～「情緒的助力の意図」
        「癒しの雰囲気」（神田橋）

・よい治療環境，よい治療者・患者関係
・よい家庭環境，職場環境，社会環境
```

図Ⅰ-6　非特異的水準の概要

```
1) 個性，個別性，価値観，感情，自尊心，
  自律性，生き方の尊重
 関わり方～傾聴，共感，関心，受容，同情
   見守り，寄り添い
   関与しながらの観察（H. S. Sullivan）
   同行二人（神田橋）
 感じとられる印象
 「自分に関心を寄せてくれている
   尊重されている，わかってもらえている
   話を聴いてもらえる，何でも話せる
   暖かい，親切，頼りになりそう，安心できる
   一緒に考えてくれる」
   ⟹ 立ち直りのきっかけ，エネルギー
```

図Ⅰ-7　非特異的水準の治癒促進要因

非特異的に治癒を促進する要因、関わり方、その際に患者に感じ取られる印象を図Ⅰ-7、図Ⅰ-9に列挙した。これらの要因が豊富になるほど、その時に交わされた会話の具体的内容とは独立して患者は立ち直りのきっかけやエネルギーを与えられると思われ、支持的精神療法の主体をなし、narrative based medicine（NBM）が求められる根拠ともなっている。非特異的水準で治癒を阻害する要因、関わり方、その際に感じ取られる印象を図Ⅰ-8と図Ⅰ-9に挙げた。

4．一般的留意事項

このような視点に立つといくつかの留意すべき事項もみえてくる。①症例ごとに、治療状

況をこれらの諸要因に分けて検討する習慣を身につける。②先にも例示した鎮静や受容のように，疾患の経過，治療の段階によって要因の評価が変わってくることを認識しておく。③各要因の階層的評価を見誤らない。特に，1つの見方，理論，治療法などにこだわり過ぎたり，先入観や偏見などにより視野狭窄的にならないことが求められよう。そのためには，臨床的事実と仮説である見立てや解釈とを正しく区別することが前提となる。

さらに，精神医療の質の向上および効率化を図るための諸方法，およびそれぞれの方法で追求される事象の階層的水準を図I-10に示したが，3つの水準の調和のとれた推進が望まれる。

IV. おわりに

ここで述べたことは殊更目新しいものではない。多くの優れた臨床家が日々実践しておられることである。また，既に要旨は論文として発表したものであるが[7]，日本精神神経学会の開催にあたり，あえて基本的なことを再確認することにもそれなりの意義があると考え会長講演として発表した。

```
1) 個性，個別性，価値観，感情，自尊心，
   自律性，生き方が尊重されない
   関わり方～無名化，安易な一般化
     無視，無関心
     押しつけ，説教，教条主義
   感じとられる印象
   「無視されている，まともにとりあってくれない
     軽視，見下されている
     わかってくれない，冷たい
     ろくに話も聴いてくれない
     紋切り型，事務的
     木で鼻をくくったような対応
     頼りにならない，頼れない」
```

図I-8　非特異的水準の治癒阻害要因

```
        治癒促進的              治癒阻害的
2) 休息：時間・空間（居場所）の保証
   「ゆっくりくつろげる      「ゆっくりできない
     安心できる」              じっとしておれない
                               居場所がない」
3) 適切な心理的距離
     中立性                   一体化，恋愛感情
     自律性の尊重             過度の甘え・依存心
     礼節
```

図I-9　非特異的水準の治癒促進・阻害要因

```
1. モラルの向上         ～非特異的
2. システムの改良，開発 ～亜特異的，非特異的
3. 治療法の改良，開発   ～特異的，亜特異的
4. 本態の解明           ～特異的
```

図I-10　精神医療の質の向上および効率化の方法

文献

1) Goldberg, D., Huxley, P.：Mental illness in the community. The pathway to psychiatric care. Tavistock Publication, London, 1980.
2) 神田橋條治：治療のこころ，巻二・精神療法の世界．花クリニック神田橋研究会，東京，1992．

3) 神田橋條治：治療のこころ，巻八・平成八年．花クリニック神田橋研究会，東京，1996．
4) 神田橋條治：精神療法面接のコツ．岩崎学術出版，東京，1990．
5) 神田橋條治：「現場からの治療論」という物語．岩崎学術出版，東京，2006．
6) 厚生労働省：我が国の精神保健福祉．2004．
7) Maeda, H.：Hierarchical and stepwise organization of psychiatric treatments. 福岡医誌，86；334-339，1995．
8) 中井久夫：精神科治療の覚書．日本評論社，東京，1982．
9) 西園昌久：薬物精神療法．医学書院，東京，p.60-83，1967．
10) 鈴木知準，鈴木龍：森田療法とその治療効果．今に生きる，89；2-13，1986．
11) Wampold, B.E., Minami, T., Tierney, S.C. et al.：The placebo is powerful：estimating placebo effects in medicine and psychotherapy from randomized clinical trials. J. Clin. Psychol., 61；835-854, 2005.
12) Wolpe, J.：The practice of behavior therapy. Pergamon Press, New York, 1969.（内山喜久雄監訳：行動療法の実際．黎明書房，名古屋，1971）
13) 山上敏子：行動療法．岩崎学術出版，東京，p.165-181，1990．

第2章

大学病院における急性期病棟をめぐる諸問題

石田　重信　　田中みとみ　　丸岡　隆之　　野瀬　巌　　前田　久雄

キーワード：精神科急性期治療病棟，大学病院精神科，身体合併症

I．はじめに

　久留米大学病院は総病床数1,210床を擁する福岡県中西部筑後地区の中核的な特定機能病院である。その中で精神科（以下，当科）は60床の閉鎖病棟と大規模型デイケア施設を有している。当科では，平成7年の福岡県精神科救急医療システムの導入により主として身体合併症治療目的の患者（以下，合併症患者）を引き受けるという形で協力してきたが，その結果長期入院患者が減少し，短期入院患者が増加してきた。また外来患者数も年々増加し，現在では新患総数は年間1,200名を優に超え，1日の外来受診患者数も平均180名を超えた。しかし，それでも医療経済的に当科は大学病院の不採算部門であり続けている。有給助手の枠が削減され，このままでは研究費の減額，病床数減にもつながり，卒前卒後教育にも支障を来すにいたることが危惧されていた。

　ところで，厚生省（当時，現在は厚生労働省）は平成8年度の医療費改定の1つとして精神科急性期治療病棟（以下，急性期病棟）を設定した。それに先立って開始された精神科救急システムの整備事業とあわせて，精神科でもようやく急性期医療にスポットが当てられた。この急性期病棟の満たすべき要件には常勤する精神保健指定医，看護基準などの人的基準，新規入院患者延べ日数比，在宅移行比などの要件があったが，その1つに「当該病院の全病床数の7割以上または200床以上が精神病床である」という規定があった。しかし，平成12年4月の医療費改定で，この要件に「……，若しくは特定機能病院であって，精神科救急医療システムに協力している医療機関である」と追加され，当科も該当することとなった。

　そこで上述のような状況を打破すべく，全国の大学病院に先駆けて急性期病棟の申請を行い，平成12年7月に認可された。急性期病棟としての運営を始めて1年経過した時点で明らかになった様々な問題点や課題，当科での取り組みについて，本稿では主に"大学病院"

という特殊性に焦点を当てて述べてみる。

その後の問題点や課題に対する当科での取り組みは次項「久留米大学病院における精神科急性期治療病棟の運営」を参照されたい。

Ⅱ．急性期病棟申請前の当科の状況

急性期病棟運営開始後の変化を理解するため，まず申請前の状況について触れておく。当科病棟は男女29床ずつの全閉鎖病棟で，措置指定病床は10床である。病室は6人部屋を基本とし，他に2人部屋の特室が男女1室ずつある。2部屋の保護室，身体合併症治療のための観察室2部屋4床はいずれもナースステーションに隣接している。病棟医師の体制は，年度ごとの入局者数の増減により多少の変動はあるものの，病棟医長，副病棟医長各1名，指導医3～4名，研修医7～10名というのがおおむねの状況である。

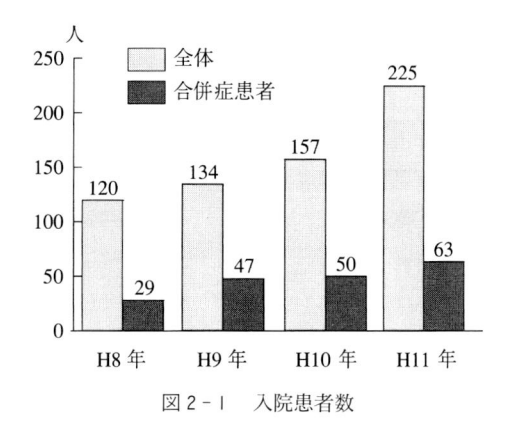

当科の最大の特性は身体合併症治療であるが，これに加え総合病院に共通したaccessibilityの良さにより初発あるいは発症間もない患者や，他一般病院からの紹介が多く，初期診断（診断確定），初期治療も重要な役割の1つであった。それと同時に，入院期間に束縛されず，社会復帰のためのリハビリテーションやデイケアの導入までをゆっくりとしたペースで行う治療も施されていたので，1年を超す長期入院患者も珍しくはなかった。しかし，平成7年の福岡県精神科救急医療システムの導入後より長期入院患者が減少し，年々短期入院患者が増加してきた（図2-1）。平成8年から平成11年の間に年間入院患者数は120人から225人に，合併症患者数も29人から63人へと倍増した。その結果，平均在院日数も146日から78.1日へと半減し，平成11年には1年を超す長期入院患者はみられなくなった。

この変化に伴い，ベテラン看護スタッフの中から患者とゆっくり話ができず精神科看護者としてのアイデンティティが失われていくとの不満の声も聞かれるようになった。これに対して，病棟婦長が地域精神医療の中で大学病院の果たすべき使命についての啓蒙を行った。その結果，重症合併症患者が重なり観察室があたかも野戦病院のように慌しくても，同日複数件の緊急入院があっても，看護スタッフは十分に対応してくれるようになった。また，重症身体合併症患者の増加に伴い，看護スタッフにもある程度以上の高度な身体看護技術が求められるが，他科経験のある看護スタッフの指導で全体の技術も向上した。このように，急性期の患者や合併症治療目的の患者が増えた病棟の運営には他職種，特に看護スタッフの献身的な理解と協力が不可欠であり，医師と看護スタッフの連携がより一層重要となってきた。そのため，平成10年1月からは医師のカルテと看護記録を同一にし，患者の病状の経

図2-1　入院患者数

時的変化や細かな情報をさらに密に共有できるようにした。

このように，急性期病棟申請前には既に急性期治療主体の病棟と化し，看護スタッフとの相互理解，協力も得られていた。

Ⅲ．急性期病棟1年間の状況

ここで，急性期病棟認可後の平成12年7月1日から13年6月30日までの1年間の入院患者について簡単に述べる。尚ここで言う合併症患者とは悪性腫瘍，骨折，頭部や腹部外傷などの手術，食道静脈瘤や肝硬変の硬化療法，腎透析導入といった他科の医師の治療が主となるものある。診断は国際疾病分類第10改訂版（ICD-10）を用いた。

1．入院患者数

入院患者数は231例（男性111例，女性120例）で，平均年齢は36.8歳（12歳〜76歳）であった。このうち身体合併症治療目的の入院が73例31.6％（男性39例，女性34例），平均年齢は46.2歳（12歳〜72歳）であった。

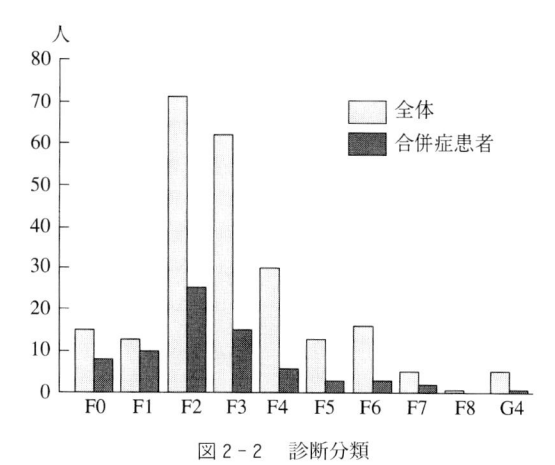

図2-2　診断分類

F0/症状性を含む器質性精神障害；F1/精神作用物質使用による精神および行動の障害；F2/統合失調症，統合失調型障害および妄想性障害；F3/気分（感情）障害；F4/神経症性障害，ストレス関連障害および身体表現性障害；F5/生理的障害および身体的要因に関連した行動症候群；F6/成人の人格および行動の障害；F7/精神遅滞；F8/心理的発達の障害；G4/てんかん

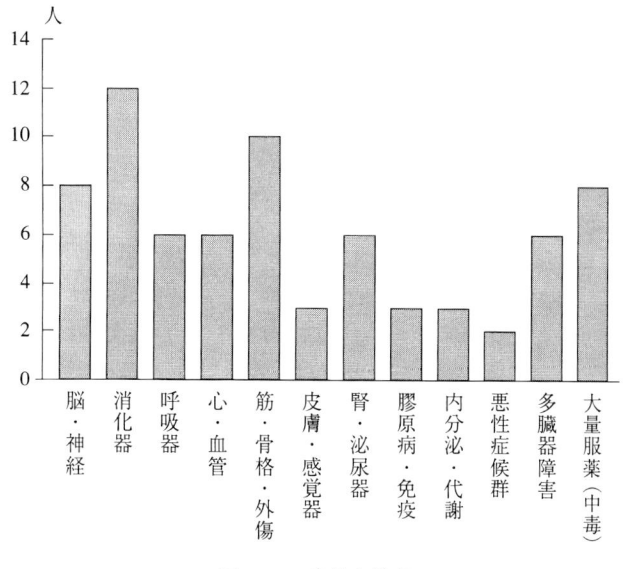

図2-3　身体合併症

2．診断

図2-2に全入院患者と合併症患者の診断分類を示した。全入院患者ではF2（統合失調

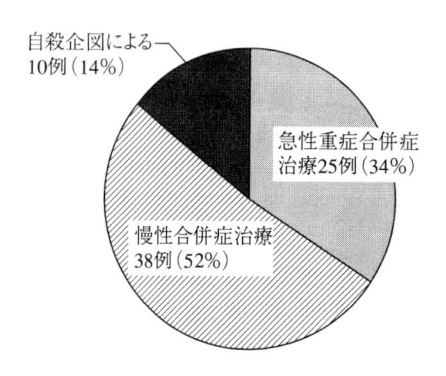

図2-4　身体合併症の治療目的

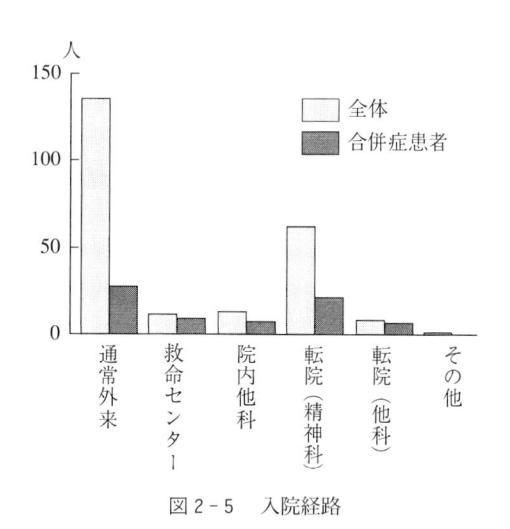

図2-5　入院経路

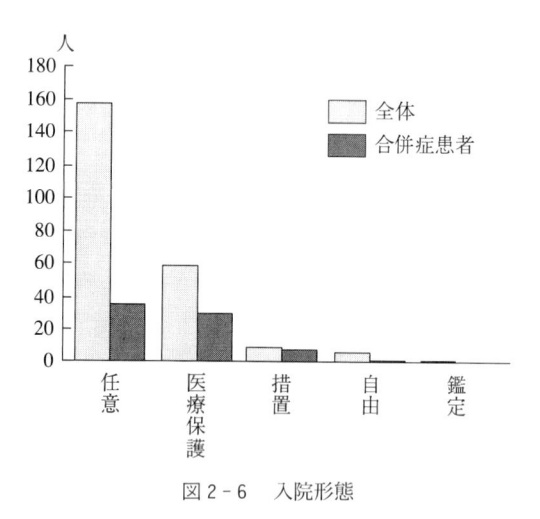

図2-6　入院形態

症，統合失調型障害および妄想性障害）が最も多く71例（30.7％），以下F3（気分〔感情〕障害）62例（26.8％），F4（神経症性障害，ストレス関連障害および身体表現性障害）30例（13.0％）の順で，この3群で全体の70％を超えていた。

一方，身体合併症治療目的の患者でもF2が25例（34％）と最も多く，次いでF3の15例（21％）であった。

3．身体合併症

最も多かったものは消化器系12例，次いで，筋・骨格・外傷10例，脳・神経系8例，大量服薬を含む中毒8例と続き，この中には悪性新生物が9例含まれていた（図2-3）。手術例は25例（34％）であった。合併症患者の入院目的は急性重症合併症治療目的25例（34％），慢性合併症治療目的38例（52％），自殺企図によるもの10例（14％）であった（図2-4）。

4．入院経路

図2-5に入院経路を示した。入院患者全体では通常外来からの入院が135例（58.4％）と最も多く，他の精神科病院からの転院62例（26.8％），院内他科や救命救急センターからの転科および他の一般医療機関からの転院が33例（14.3％）であった。身体合併症治療目的の患者では45例（62％）が転科・転院患者であった。

5．入院形態

図2-6に入院形態を示した。入院患者全体では任意入院が157例（68.0％）と多かったが，合併症患者では医療保護入院29例（40％），措置入院8例（11％）と自らの意志によらない入院が半数を占めた。合併症患者は他科での対応が困難であるがゆえに当科に入院となったためこのような結果となったものと思われる。

6．入院回数

図2-7に入院回数を示した。全体では当科を含め精神科への入院が初回のもの122例（52.8％），当科には初回のもの22例（9.5％），当科2回目が58例（25.1％）であった。合併症患者では精神科初回入院30例（41％），当科初回入院12例（16％）であった。大学病院精神科では初発患者の受診が多く，初期診断，初期治療も大学病院精神科の重要な使命の1つであることを示している。また，合併症患者でも精神科初回入院のものが多い

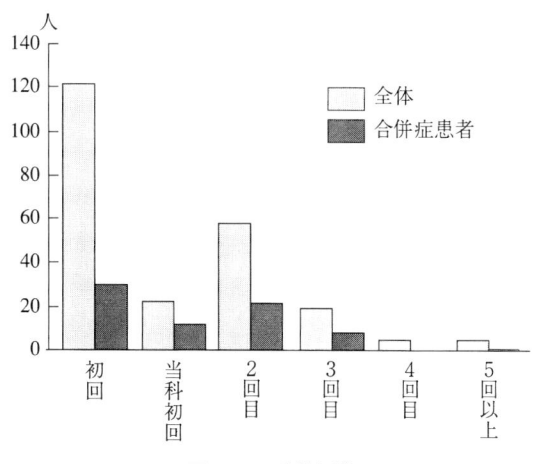

図2-7　入院回数

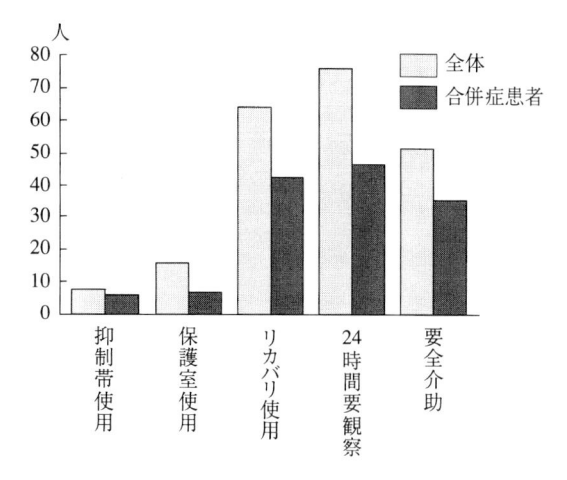

図2-8　入院後の患者への対応

ことは，精神科救急には身体合併症治療が必要な症例も多く含まれていることを示していると思われる。

7．入院後の患者への対応

図2-8に示すように，全体では抑制帯使用8例（3.5％），保護室使用16例（6.9％），観察室（リカバリ）使用64例（27.7％）であった。身体合併症治療や術前術後管理，精神症状のため24時間観察が必要であったものが76例（32.9％），食事や排泄などに全面介助を要したものが51例（22.1％）であった。合併症患者では観察室使用42例（58％），要24時間観察46例（63％），要全面介助35例（48％）で，当然のことながら看護・介助に労力を要す患者が多かった。

16　I部　総論

8. 在院期間

対象期間に入院し，平成13年7月30日の調査時点までに退院した197例の在院日数分布を図2-9に示した。全体でみると，1カ月以内65例（33.0％），1カ月～2カ月以内40例（20.3％），2カ月～3カ月以内36例（18.3％）で3カ月以内に退院したものは全体の71.6％で，3カ月を超えるものが28.4％であった。急性期病棟の規定にある措置入院を除いた184例についてみてみると128例（69.6％）が3カ月以内に退院した。

9. 退院先

図2-10に退院した197例の退院後の行き先を示した。全体では患家へ移行したもの152例（77.2％），転院26例（13.1％），転科16例（8.1％），施設3例（1.5％）で，患家または精神障害者社会復帰施設への移行と定義された在宅への移行は78.7％で，措置入院を除いた184例でも150例（81.5％）が在宅へ移行した。一方，身体合併症患者では退院した65例中自宅への移行は34例（52％）で，転院16例（25％），転科15例（23％）が多かった。

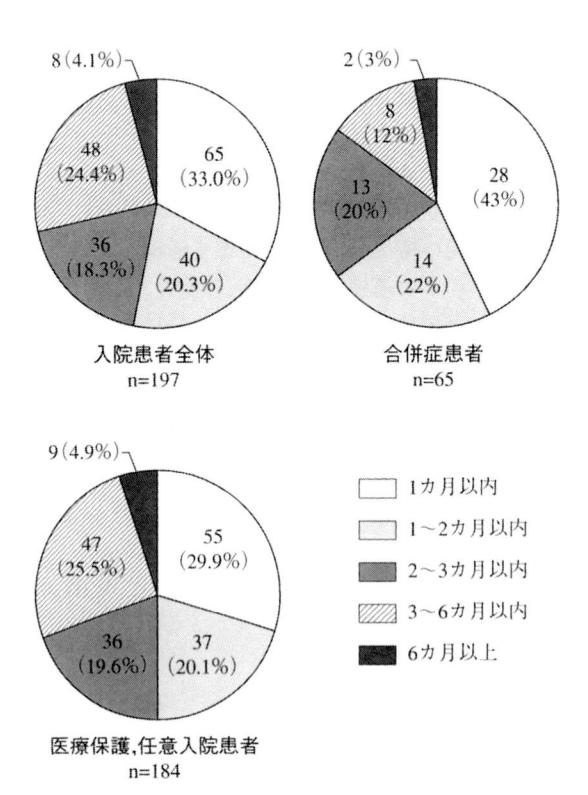

図2-9　在院期間

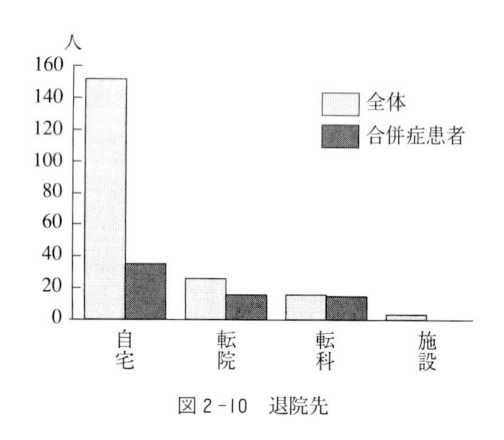

図2-10　退院先

IV. 急性期病棟の問題点と当科での取り組み

1. 入院期間

3カ月を超す入院患者が多数になると，急性期病棟の認可基準から外れてしまう。3カ月

という許された期間内に患者を治療し退院させるためには，長期入院が予想される患者には早目に転院先を確保する必要がある．入院時には患者・家族に急性期や合併症患者を診るという大学病院の使命を説明し，入院期間は最長でも3カ月と徹底して伝えてきたが，入院期間が3カ月を超えたものが28.4％と予想以上に多かった．長期入院患者の中には夫婦間暴力，虐待，PTSDなど退院後にも特殊な配慮を要した患者や，合併症治療が長期化した患者があり，このような患者では3カ月で退院させることは不可能で，ある意味では公的な大学病院で診るべき患者と考える．しかし，一方で実際には精神症状が慢性化，遷延化した患者もあり，大学病院の受診しやすさが災いし，他の精神科病院への転院を拒否されたこともあった．

この問題に対して，直接的ではないが1つの取り組みとして，集団精神療法を導入した．当科では入院期間別に，入院4週間以内の患者を対象とした新入院患者ミーティング[9] (newcomers meeting，以下，COM；週1回オリエンテーションを主な目的とし，入院自体に葛藤を抱えがちな新入院患者をサポートするとともに治療関係形成の一助とする），入院2カ月目から行うサイコエデュケーション（psycho educational meeting，以下，PEM；入院2カ月目から4回のシリーズで，現在はうつ病グループのみ行っている），退院3カ月目からの退院準備グループ（social skill training，以下，SST；入院3カ月目から週1回行い，退院に伴う不安の具体的な対処法を学ぶ場）という単位形式のプログラムを組み，3カ月で一通りすべてのミーティングに参加させている．COM，PEM，SSTは患者の病状に応じて柔軟に行ってはいるが，短期間に患者の対人関係上のパターンを理解し，迅速かつ無理なく退院へつなげることが期待できる[3]．加えて，この集団精神療法の導入により，患者間に，徐々に入院期間が3カ月より短くても長くても合理的ではないという意識が浸透し始めた．まだ導入間もないが，将来的にこの集団精神療法がうまく機能し，入院治療の流れが定着することを期待している．

2．入院患者の確保

大学病院精神科での身体合併症治療目的の患者の割合は10～14.2％との報告があるが[8,11]，当科では年々増加し，この1年間では全入院患者の31.6％にも達していた．しかし，当科病棟の合併症患者のための観察室はわずか4床で常時満床の状態であり，合併症患者の受け入れは限界に近い．しかし，病棟全体でみると満床のため他病院を紹介せざるを得ない時期が続くかと思えば，退院が重なり空床が目立つこともあった．特に盆，正月，大学病院の宿命である主治医の異動といった区切りの時期に退院が重なることは例年のことである．病棟運営上，空床は避けなければならないが，じっと待つだけではベッドは埋まらない．そのために近隣の無床総合病院精神科に毎週定期的に入院状況を知らせるなど窓口を広げた．また，先に述べたように，当科病棟は時代遅れの男女別病棟であったが，病棟に手を

加え男女混合病棟に変更し，臨機応変に対応できるようにした。

3．包括医療

　急性期病棟1年間の増収は約1,600万円（4.7％）で，当初の予想を下回った。その要因には，急性期の算定対象外の患者が多かったこと，合併症患者の術前検査や処置等を出来高払いと比較すると，ほとんどの場合高額なマイナスとなったことがあげられる。

　当科では「御用聞き」形式ともいうべき定期的訪問制のコンサルテーション・リエゾンサービス（以下，CLS）を昭和58年から継続している[2]。CLSは院内他科に定着し，この数年は依頼件数も年間1,700件を超え，院内他科の医師，看護スタッフの連携は比較的うまく機能している。そのため合併症治療に関しては，以前より院内他科の医師は比較的気軽に往診に応じてくれ，ほとんどの場合他科も主治医を決め治療に当たってくれた。しかしながら精神症状のため管理が困難な手術例では，当科から術場へ搬出し，術後そのまま帰棟していた。従来からのこの連携では，術前の検査，手術，術後処置等は急性期病棟ではすべて包括されてしまい高額な赤字となる。そのため，手術例では術後しばらくの間は転科してもらっている。しかし，精神症状のために一般科での入院が困難であるからこそ当科に入院してきた患者であるため，術前からの転科は困難で，高額な術前検査はすべて包括されてしまう。

　合併症治療目的の患者でなくとも，MRIやSPECT検査，身体疾患の検査などが行われると多くの場合赤字になる。しかし，初診からそのままの緊急入院も多く，そのほとんどは器質性病変検索のためのCTやMRI，ときにはSPECTが不可欠である。また，入院後に見つかった予期せぬ身体合併症の精査のために高額な検査が必要なことも少なくはない。このように，実際に必要な処置や検査は包括医療にはとらわれず採算性を無視して行わざるを得ない。

　また，患者の重症度，すなわち治療に要する医師，看護スタッフ，コメディカルスタッフの労力は診療報酬上何ら反映されていないことも今後の大きな課題の1つである。重症合併症患者が重なると，観察室はあたかも野戦病院のような慌しさで，主治医をはじめ看護スタッフは休む間もないほど検査や処置に追われる。同じ包括医療の緩和ケアに比較すると，急性期病棟の診療報酬点数ははるかに低いが，少なくとも合併症患者においてはその労力の差は診療報酬点数の差ほどはないと確信する。このように考えると合併症治療は，患者の利益を尊重し擁護するという使命感によるスタッフの献身的労力によって成り立っているといっても過言ではない。

　合併症を受け入れる急性期病棟の立場からすると，合併症治療の診療報酬体系の見直しと，重症度を適正に加味した算定基準の作成は早急に解決してほしい課題である。

4．卒前卒後教育

　大学病院には高次医療機関，研究機関，教育機関という3つの使命を担っており，当病棟も治療の場であると同時に，卒前卒後教育の場でもある。現在，回転率の目まぐるしい当病棟の中で主治医となっている研修医は，入退院カンファレンスの準備，身体合併症患者の処置などに忙殺され，個々の治療全体を見渡すことができず，気付いたら患者は退院してしまい，また次の患者を受け持っていたということになりかねない。研修医を指導する指導医や全体を包括する病棟医長も自ずと多忙になり，ひいては病棟実習の医学生と接する時間が減少し，卒前教育も不十分になる恐れが生じた。

　また，臨床精神科医の育成に精神科救急は必須であるが，本来そのほとんどが慢性疾患である精神疾患のごく一部にすぎない「急性期」という入り口のみしか研修医は体験できず，慢性期やリハビリテーション，社会福祉まで含めた出口が体験できなくなるというデメリットが生じた。

　このような医師の多忙化，急性期への限定化は卒前卒後教育でのマイナス要因となり，教育の質の向上が大きな課題となった。そこで1つの試みとして，当大学病院での医療システム，入院時の基本的な検査・薬物療法に始まり，心理社会学的アプローチ，精神科リハビリテーション，法や福祉，危機管理，さらには虐待や治療アルゴリズムといった比較的新しい概念までも網羅した，上級医師全員と専門職（看護，作業療法士，ソーシャルワーカー，心理療法士）の分担からなる「精神科病棟治療ガイドライン」を作成することにした。まだ完全なものではなく，今後も改訂する必要はあろうが，多忙を極める急性期病棟となったがためのマイナス面を補うものになることを期待している。

V．むすび

　急性期の新規入院患者が比較的多い大学病院でも，急性期加算を算定できない患者が少なくはなく，急性期病棟の基準遵守もそれほど容易ではない。平成12年10月から新規入院の規定が緩やかとなり，転院患者についても急性期加算が算定できるようになり，新規入院患者延べ日数比，在宅移行比といった基準の遵守も楽になった。しかし，当科では合併症患者の6割がこれに該当し包括されるようになったため，逆に収益が減少するという結果となった。

　従来より，大学病院を含めた総合病院に期待されている機能については多くの報告[1,4~7,10,12]がなされ，その最たるものが身体合併症治療であることは疑いない。わが国の平均的な有床総合病院精神科は50床までの1個病棟[5]であり，急性期病棟に該当しない退院後3カ月以内の再入院患者，長期患者，合併症患者の入院を病棟の使い分けでコントロールすることは不可能である。急性期病棟が病棟単位で，しかも100％急性期患者という前提は

どうみても現実に則しているとは言い難い．このように考えると，急性期病棟という「病棟単位」ではなく，精神科急性期治療病床とでも呼ぶべき「病床単位」として1病棟内で機能分化することが現実的と考える．

今後，単科精神病院の長期入院患者のみならず，これから精神疾患に罹患する可能性のある一般人口の高齢化により悪性腫瘍，感染症，骨折などの身体疾患合併症は増加すると考えられ，精神障害者の身体合併症治療の需要はますます高まるものと考えられる．しかし，現状では合併症治療は少なくとも急性期病棟では経営的には成り立たず，合併症治療を担うべき大学病院や総合病院の拡大は望めない．精神障害者に十分な医療を提供するためにも，急性期病棟における合併症治療に対する診療報酬体系の早急な見直しが必要と考える．

以上，急性期病棟の申請にいたる経緯と現状，合併症を引き受ける大学病院の急性期病棟の立場からその運営上の問題点と課題について述べた．最後に，医療経済的基盤の充実なくして，急性期，精神科救急治療，ひいては精神科医療全体の質の向上はありえないことを強調したい．

文献

1）飛鳥井望：コミュニティ精神医療を支える精神科救急・急性期医療．精神科治療学，11；1,245-1,251，1996．
2）堀川公平，中村純，上妻剛三ほか：久留米大学病院におけるコンサルテーション・リエゾン精神医療の実際―「御用聞き」的発想に基づく試み．精神神経誌，87；282-283，1985．
3）堀川公平，堀川百合子，連理貴司：野添病院精神科急性期治療病棟のその後―治療・運営・医療経済的視点からの検証．日精協誌，18；19-23，1999．
4）一瀬邦弘，土井永史，中村満ほか：総合病院精神科の急性期医療　ソフト救急と地域医療連携を中心に．精神神経誌，99；874-880，1997．
5）金子晃一：医療連携の中で総合病院精神科は何を受け持つか―総合病院精神科基礎調査アンケートの結果から．精神経誌，103；245-255，2001．
6）河合義治：総合病院精神科に現在期待されているもの．総合病院精神医学，10；12-16，1998．
7）黒沢尚，岩崎康孝：精神科救急医療システムに関する研究（ニード班）．平成4・5年度厚生科学研究「精神科の医療と処遇に関する研究Ⅰ」報告書，26-28，1994．
8）古塚大介：大学病院精神科に入院中の身体合併症患者．精神医学，39；327-331，1997．
9）丸岡隆之，深井玲華，菊地義人ほか：野添病院における新入院患者ミーティングの意義―2症例を中心に―．集団精神療法，15（2）；177-183，1999．
10）佐藤茂樹，守屋裕文，佐竹直子ほか：総合病院精神科における精神科急性期治療．総合病院精神医学，10；1-11，1998．
11）武田龍一郎，三山吉夫：精神障害者の身体合併症への対応―医科大学精神科の現状．精神医学，41；547-552，1999．

12) 田村達辞, 岡本泰昌, 稲川英明ほか：1総合病院の救急外来における精神科救急. 精神医学, 41；101-103, 1999.

第 II 部

入院治療

第3章

久留米大学病院における精神科急性期治療病棟の運営

恵紙　英昭　　田中みとみ　　丸岡　隆之　　後藤　直樹
小鳥居　望　　大江美佐里　　近間　浩史　　前田　久雄

キーワード：精神科急性期治療病棟，入院集団精神療法，合併症，大学病院精神医学，卒後臨床研修制度

I．はじめに

　精神科医療は変革の真っ直中であり，急性期，専門病床，精神科救急やリハビリテーションの充実，社会復帰の促進などが山積している。そのような状況のなか久留米大学病院精神神経科病棟（以下，当病棟）では全国の大学病院に先駆け，平成12年7月から精神科急性期治療病棟（以下，急性期病棟）（I）の認可を受けた。また福岡県精神科救急医療システムには，平成10年4月から協力型として，平成14年4月からは当番病院として参加している。急性期病棟導入（以下，導入）後より入院患者数と合併症の受け入れが徐々に増加しており，地域に根付いた総合病院としての大学病院の役割が少しずつ充実してきていると思われる。

　当教室の石田らは導入後の急性期病棟運営状況について報告し，問題点と取り組みについてふれてきた[5,6]。今回急性期病棟運営が3年を過ぎたため，導入前・後各3年間の病棟運営状況に焦点をあて，現状と問題点を明確にして今後の課題としたい。なお合併症の詳細な検討については恵紙らの報告[2]または合併症の頁（第12章）を参照していただきたい。

II．久留米大学病院の概要

　前項でも触れたが，再度久留米大学病院（以下，当院）の概要について述べる。当院は私立大学医学部附属病院で，福岡県（人口約500万人）の中西部筑後地区に位置し，総病床数1,263床（平成17年4月時点，平成18年4月以降1,210床）を有する中核的な特定機能病院である。平成15年4月19日には日本医療機能評価機構の病院機能評価（Ver.4）の認定を受けている。

III. 当科の概要

　外来では週5日午前・午後とも新患を受け付け，それぞれ7～9名の医師が担当している。入院の窓口として曜日ごとに外来入院担当医を決めている。精神科一般のほか睡眠障害，心身症，けいれん，思春期，アルコール，漢方などの専門クリニックがあり，週1回のリエゾン・コンサルテーションサービス（以下，リエゾン）[4,13]，週5日制の大規模デイケア施設やカウンセリング室も運営している。

　平成14年11月から平成15年10月までの1年間の外来患者数は，新患および再来患者を含めて1日平均は約180名前後で，新患総数1,715名のうち外来が1,080名（男489名，女591名），リエゾンは635名であった。新患の診断名（ICD-10）では，神経性障害・ストレス関連障害および身体表現性障害（以下，F4），気分障害（以下，F3），生理的障害および身体的要因に関連した行動症候群（以下，F5），統合失調症，統合失調症型障害および妄想性障害（以下，F2），てんかん（以下，G4），症状性を含む器質性精神障害（以下，F0），精神作用物質使用による精神および行動の障害（以下，F1），成人の人格および行動の障害（以下，F6），精神遅滞（以下，F7）の順で多かった。またリエゾン新患は，F0，F4，F3，F1，F5，F2，G4，F6の順で多かった。

　当病棟は昭和50年に建築された病棟の10階にあり，60床全閉鎖男女混合病棟で措置指定病床は10床である。入院患者は女性が多いため平成14年6月から男性・女性病棟の境界を廃止し回廊式にした。病室は6床を基本とし，3床の畳部屋が2室，2床の特室が2室ある。2部屋の保護室および合併症治療のための観察室2部屋4床はいずれもナース・ステーションに隣接している。酸素や吸引装置が設置されているベッドは観察室4床のうちの3床と保護室の2部屋の前室にスペースを設け計5床を確保し，合併症で保護室が必要な患者にも対応できるようにしている。

　急性期病棟の施設基準に「精神科救急医療システムに参加」が義務づけられており，福岡県精神科救急医療システムに参加し，月1～2回の当番日があるため，病室を臨機応変に利用している。

　病棟医師の体制は，病棟医長，副病棟医長各1名，指導医3～4名，研修医7～10名（平成18年12月現在では前期臨床研修医が4名～8名）であるが，1～2年ごとに交代する。合併症治療では原則的に他科と共診するが，軽症の場合は当科の医師が合併症を診て，身体科の外来へ紹介し指示を仰いでいる。しかし当科には例年，1年から数年の身体科経験者が数名入局してくるため，とくに彼らへの依存度が高いのも事実である。平成15年度までは研修医は2年目から内科，麻酔科や救命救急センターなどのローテーションも可能で，教育関連病院にも出向していた。

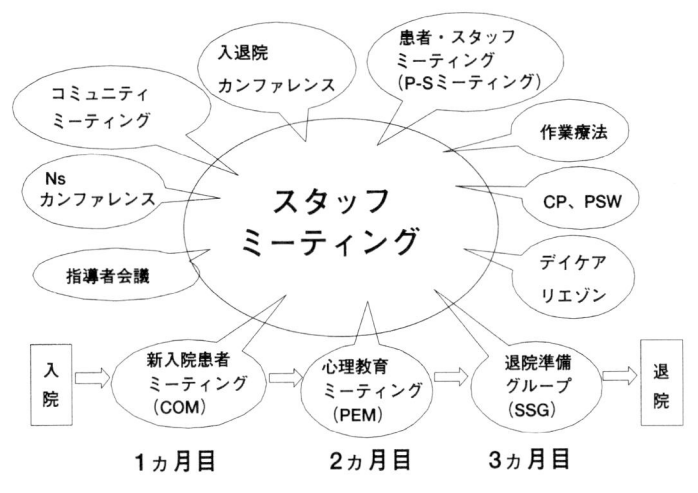

図3-1　当病棟の治療構造

　看護体系は2.5：1看護，10：1看護助手で，病棟専属の作業療法士（以下，OTR）および精神保健福祉士（以下，PSW）が各1名ずつ配置されている。看護師は年3回の勤務交代がある。

Ⅳ．病棟運営

1．外来との連携

　研修医以外の医師全員が外来診療にあたるため，毎回医局会や各部署長が出席する診療連絡会議で急性期病棟の運営状況を報告し，急性期病棟の施設基準を意識した診療を浸透させている。

　入院予約は，原則的に各外来主治医や他院から依頼された医師もすべて入院依頼書に記載し，外来入院担当医に渡す。毎朝，外来入院担当医は入院依頼書と病棟師長が作成した入院状況・退院予定者の一覧表をもとに予約状況を確認し，病棟医長および看護師長と相談の上，入院日を決定する。

　病棟での夜間の電話対応と受診状況をその都度フォーマットに記載したものを，翌朝外来，デイケアおよび医局に送付する。それを外来医師室に掲示し，かつ外来カルテに添付することで，外来医長や各主治医が迅速に患者の状況把握ができるようになっている。

　新規患者の確保としては，病棟の開きベッド状況を無床総合病院精神科やクリニックにファックスで連絡している。

表 3-1 当病棟の週間スケジュール

	AM	PM
月	9:30～11:30　OT（CA）	12:30～14:00　SSG 14:30～15:30　COM
火	8:30～10:30　退院・中間カンファレンス 11:00～12:30　スタッフミーティング 9:00～11:00　OT（CA）	13:30～14:30　PEM（うつ病） 14:30～15:30　PEM（統合失調症） 13:30～15:30　OT（屋外レク）
水	9:30～11:30　OT（カラオケ）	13:30～14:30　PEM（うつ病） 14:30～15:30　PEM（統合失調症） 13:30～15:30　OT（革細工）
木	9:30～11:30　OT（屋外レク）	13:30～15:30　OT（陶芸）
金	8:30～10:00　入院カンファレンス 10:00～11:30　教授回診 11:30～12:15　指導者会議	13:00～13:30　CM 13:30～15:30　OT（CA，書道）

OT（Occupational Therapy）：作業療法，SSG（Self Support Group）：退院準備グループ，COM（Newcommers Meeting）：新入院患者ミーティング，PEM（Psychoeducational Meeting）：心理教育ミーティング，CM（Community Meeting）：患者懇談会，CA（Creative Art）：クリエイティブアートを示す。

2．治療構造[7,11]（図 3-1）

　急性期病棟の施設基準では，①1カ月の当該病棟入院料を算定した患者の延べ入院日数のうち4割以上が新規入院の延べ日数であること，②新規患者のうち4割以上が入院日から起算して3カ月以内に在宅に退院すること，という条件がある。その基準を満たすために図3-1に示すような治療構造にて情報を共有しチーム医療を実践している。そのコアになるのが各種入院集団精神療法（以下，集団療法）であり，表3-1の週間スケジュールを施行して，平成16年3月の時点で2つの施設基準を常時50～70％を維持している。

　治療構造は，入退院カンファランス，看護師カンファランス，デイケアリエゾン（入院中の患者がデイケアに仮入所および入所予定のため病棟主治医とデイケアスタッフがミーティングする），コミュニテーミーティング（CM：患者懇談会），P-S（patient-staff）ミーティング，OTR，PSWや臨床心理士（CP）の関わりなどが単独で行われていたため，以下に述べる各種集団精神療法を開始後より，すべての情報を全スタッフで共有するためにスタッフミーティングという形式をとったチーム医療である。

　病棟医長が進行するスタッフミーティングでは，①各集団療法での患者の状態および導入時期，②OTR，PSW，CP，デイケアスタッフ，CM[11]からの報告，③看護スタッフからの問題提起，④観察室や保護室および拘束患者の処遇，⑤自殺念慮および自殺企図のある患者，⑥全患者の治療進行状況と退院時期，⑦入院期間（医事課からの一覧表），などの情報を共有しディスカッションしている。

　以下に各種集団療法の目的について簡潔に述べる。当科での集団療法は，新入院患者ミーティング COM（New comers Meeting；平成18年4月以降は Compass Meeting），心理

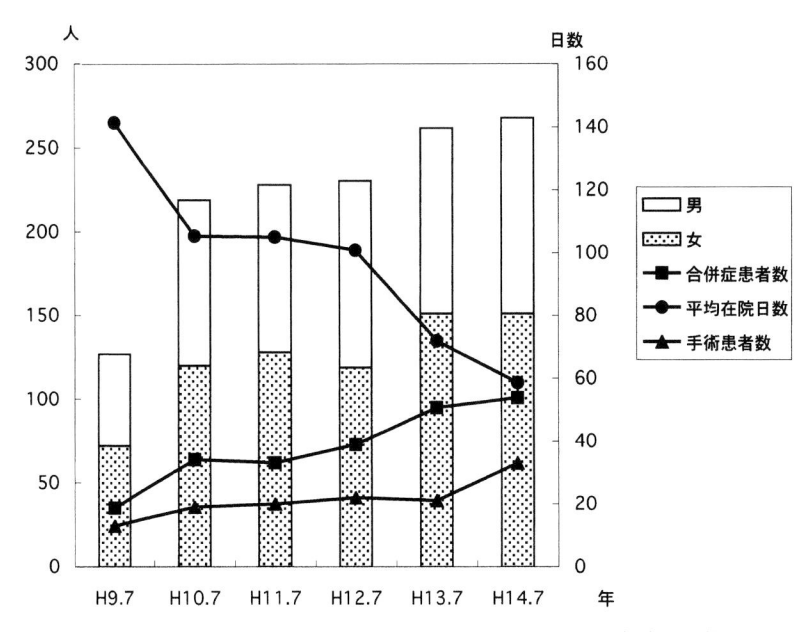

図3-2　精神科急性期治療病棟導入前後の全入院患者の年度別推移

導入前が平成9年7月から平成11年6月までで，導入後は平成12年7月から平成14年6月までを示す。平成12年とは平成12年7月から平成13年6月末を表す。横軸は年号，左縦軸は人数，右縦軸は日数を表す。

教育ミーティング（PEM；Psychoeducational Meeting），退院準備グループ（SSG；Self Support Group，平成18年4月以降はSEM；Self Monitoring Meeting）を行い，各々1カ月間実施し最終的に3カ月間で退院にこぎつけるための連続的な治療である。COMは入院4週間以内の患者が対象で，病棟オリエンテーションを目的とするものの，精神科病院への入院に伴うさまざまな心情をやりとりする場面である。PEMは，精神病圏とうつ病圏を対象に，当科で作成したテキスト[9,12]を使用し入院2カ月目から疾患の情報と治療を学ぶグループワークである。SSGでは入院3カ月目から退院の準備として，再燃の前兆と自己対処法を模索する場である。一応，COM（1カ月目）→PEM（2カ月目）→SSG（3カ月目）の順に施行しているが，導入時期や進行状況は各個人によって前後することや，2つの集団療法を同時進行する場合もある。

　COM，PEM，SSGとも看護師を中心としたコメディカルがコアとなって運営しているが，医師も全課程に参加し，とくにPEMの講義は指導医のもと研修医が行っている。

　クリニカルパスは，うつ病，統合失調症，睡眠障害および修正型電気痙攣療法，さらに隔離・拘束のユニットパスを使用している。

Ⅴ．急性期治療病棟導入前後の入院患者動向（図3-2）

　導入前3年間（以下，導入前）および導入後3年間（以下，導入後）における全入院患者について，全入院患者数，性差，平均在院日数，診断名（ICD-10），合併症数，月別入院稼働額，包括算定と出来高払いの差額（平成15年6月に急性期治療包括算定で入院中の全患者を出来高払いに計算し直した）を比較した。

　対象：導入前に入院した571名と導入後に入院した756名の全入院患者計1,327名（男558名，女769名）。

　期間：急性期病棟認可が7月1日付のため1年間の統計の基準を7月1日から翌年6月30日までとしている。平成9年とは平成9年7月1日から平成10年6月30日までの1年間を示す。

　導入前：平成9年から平成11年まで
　導入後：平成12年から平成14年まで

1．入院患者数について（図3-2）

　導入前の平成9年は127名（男55名，女72名）であったが，長期入院患者の退院を促進した平成10年は219名と急増し，導入後の平成14年には268名（男117名，女151名）となった。各年度とも男女差は女性が多く1.1〜1.4倍を推移した。

　合併症総数は430名で，導入前が161名で導入後が269名となり1.7倍に増加した。入院に占める合併症の比率は，導入前の平成9年が27.6％で，平成14年は37.3％であり合併症は徐々に増加傾向を示している。

2．年齢

　入院時年齢は13歳から82歳までと幅広く，平均年齢は40.4歳であった。年齢分布は，導入前後とも20歳代＞30歳代＞40歳代＞50歳代＞10歳代＞60歳代＞70歳以上の順であった。そのなかで，導入後には60歳代が51名から89名へと1.7倍，10歳代が66名から106名へと1.6倍，70歳以上が35名から50名へと1.4倍に増加した。

　合併症を導入前後で比較すると，導入後では，10歳代が3.5倍，次いで60歳代が2.8倍，70歳以上が2.1倍と増加した。

3．平均在院日数（図3-2）

　導入前の平成9年が141.3日であったが，導入後の平成14年には58.6日となり導入後から急激に短縮した。合併症も平成9年では123日であったが，導入後の平成14年には55日

と急激に短縮した。

4．診断（図3-3）

導入前の平成9年は，F2が42.5％，F3が33.9％，G4が6.3％で約83％を占めた。しかし平成10年以降はF2が減少し，F3と同じように約30％を占め，逆にF4，F5，F6は平成9年に比し増加した。

合併症は，導入前にはF2が42.2％，F3が32.2％，G4が5.6％，F0がともに5.0％の順に多かったが，導入後では，F2が36.8％，F3が31.6％と上位2疾患の順位に変化はなかったが，F0が10.4％に増加した。これはせん妄の増加による。手術した患者は，導入前後ともF2が最も多く約64％で，次いでF3が多かった。

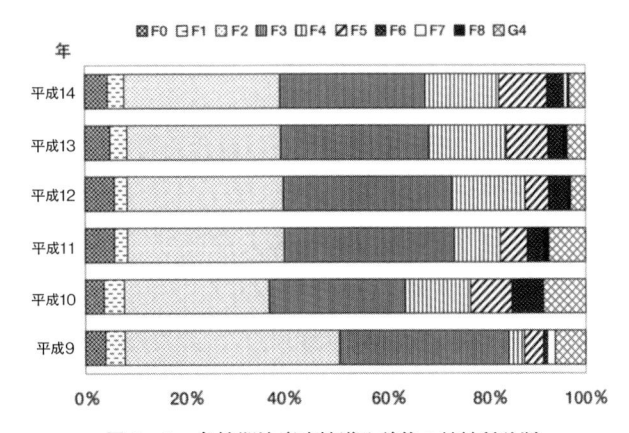

図3-3　急性期治療病棟導入前後の精神科診断
診断はICD-10を用いFコードで示す。

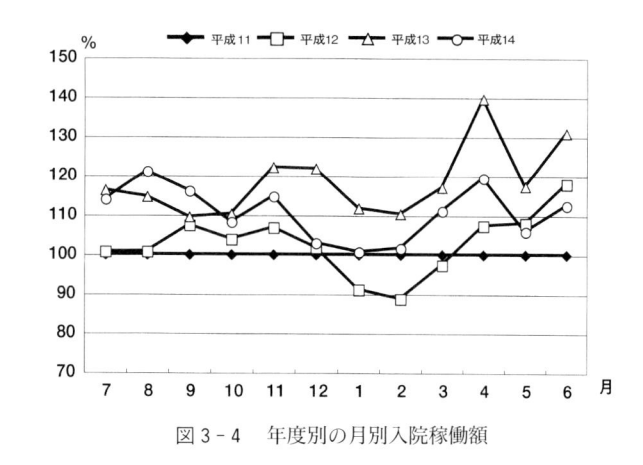

図3-4　年度別の月別入院稼働額

5．入院形態

導入前後とも任意入院が最も多く，次いで医療保護入院が多かった。導入前は任意入院が64.8％，医療保護入院が33.1％，措置入院は1.4％，その他（鑑定など）が0.7％で，導入後は任意入院が68.3％，医療保護入院が29.2％，措置入院が2.5％の順であった。導入後は導入前に比し任意入院が増加したことは，平成12年4月の精神保健福祉法の一部改正により，任意入院が開放的な処遇を受けることが義務づけられたことによると思われる。

合併症では導入前後とも任意入院が最も多く，導入前が51.6％で，導入後が54.3％であった。医療保護入院は導入前が42.9％で，導入後は39.4％であった。措置入院は導入前が4.3％で，導入後が6.3％と増加した。

VI. 包括医療と医療経済

1. 入院稼働額 (図3-4)

　導入前の平成11年の各月の入院患者数と稼働額を100％とし各年の変化を検討した。導入直後の平成12年の患者数は100.4％，稼働額が101.8％の微増にとどまった。平成13年には患者数は116.4％で，稼働額は118.5％と増加した。平成14年には患者数は119.1％であったものの，稼働額が110.7％に留まり，患者数の増加率に比し稼働額の伸びが悪かった。

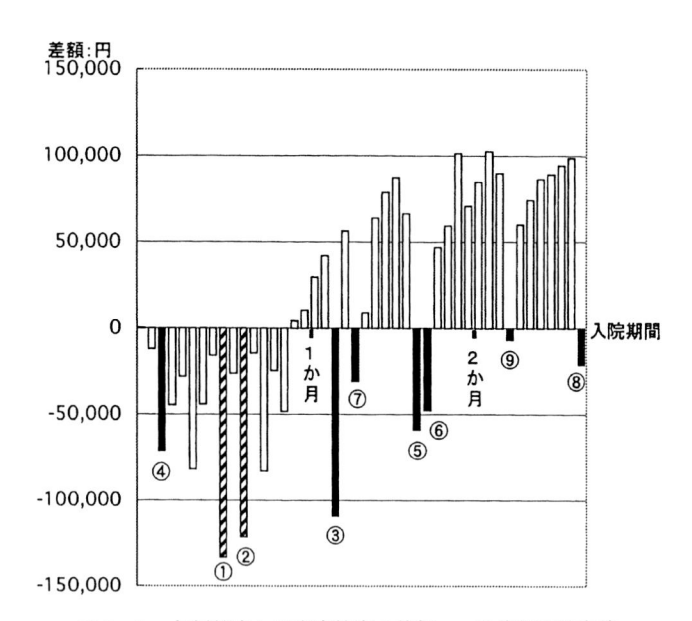

図3-5　包括算定と出来高算定の差額……診療報酬改定前

平成15年6月の1カ月間に当科に入院していた包括算定の患者を出来高算定に計算し直し，その差額を棒グラフで示した。棒グラフの白は非合併症，黒は合併症，斜線は検査入院を示す。番号はマイナス金額の多い順に示している。

平均単価でみると，導入前の平成11年が12,300円，導入後の平成12年が14,800円，平成13年が18,900円，平成14年が18,500円となった。徐々に増加しているものの平成14年が減少したため，包括払いと出来高払いの差額を検討した。

2. 包括払いと出来高払いの差額……診療報酬改定前 (図3-5)

　平成15年6月の1カ月間に入院していた包括払い対象患者45名の診療報酬を出来高払いに計算し直し，包括払いと出来高払いの差額を患者ごとに比較した。図中の番号は合併症および検査入院の患者を差額の高額な順に示した。

　入院1カ月までは非合併症，合併症および検査入院の何れも包括払いより出来高払いの方が高額になった。とくに検査や合併症治療では出来高が高額になり，最低で11,460円から最高72,030円であった。2カ月目以降3カ月以内は，非合併症は全症例とも包括の方が高額となった。しかし合併症は出来高の方が高額となり，急性期病棟での合併症治療は明らかに収入減に繋がっている。

　差額が高額になった要因は，SPECT，MRI，シンチ，その他の画像，癌転移の検索，採血，点滴などが包括され別途算定できないためである。

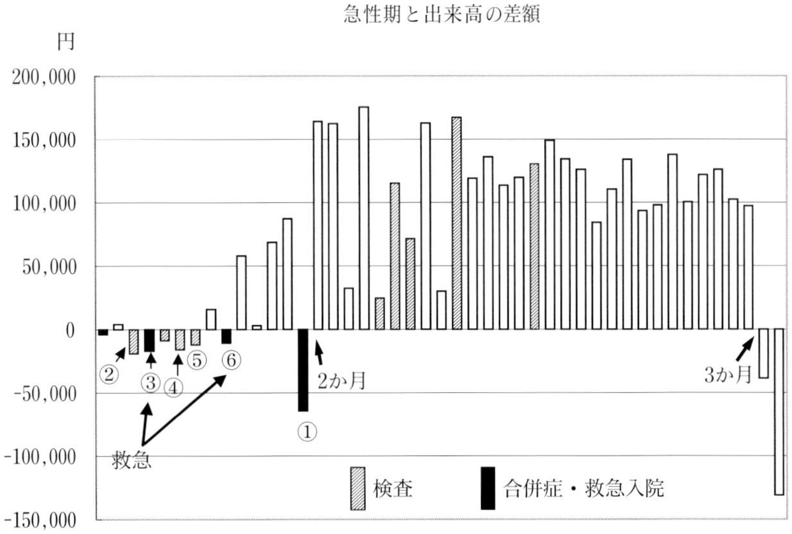

急性期と出来高の差額

図3-6 包括算定と出来高算定の差額…平成18年4月の診療報酬改定後

平成18年7月の1カ月間に当科に入院していた包括算定の患者を出来高算定に計算し直し，その差額を棒グラフで示した。棒グラフの白は非合併症，黒は合併症，斜線は検査入院を示す。番号はマイナス金額の多い順に示している。

3．包括払いと出来高払いの差額……平成18年4月の診療報酬改定後（図3-6）

平成18年4月に診療報酬改定が行われ，急性期病棟の入院基本料は入院30日以内が1,640点から1,900点に増額，入院31日以上が1,640点から1,600点に減額された。そこで平成18年7月の1カ月間に入院していた包括払い対象患者43名の診療報酬を出来高払いに計算し直し，包括払いと出来高払いの差額を患者ごとに比較した。入院1カ月以内で精神運動興奮が激しく持続点滴などで積極的な薬物療法が必要であった患者，合併症の検査や治療では出来高の方が高額になった。精神運動興奮が激しい患者の2名では包括が－10,850円と－17,020円となった。IVH管理の合併症は入院19日間でも包括が－64,200円であった。精神疾患のみの入院では入院2週目以降は包括の方が高額になった。急性期治療を検査治療する上では，診療報酬改定後でもまだ十分な裁定ではないことがわかった。

Ⅶ．考察

急性期病棟運営について，①急性期病棟の施設基準をいかにクリアするか，②総合病院の役割として合併症治療をどうするか，③医療経済的視点，④卒前卒後教育，に焦点を絞って考察する。

1. 急性期病棟の施設基準をいかにクリアするか

急性期病棟の施設基準には，Ⅳ-2の治療構造で述べたように高いハードルがあり，デイケアはあるものの慢性期病棟を持たない当科が急性期病棟として運営できるかという不安があった。そこで「3カ月以内に在宅へ退院させる」ということをチーム全体が意識して治療する必要があり，図3-2に示すようなスタッフミーティングや指導者会議で情報を共有し検討を重ねてきた。そのことでスタッフ全員が3カ月以内の入院治療を意識でき，3カ月以内の在宅への退院が60～70％を維持している。また臨機応変に，COM，PEM，SSGの導入時期を早め重複進行し，退院後も病棟でPEMやSSGに参加可能にしたことで，退院促進に繋がっていると思われる。

新規患者の確保という点では，日々の会議や外来の診療において，急性期病棟の施設基準を声高にアピールすることで，病棟勤務以外の医師も急性期病棟の施設基準を意識して外来診療にあたっていることも大きな要因となっている。また時間外の電話や受診状況を把握し精神症状の再燃に迅速に対応することで再入院が予測される患者も退院後3カ月間は外来治療でしのぐことができ，新規患者を確保する上で有効である。

2. 総合病院の役割として合併症治療をどうするか[2]

厚生科学研究によるアンケートによると，単科の精神科病院入院中の精神障害者に重度の合併症が併発した際の転院がままならないとの報告がある[8]。当科でも過去に精神疾患や合併症患者の在院日数の長期化によりベッドの回転率が悪く，近隣の単科精神科病院や院内からの合併症受け入れが効率よくできなかった時期があった。しかし入院患者に占める合併症は平成11年の27.6％から導入後の平成14年には37.7％と増加した。これは毎日外来の入院担当医と病棟医長が連携をとり，合併症の治療状況を随時情報交換していることで以前に比し合併症の入院予定を立てやすくなったこと，また入院状況一覧表をもとに外来の入院担当医と身体科や紹介元の主治医との連絡が円滑になったこともプラスの要因である。また，身体科が術後の一時転科をスムーズに受け入れていること[2]，身体科がクリニカルパスを導入していることも合併症増加に影響しているであろう。しかし現時点では合併症用ベッドに制約があるため，ときに2～3週間程度の入院待ちを要することもあり，さらなる努力が必要である。

身体科での精神疾患の入院状況をみてみると，われわれの調査[2]では，当科以外の病棟に6カ月間に入院した患者7,723名のうち精神科病名を併記された患者が5.8％（450名）を占め，そのうち統合失調症は7.3％（33名）治療されており，身体科でも精神病患者が受け入れられつつある。このことは昭和58年から現在まで脈々と続けられてきた「御用聞き」スタイルのリエゾン[4,13]の成果も大きいが，より多くの合併症を受け入れるためには，他科での入院促進の必要も課題である。

今後は，合併症が増加していることから Fava ら[3]の定義する Medical Psychiatry Unit（MPU）も視野に入れておく必要がある[2,10]。

3．医療経済的視点

入院1ヵ月までは非合併症，合併症および検査入院の何れの患者も包括払いより出来高払いの方が高額になった。この現象は，精神科における急性期治療において，スタッフを充実させ，スタッフ全員の労力を必要とする一番濃厚な治療を十分に評価されていないことを意味する。しかし合併症については，平成14年4月の診療報酬改定で，手術，麻酔および放射線治療に係わる費用のみが別途算定できるようになったことは経営上プラスであった。毎年の包括算定と出来高払いの差額の結果[2,5]から，急性期病棟では平均単価や入院稼働額が増加しているものの，依然として各種検査・処置・薬物などはすべて包括されるため合併症はほとんど高額なマイナスとなっていた。早急に検査して早期に積極的な治療をしようとするほど出来高が高額になる結果となり，実情に見合った裁定でないと思われる。

可能な限り種々の検査を入院前に施行した方が効率よいものの，現実的には緊急入院や精神症状のために入院前検査は容易ではない。また佐藤が厚生科学研究でも報告[8]しているように，合併症が一般診療科の平均的な入院診療報酬に比し低額であることは大きな問題であり，今後総合病院における濃厚な合併症治療を促進させるためには早急な診療報酬の改訂が望まれる。

4．大学病院精神医学の役割である卒前卒後教育

卒前教育では，医学生，看護学生，臨床心理専攻生，リハビリ専門学校生などの実習を連続的に引き受けている。彼らが急性期病棟とチーム医療を体験することは精神科医療の発展の底上げにもなり，少しでも精神疾患および精神科に対する偏見をなくす機会となっている。

卒後教育では平成15年度までは研修1年目に主に病棟で担当医となり，2年目からは各人の希望により他科ローテーションまたは教育関連病院で研修していた。平成16年度からは卒後臨床研修制度の発足により当院では2年目の2ヵ月間当科をローテーションすることになる。単科精神科病院などの指導スタッフの経験の積み上げができることとは異なり，大学病院では毎年研修医が入れ替わり，指導医や看護師も異動がある。そのような人の流れのなかで教育を充実させるには，一貫したシステム作りとチーム医療を継続することが重要である。また研修医が精神科救急を含めた急性期治療，各種集団療法や合併症に関わることは，精神科患者に対する偏見のない治療ができる医師を育成する機会であり教育的意義が高いと思われる。ひいては精神科医療にとって大きな前進となるであろう[1]。

VIII. 今後の課題

　大学病院では医師や看護師の異動は避けられず，急性期病棟を運営していくには，だれもがある一定レベルの治療ができるような一貫した治療プログラムやチーム医療の実践が必要である。また卒後研修のためのシステム作りと細やかなプログラム作成も必要である。

　医療経済的な視点からは，行政も合併症治療を充実させる努力はなされてきているが，全国的にみると不十分である。とくに急性期病棟での合併症治療における各種検査や処置などの点数化を含めた早急な診療報酬の改訂，早急な行政の対応や医療体制の整備が望まれる[1,3]。たとえば診療報酬について，1）急性期治療病棟入院に適応のある患者は，点数の配分として入院1カ月以内の最初の2週間をより高額にし，入院3カ月目から徐々に減額する，2）合併症治療目的の入院であれば，包括外で請求できる，または合併症治療で必要な手術前後の処置や治療薬は別途算定できる，など対価に応じた評価の仕方が考慮されることを切望する。

　総合病院の精神科では，病棟の存続の危機や無床総合病院精神科という現状がある。今回の調査からも言えるように，急性期病棟はわずかながらだが経済効果をもたらし，チーム医療の充実につながるメリットもあるため，全国の大学病院や総合病院での精神科救急を含めた急性期治療や合併症治療の発展が望まれる。また卒前卒後教育を含め大学病院に課せられた役割の再認識が必要であり，大学病院精神医学の変革の時である。

　本論文の一部は第11回日本精神科救急学会（2003年10月，千葉）および第14回日本精神科救急学会シンポジウム（2006年10月，広島）にて発表した。第11回日本精神科救急学会・学会賞奨励賞を拝受し，関係各位に深謝申し上げます。また当科のスタッフ一同および医事課担当者に感謝申し上げます。

文献

1）飛鳥井望：コミュニティ精神医療を支える精神科救急・急性期医療，精神科治療学，11（12）；1245-1251，1996．
2）恵紙英昭，田中みとみ，丸岡隆之ほか：大学病院精神科急性期治療病棟における合併症治療の現状と課題，九州神経精神医学，50（1）；24-40，2004．
3）Fava, G.A., Wise, T.N., Molnar, G. et al.：The Medical Psychiatry Unit：a novel psychosomatic approach. Psychother. Psychosom., 43；194-201, 1985.
4）堀川公平，中村純，上妻剛三ほか；久留米大学病院におけるコンサルテーション・リエゾン精神医学の実際―「御用聞き」的発想に基づく試み，精神経誌，87；282，1985．
5）石田重信，田中みとみ，丸岡隆之ほか：大学病院における急性期病棟をめぐる諸問題，臨

床精神医学, 30；1183-1190, 2001.
6) 石田重信, 恵紙英昭, 田中みとみ：大学病院における精神科急性期治療病棟のインパクト, こころの臨床ア・ラ・カルト, 22 (1)；31-36, Mar. 2003.
7) 丸岡隆之, 山内今日子, 前田正治ほか：治療導入期における入院集団精神療法—急性期治療病棟での試み—, 精神科治療学, 19 (12)；1453-1460, 2004.
8) 佐藤茂樹,：総合病院における精神障害者の身体合併症医療の現状と今後のあり方に関する研究, 精神障害者等が快適に安全に生活するためのインフラの整備に関する研究—身体合併症, アメニティ, 身体的健康度とQOLについて—, 主任研究者：渡邊能行厚生科学研究, 平成13年総括・分担研究報告書, 2002年3月.
9) 精神科の症状と薬について（心理教育ミーティング用テキスト）：久留米大学精神神経科編, 1999.
10) 重村淳, 野村総一郎, 上村秀樹ほか：日本におけるmedical psychiatryの現状と課題, 精神科治療学, 7 (12)；1493-1498, 2002.
11) 田中みとみ, 丸岡隆之, 恵紙英昭：コミュニティーミーティングで病棟規則を変えた〜集団療法を核とした病棟改革〜, 精神科看護, 31 (142)；17-25, 2004.
12) 富田克, 前田正治：精神科急性期医療における心理教育, 臨床精神薬理, 5；409-414, 2002.
13) 辻丸秀策, 向笠広和, 中村純ほか：久留米大学病院における「御用聞き」的リエゾンの現状と動向, 精神科治療学, 17 (5)；551-555, 1992.

第4章

急性期治療病棟における薬物療法（抗精神病薬を中心に）

橋爪　祐二

キーワード：統合失調症，抗精神病薬，新規抗精神病薬

Ⅰ．はじめに

　平成12年（2000年）7月1日に久留米大学病院精神科病棟が急性期病棟（以下，当急性期病棟）になって6年余りが経過した。急性期病棟が開設された初年度（平成12年7月1日〜平成13年6月30日）は，入院患者225名であったが[8]，平成17年度の入院数は249名にのぼった。急性期治療病棟が始まる以前の調査（平成5年〜平成7年）では，新規入院者数は3年間で403名であり，そのうち統合失調症圏の占める割合は35％であった[13]。平成12年度の統合失調症圏（国際疾病分類に基づいたF2コード）は約30％であったのに対して，その割合は次第に減少していき，昨年度は23.5％であった[8]。ところで，抗精神病薬第二世代と呼ばれるリスペリドンが精神病薬として使用されるようになって約10年経ち，オランザピン，クエチアピン，ペロスピロンが新規抗精神病薬として使われるようになった。さらに今年度からアリピプラゾールが上梓された。精神科薬物治療もこれらの第二世代の新規抗精神病薬が主流として従来の定型抗精神病薬であるハロペリドール，クロールプロマジン（以下，CP）やレボメプロマジン（以下，LP）にとって替わってきている。抗精神病薬の適応は，器質性精神病から重度の不眠症者に対して抗精神病薬を少量処方するようにその用途は様々であるが，今回は抗精神病薬の処方が急性期治療病棟になって，統合失調症に対してどのように用いられているかについて述べる。

Ⅱ．方法

　抗精神病薬の処方内容に関しては，最近の動向を得るために平成17年7月1日より平成18年6月30日までとした。抗コリン薬の処方件数も同様の時期の調査を行った。統合失調症の入院者数および年間の入院者数に関しては，平成16年4月1日より平成18年3月31

日までとした。統合失調症初発（抗精神病薬投与1カ月未満を初発と扱った）の初期投与薬剤については，平成17年度（平成17年4月1日）から平成18年3月31日までとした。過去1年間の抗精神病薬および抗コリン剤の処方内容については，病院情報システム室の助力を得て行った。過去3年間の入院者および初発者に対する向精神薬の投与内容については，過去の診療録をもとに調査を行った。

表4-1　抗精神病薬処方件数（処方箋数）

薬剤名	処方箋数
リスペリドン（2 mg）	505
クロールプロマジン（25 mg）	438
オランザピンザイディス（5 mg）	249
クエチアピン（100 mg）	226
オランザピン（10 mg）	223
リスペリドン（1 mg）	218
リスペリドン内容液（0.5 mg）	208
ゾテピン（50 mg）	205
レボメプロマジン（25 mg）	182
クエチアピン（25 mg）	173
リスペリドン内容液（2 mg）	167
ハロペリドール注射（5 mg）	156
ハロペリドール（3 mg）	92

III．結果

　表4-1は，平成16年7月1日より平成17年6月30日までに，当急性期病棟で処方された抗精神病薬の内訳である。処方箋数は，リスペリドンが最も多かった。精神病性障害薬物治療の最適化のエキスパートコンセンサス・ガイドラインでは，中心症状が陽性症状である初発エピソードの患者や陽性症状と陰性症状がともに顕著な初発エピソードの症例に対してはリスペリドンが推奨されているが[9]，当病棟においても同様の結果を得た。リスペリドンの処方件数が上記理由以外にも，オランザピンやクエチアピンよりも多いのは，オランザピンなどの新規抗精神病薬が耐糖能異常をきたし易いことから，血糖値測定を適宜に行っていかなければならないとの不便さもあると推察される。また，同ガイドラインでは，推奨される他の薬剤としては，アリピプラゾール，オランザピン，ziprasidone，クエチアピンがあげられ，前者2剤は1次選択，後者2剤は2次薬剤とランク付けしているが，これら4剤には差はなく，エキスパート2／3は全て1次選択にランク付けしている[9]。定型抗精神病薬であるCPやLP，ハロペリドールの処方箋の数も依然として多かった。平成16年厚生労働科学研究補助金事業の分担研究「精神科救急病棟の運用実態に関する研究」においてもリスペリドンの処方数の占める割合は最も多く，LPがリスペリドンに次いで処方箋が多かったと報告されている[7]。フェノチアジン系が当急性期治療病棟で多い理由としては，前述の論文で述べられているように，精神疾患に伴う睡眠障害がベンゾジアゼピン系では，十分な治療効果が得られないために，催眠鎮静効果をねらって処方されたものが多いからではないかと推察する。新規抗精神病薬が全体に占める割合は，約66％であった。新規抗精神病薬の処方数が多い理由としては，錐体外路症状（以下，EPS）が少ないこと[12,24]や定型抗精神病薬に比べコンプライアンスの良いこと[10]や認知機能の改善[3]を期待して処方されたことなど様々であるだろう。表4-2は平成

第4章 急性期治療病棟における薬物療法（抗精神病薬を中心に）

表4-2 統合失調症の類型と入院回数別分類

平成15年度

類型	症例数
妄想型（F 20.0）	21
破瓜型（F 20.1）	8
緊張型（F 20.2）	4
鑑別不能型（F 20.3）	6
残遺型（F 20.5）	6
その他	10
合計	55

55／273＝20.1％

初回入院者数	28
2回目入院者数	17
3回以上	10

平成16年度

類型	症例数
妄想型（F 20.0）	36
破瓜型（F 20.1）	6
緊張型（F 20.2）	2
鑑別不能型（F 20.3）	14
残遺型（F 20.5）	5
その他	7
合計	70

70／288＝24.3％

初回入院者数	27
2回目入院者数	10
3回以上	34

平成17年度

類型	症例数
妄想型（F 20.0）	22
破瓜型（F 20.1）	2
緊張型（F 20.2）	4
鑑別不能型（F 20.3）	12
残遺型（F 20.5）	4
その他	12
合計	56

56／238＝23.5％

初回入院者数	18
2回目入院者数	5
3回以上	11

表4-3 入院時と退院時における抗精神病薬の処方の現状

入院時		退院時	
リスペリドール単剤	9例	リスペリドン単剤	2例
リスペリドン＋抗コリン剤	0例	リスペリドン＋抗コリン剤	0例
リスペリドン＋抗不安薬	2例	リスペリドン＋抗不安薬	0例
リスペリドン＋抗コリン剤＋抗不安薬	1例	リスペリドン＋抗コリン剤＋抗不安薬	1例
オランザピン単剤	1例	オランザピン単剤	1例
オランザピン＋抗不安薬	0例	オランザピン＋抗不安薬	4例
2種類以上の新規抗精神病薬	2例	2種類以上の新規抗精神病薬	2例
新規抗精神病薬＋定型抗精神病薬	0例	新規抗精神病薬＋定型抗精神病薬	2例
その他	2例	その他	5例

15年から平成17年までの統合失調症の入院者の類型と入院回数である。全体に占める統合失調症の割合は急性期病棟がスタートした平成12年7月の1年間の30％に比較し，20％前半と減少していることが分かる。また類型は，最近3年間の間，妄想型がいずれの年も最も多かった。3年間の合計でも妄想型が全体の統合失調症に占める割合は約50％であった。このように，妄想型統合失調症の占める比率が多いことが，リスペリドンが抗精神病薬で最も処方されている理由の1つとして考えられるだろう。表4-3は，平成16年度から平成17年度における初発の統合失調症のプロフィールであるが，男性11名，女性6名，平均年齢28.2±10.7歳であった。平均在院日数102.6±54.4日（平成18年9月1日時点での急性期治療病棟全体の平均在院日数は68.6日），妄想型が最も多く12例であった。治療開始時は，使用薬剤は，単剤投与による治療が多く，リスペリドンが処方数では最も多かった。抗コリン剤の併用わずか1例であった。また，ベンゾジアゼピン系の抗不安薬はロラゼパムの併用が3例と最も多かった。しかし，退院時の処方内容と比較すると，退院時の単剤処方は

表4-4 新規非定型抗精神病薬の単剤使用・多剤使用

新規非定型抗精神病薬単剤使用	20例
従来定型抗精神病薬のみとの併用	15例
新規非定型抗精神病薬のみとの併用	2例
（いずれも risperidone, olanzapine の併用）	
新規非定型，従来方両者との併用	3例
従来型抗精神病薬のみ	9例

大江らの「久留米大学病院における抗精神病薬治療の実際」より引用

3例と減少しており，多剤併用が増えていた。表4-4は，大江らが平成15年に行った統合失調症圏内49名の退院時処方内容である。この結果，新規非定型抗精神病薬の単剤使用が20名と最も多かった[20]。

Ⅳ. 考察

ハロペリドールなどの定型（第一世代）抗精神病薬はドーパミンD_2受容体遮断作用を持ち，陽性症状には効果があるが，陰性症状や認知能力については比較的限られた効果しかないといわれている。それに対して，新規抗精神病薬は，D_2受容体とセロトニン（$5-HT_2$）拮抗作用を持っている[22]。現在は，新規抗精神病薬が統合失調症の主流になっているが，陽性症状に対しては，定型抗精神病薬よりも優位な効果がないとの指摘もあるが，定型抗精神病薬は，認知機能や陰性症状にはより効果的であるとの報告が多い[18]。また，①明らかな副作用がなく，定型抗精神病薬で安定している場合，②新規抗精神病薬よりも反応が良い場合などの状況においては，定型抗精神病薬が推奨させる[15]。薬物治療の選択において，副作用に重点をおいた治療も考慮されることがある。たとえば，オランザピンやリスペリドンではプロラクチン・レベルを上げるし[4]，EPSや急性ジストニアは線条体のドーパミンD_2受容体の占有率によって左右されるといわれている[11]。ハロペリドールなどの定型抗精神病薬に比べればEPSの出現頻度は低いが，非定型抗精神病薬でもEPSを引き起こすことが知られている[16,22]。オランザピンやクエチアピンでは，脂質異常や体重増加に留意しなければならない[23]。クエチアピンやオランザピンでは，過鎮静にも留意する必要がある[6]。また，新規抗精神病薬の中でも，特にオランザピンは，耐糖能異常や糖尿病の出現に留意しなければならない[14,19]。大江らが，当大学における抗精神病薬治療に関して発表した論文では，2003年（平成15年）の1年間に入院した統合失調症圏内に処方された退院時処方では，新規非定型性抗精神病薬は81.2％および，非定型性抗精神病薬の方が定型性抗精神病薬よりもより多く処方されていた。また，単剤処方は55.1％で，平均投与量はCP換算量で601.9 mgであり，日本での平均投与量1003.8 mgよりも少なかった[20]。しかしながら，単剤投与

者が約50％を占める割合を考慮すれば，CP換算量の601 mgは多いと言わざるを得ない。それは，統合失調症者の約30％合併疾患を有し，その中の多くが慢性の統合失調症であるケースが多いためである[5]。以下，抗コリン薬，抗不安薬及び注射液・内服液の使用の実際について述べる。

＊抗コリン剤，抗パーキンソン薬の併用について

　抗パーキンソン剤の治療ガイドラインによれば，抗パーキンソン薬はできるだけ併用すべきでないと記載されている[12]。しかし，高力価の抗精神病薬で治療中の若年男性では，抗コリン剤を併用した場合，急性ジストニアの予防に有効であると報告されている[1]。当急性期治療病棟では，1年間の抗コリン薬ビペリジンの処方数は500を超えており，抗コリン薬の使用数は比較的多かった。この理由としては，ハロペリドールやリスペリドンなど高力価の抗精神病薬の使用例が多いことが考えられる。

＊抗不安薬の併用について

　統合失調症の急性期治療においては，抗精神病薬は他の向精神薬と併用せず，単剤で使用することが原則であるが，今でも激しい精神運動興奮などの重症の症状を呈している場合には，高力価の第一世代の抗精神病薬とベンゾジアゼピン系の抗不安薬を併用することによって鎮静を図ることも多い。ハロペリドールとロラゼパムの併用で，精神病激越患者の早期治療に有効であったとの報告がある[2]。

＊注射および内服液による鎮静について

　リスペリドン内服液（当院においては0.5 mgと2 mgが処方できる）の処方箋数は計375例であった。ハロペリドールの注射は155例，LP注射は65例であった。精神運動興奮や不安・焦燥感などに対して以前はハロペリドールの静脈注射や筋肉内投与に替わって，リスペリドン内容液の口腔内投与が増えてきている。液剤の方が効果が高く，コンプライアンスも良く，施行に必要なスタッフ数も少なくて済むという利点があり[17,21]，今後も液剤の利用は増えていくのではないかと考えられる。

V．終わりに

　当急性期治療病棟における抗精神病薬の処方の現状について述べた。エキスパート・コンセンサス・ガイドラインの推奨したようにリスペリドンやオランザピンなどの新規抗精神病薬が最も処方されていたが，CPなどの定型抗精神病薬も，適応疾患が多いことなどから，現在も多く処方されている。EPSの出現頻度の少ないといわれる新規抗項精神病薬の処方が増えているにかかわらず，抗コリン剤の使用例は比較的多い。当科では，可能な限り抗精神病薬の単剤化しようとつとめている。また，抗精神病薬筋肉注射剤から非定型抗精神病薬

液剤への転換や抗パーキンソン薬の併用の削減なども含め，薬物治療の簡素化や最適化を今後も取り組んでいくつもりである。

文献

1) Arana, G.W., Goff, D.C., Baldesarini, R.J., et al. Efficacy of anticholinergic prophylaxis for neuroleptic-induced acute dystonia. Am J. Psychiatry 145 ; 993-6, 1988.
2) Battaglia, J., Moss, S., Rash, J., et al.：Haloperidol, lorazepam, or both for psychotic agitation? A multicenter, prospective, double-blind, emergency department study. Am. J. Emerg. Med. 15 ; 335-40, 1987.
3) Bilder, M., Goldman, R., Volavka, J., et al.：Neurocognitive effects of clozapine, olanzapine, risperidone, and haloperidol in patients with chronic schizophrenia or schizoaffective disorder. Am. J. Psychiatry 159 ; 1018-28, 2002.
4) Dickson, R. A., Glazer, W. M.：Neuroleptic-induced hyperprolctinemia. Schizophr. Res.（suppl）; S 75-S 86, 1999.
5) 恵紙英昭，田中みとみ，丸岡隆之ほか：大学急性期治療病棟における合併症治療の現状と課題．九州神経精神学会．50（1）; 24-40，2004
6) Goldstein, J.：Quetiapine fumarate（Seroquel）：a new atypical antipsychotic. Drug of Today, 65 ; 193-210, 1999.
7) 平田豊明：精神科急性病棟群の運用実態と機能分化—平成16年厚生労働科学研究報告．精神科救急，8 ; 78-86，2005．
8) 石田重信，恵紙英昭，田中みとみ：大学病院における精神科急性期治療のインパクト．こころの臨床 a la carte，22 ; 31-36，2003．
9) Kane, J.M., Leucht, S., Carpenter, D. et al.：Expert consensus guideline series. Optimizing pharmacologic treatment of psychotic disorder. J. Clin. Psychiatry, 64（Suppl 12）; 1-100, 2005.
10) Kane, M., 村崎光邦監修：なぜ非定型抗精神病薬か—臨床的展望．臨床精神薬理，7 ; 249-64，2004．
11) Kapur, S., Remington, G.：Serotonin-dopamine interaction and its relevance to schizophrenia. Am. J. Psychiatry, 153 ; 466-476, 1996.
12) 風祭元，渕野和子：精神分裂病における抗精神病薬と抗パーキンソン剤の併用．神経精神薬理，5 ; 249-56，1983．
13) 木村義則，向笠浩貴，前田正治ほか：久留米大学病院精神神経科入院統計—身体合併症患者の入院状況を中心に—，13（4）; 485-490，1998．
14) Koller, E., Doriswamy, P. M.：Olanzapine-associated diabetes mellitus. Pharmacotherapy, 22 ; 841-845, 2002.
15) Marder, S.R., Essock, S.R., Miller, A.L., et al.：The Mount Sinai Conference on the pharmacotherapy of schizophrenia. Schizophrenia Bull 28 ; 5-16, 2002.
16) Marder, S. R., Meibach, R. C.：Risperidone in the treatment of schizophrenia. Am.

J. Psychiatry, 151 (6) ; 825-835, 1994.

17) 松原桃代，大角呼正，深谷修平ほか：Risperidone 内用液剤による不穏症状に対する効果の検討．臨床精神薬理，7 ; 1921-1928，2004．

18) Miyamoto, S., Duncan, G. E., Aoba, A., et al.：Acute pharmacologic treatment of schizophrenia. In：(ed.), Hirsch, S. R., Weinberger, D. R. Schizophrenia. Blackwell Science, Oxford, p 442-73, 2003.

19) Newcomer, J.W., Haupt, D.W., Fucetola, R., et al. Abnormalities in glucose regulation during antipsychotic treatment of schizophrenia. Arch. Gen. Psychiatry 59 ; 337-45, 2002.

20) 大江美佐里，植田健嗣，後藤直樹ほか：久留米大学における抗精神病薬治療の実際．九州神経精神医学，50 (3, 4) ; 179-184，2004．

21) 大下隆司，白川治，小川賢治ほか：精神病急性増悪に対する risuperidone 液剤の有用性―抗精神病薬筋肉注射剤から非定型抗精神病薬液剤への転換の試み．―臨床精神薬理，7 ; 821-829，2004．

22) Tsung-Ung, W. et al.：Treatment of Schizophrenia. In：(ed) Schatzberg, A. F., Nemeroff, C. F., Textbook of psychopharmacology 3 rd ed. American Psychiatric publishing, Inc. p 885-912, 2004.

23) Wirshing, D. A., Wirshing, W. C.：Novel antipsychotics：comparison of weight gain liabilities. J. Clin. Psychiatry, 60 ; 358-363, 1999.

24) World Health Organization (WHO).：Prophylactic use of cholinergics in patients with schizophrenia. Br. J. Psychiatry, 156 ; 412, 1990.

第5章

急性期における薬物療法
―抗うつ薬および睡眠薬―

内村　直尚

キーワード：抑うつ状態，抗うつ薬，不眠，睡眠薬

I. はじめに

抑うつ状態は様々な原因によって出現するが，DSM-IV[1]に基づき鑑別が必要な疾患をあげるとうつ病性障害（大うつ病性障害，気分変調性障害，特定不能のうつ病性障害），双極性障害（双極I型障害，双極II型障害，気分循環性障害，特定不能の双極性障害），一般身体疾患による気分障害（パーキンソン病，アルツハイマー型認知症，脳卒中，甲状腺機能亢進症・低下症，クッシング症候群，SLEなど），物質誘発性気分障害（アルコール，鎮痛剤，降圧剤，抗パーキンソン薬，抗潰瘍薬，経口避妊薬，ステロイド，抗癌剤，インターフェロンなど），適応障害などがある。また，統合失調症や妄想性障害などの精神病性障害の経過中にも存在する。治療としてはまず休養をとり，環境調整を行いながら精神療法とともに抗うつ薬を主体とした薬物療法を行う。

一方，不眠の原因も様々であり，身体疾患やうつ病などの精神疾患が存在する場合は，まずそれら基礎疾患の治療を行う。また，薬物使用の有無を確認し，不眠の原因となる薬物が判明した時は投与中止するかあるいは他剤への変換を行わなければならない。一方，睡眠についての正しい知識を与え，よりよい睡眠を上手にとるための睡眠環境や生活習慣（睡眠衛生）を指導する必要がある[6]。不眠を訴えるからといって容易に睡眠薬を投与するといった態度は厳に慎まなければならないが，患者が不眠やその恐れのために苦しみ悩んでいる時や，日中の眠気や倦怠感が患者の日常生活に重大な悪影響を与えている時には，睡眠薬を積極的に使用すべきである。

本稿では抑うつ状態に対する抗うつ薬および不眠に対する睡眠薬の使い方について概説する。

表5-1　わが国で使用可能な抗うつ薬

		一般名	商品名	用量（mg／日）
第一世代	三環系	塩酸イミプラミン 塩酸アミトリプチリン 塩酸クロミプラミン	（トフラニール） （トリプタノール） （アナフラニール）	25～200 30～150 50～225
第二世代		アモキサピン 塩酸ドスレピン	（アモキサン） （プロチアデン）	30～150～300 75～150
	四環系	塩酸マプロチリン 塩酸ミアンセリン マレイン塩酸セチプチリン	（ルジオミール） （テトラミド） （テシプール）	30～75 30～60 3～6
	その他	塩酸トラゾドン スルピリド	（レスリン） （ドグマチール）	75～200 150～300
第三世代	SSRI	マレイン酸フルボキサミン パロキセチン 塩酸セルトラリン	（デプロメール 　ルボックス） （パキシル） （ジェイゾロフト）	50～150 10～40 25～100
第四世代	SNRI	ミルナシプラン	（トレドミン）	50～100 高齢者30～60

II．抗うつ薬

1．抗うつ薬の選択および使用法

　現在わが国で使用されている抗うつ薬を表5-1に示すが，三環系抗うつ薬（イミプラミン，クロミプラミン，アミトリプチリン，アモキサピン，ドスレピン），四環系抗うつ薬（マプロチリン，ミアンセリン，セチプチリン），その他（トラゾドン，スルピリド），SSRI（選択的セロトニン再取り込み阻害薬：フルボキサミン，パロキセチン，セルトラリン），SNRI（セロトニン・ノルアドレナリン再取り込み阻害薬：ミルナシプラン）に分類される。わが国における大うつ病の治療アルゴリズムを図5-1（軽症・中等症）と図5-2（重症）に示す[2,4]。現在はSSRI[3]やSNRI[5]が三環系や四環系抗うつ薬に比べて副作用は少なく，効果はほぼ同等であるため第1選択薬として用いられる。フルボキサミンは1日50 mgから漸増し100 mgを目標とし，症例によっては200 mgまで試みる。セルトラリンは1日25 mgから開始し100 mgまで増量する。パロキセチンは1日10～20 mgから開始し効果が不十分な場合は40 mgまで増量する。ミルナシプランは1日50 mgから投与し100 mgまで増量し症例によっては200 mgまで試みる。しかし入院患者で希死念慮や不安・焦燥感が強い場合はクロミプラミンの静脈内投与や内服など三環系抗うつ薬が使用されることも少なくない。抗うつ効果，安全性，忍容性，コンプライアンスや用量を含めた有用性，経済性，重症度や身体合併症，年齢，他の併用薬剤を考慮して抗うつ薬を選択する。抗うつ薬の臨床

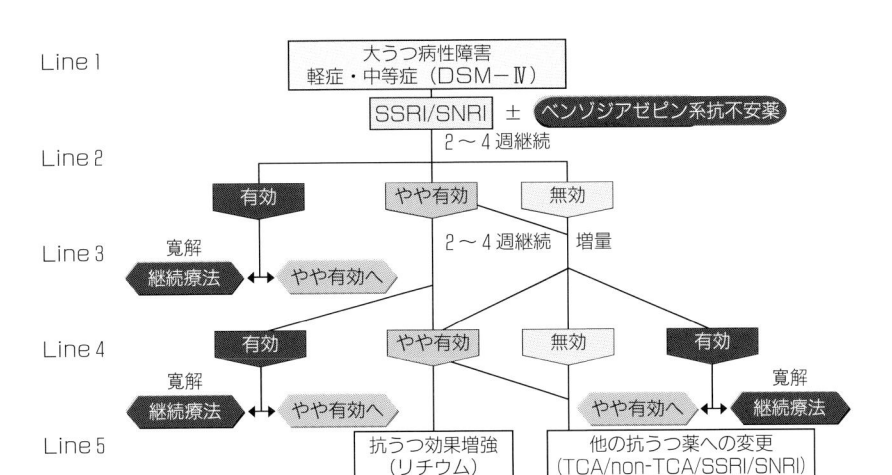

図 5-1 大うつ病（軽症・中等症）の治療アルゴリズム（日本版）

```
Line 1   大うつ病性障害
         軽症・中等症（DSM-IV）
              │
         SSRI/SNRI ± ベンゾジアゼピン系抗不安薬
              │
              2～4週継続
Line 2   ┌────┼────┐
         有効  やや有効  無効
              │
Line 3   寛解  2～4週継続  増量
         継続療法 ↔ やや有効へ
              │
Line 4   ┌──┬──┬──┐
         有効 やや有効 無効 有効
         寛解              寛解
         継続療法↔やや有効へ  やや有効へ↔継続療法
Line 5        抗うつ効果増強    他の抗うつ薬への変更
              （リチウム）     （TCA/non-TCA/SSRI/SNRI）
```

精神科薬物療法研究会 編：気分障害の薬物治療アルゴリズム，じほう，2003

効果発現には1～2週以上要する。そのためベンゾジアゼピン系抗不安薬を2～4週間併用することが望ましい。通常，抗うつ薬療法開始後3～6週間で症状が40～60％に減少する。無効と判定するには十分量を使用して4～6週間を要するため，あらかじめ患者に抗うつ薬の効果発現には時間を要する旨を説明しておく必要がある。実際の臨床の場では，まだ抗うつ薬を十分量使用するに至っていない症例や効果発現前に勝手に患者が服薬を中断するケースが少なくない。

2．副作用

三環系抗うつ薬は口渇，便秘，排尿障害，せん妄や目のかすみなどの抗コリン性の副作用が強く，H_1受容体阻害による眠気，食欲亢進や肥満，α_1受容体阻害によるめまいや起立性低血圧などもみられる。四環系抗うつ薬は三環系抗うつ薬とほぼ同等の効果を有するが，抗コリン性の副作用が少ないため高齢者などでは使いやすい。ミアンセリンは鎮静・催眠作用が強く，またリズム改善作用や深睡眠増強作用を有するといわれているため，不眠の強い抑うつ状態患者の眠前投与（10～30 mg）や夜間せん妄（10～60 mg）にも使用されている。トラゾドンも抗コリン作用が弱く，ミアンセリンと同様に鎮静・催眠作用を有する。しかし，半減期がミアンセリンより短いため，食後3回の分散投与（75 mg×3）や眠前投与（25～50 mg）など患者にあわせて使い分ける。スルピリドは抗コリン作用，H_1受容体阻害などをほとんど認めないため，有効かつ安全な抗うつ薬として単独ないし他の抗うつ薬などの併用で食後投与3回分散投与（150 mg×3）で使われている。副作用は高プロラクチン血症を認め，乳汁分泌や無月経，また肥満を認めるため若い女性に投与時は注意が必要である。SSRIおよびSNRIは抗コリン作用，H_1受容体阻害，α_1受容体阻害などの副作用をほ

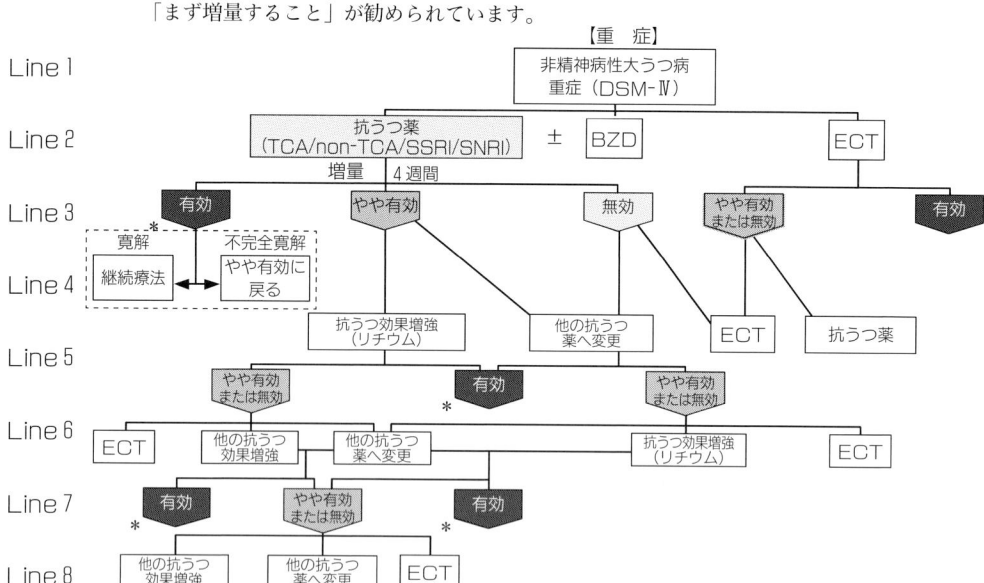

うつ病治療アルゴリズムにおいて，最初の投薬の効果が不十分のときには，「まず増量すること」が勧められています。

図5-2 大うつ病（重症）の治療アルゴリズム（日本版）

精神科薬物療法研究会 編：気分障害の薬物治療アルゴリズム，じほう，2003

とんど認めない。SSRIの副作用としては，投与初期（3～7日目）に悪心，嘔吐や食欲低下などの消化器症状が出現することが最も重要となる。そのためスルピリドとの併用投与が有効である。また射精遅延やオルガスムの抑制などの性機能障害が出現することがある。さらに，肝臓の薬物代謝酵素でチトクロームP450を阻害する。フルボキサミンは1A2と3A4のサブタイプをパロキセチンは2D6に対する阻害作用が強い。セルトラリンは軽度の2D6阻害作用を有する。一方，ベンゾジアゼピン系抗不安薬や睡眠薬は主に3A4，抗うつ薬は主に1A2，2D6で代謝されるためこれらの薬を併用した場合は併用薬の血中濃度が上昇し，副作用が出現しやすくなるため注意が必要である。SNRIはSSRIと同様に従来の抗うつ薬と比べて副作用が少なく，またSSRIと比較しても消化器症状が出現しにくく，性機能障害や薬物相互作用も生じにくい。しかし高齢者の男性で前立腺肥大を有する患者では排尿障害を生じやすいため注意が必要である。

表5-2 わが国で使用されているベンゾジアゼピン系睡眠薬

作用時間	一般名	商品名	臨床用量(mg)	消失半減期(時間)
超短時間作用型	トリアゾラム	ハルシオン	0.125〜0.5	2〜4
	ゾピクロン	アモバン※	7.5〜10	4
	ゾルピデム	マイスリー※	5〜10	2
短時間作用型	エチゾラム	デパス	1〜3	6
	ブロチゾラム	レンドルミン	0.25〜0.5	7
	リルマザホン	リスミー	1〜2	10
	ロルメタゼパム	エバミール・ロラメット	1〜2	10
中間作用型	ニメタゼパム	エリミン	3〜5	21
	フルニトラゼパム	ロヒプノール・サイレース	0.5〜2	24
	エスタゾラム	ユーロジン	1〜4	24
	ニトラゼパム	ベンザリン・ネルボン	5〜10	28
長時間作用型	フルラゼパム	ダルメート・ベノジール	10〜30	65
	ハロキサゾラム	ソメリン	5〜10	85
	クアゼパム	ドラール	15〜30	36

※非ベンゾジアゼピン系睡眠薬

III. 睡眠薬

現在,睡眠薬として用いられているのはベンゾジアゼピン系睡眠薬や非ベンゾジアゼピン系睡眠薬である[7,8]。いずれも脳内でベンゾジアゼピン受容体を介して作用し,同様の薬理作用を有するため,両者はベンゾジアゼピン受容体作動薬(BZ系睡眠薬)として一括できる。生理的で自然なものに近い睡眠をもたらし,また,耐性や依存はバルビツール酸系睡眠薬に比べ生じにくく,自殺目的や誤って大量に服用してもそれだけで死亡することは極めて少ないなど安全性の高い薬剤である。一般にバルビツール酸系睡眠薬は不穏,興奮状態や不眠が著明な患者に緊急的な鎮静や入眠を目的として短期間使用する場合に限られる。

1. BZ系睡眠薬の選択および使用法

不眠のタイプは入眠障害,中途障害,早朝覚醒,熟眠障害の4つに大きく分けられる。まず,患者の不眠がどのタイプであるのか,あるいはこの中のいくつのタイプが混在しているかを見極める必要がある。

BZ系の睡眠薬は,消失半減期によって,超短時間型,短時間型,中時間型,長時間型の4つのタイプに分類される(表5-2)。BZ系睡眠薬の選択や使用にあたってはこのような消失半減期を指標として,前述した4つの不眠のタイプ・診断名・患者の年齢,全身状態や生活状況によって使い分けることが望ましい。

1）超短時間作用型

　超短時間作用型の薬剤にはゾルピデム，トリアゾラムとゾピクロンがある。消失半減期が2〜4時間と極めて短い超短時間作用型は，服用とともにすばやく血中濃度が上昇して睡眠の前半に強く作用し，入眠障害に対して優れた催眠効果をもたらす。翌朝の覚醒時には血中濃度はすでに有効濃度を割っており，残薬感を残さず，目覚めのよさを自覚させる。一過性不眠と短期不眠には最も有効であり，入眠障害を訴える精神生理性不眠には最適と言える。また翌日の活動に支障があってはならない時や，危険を伴う仕事に就かなければならぬ時にもなるべく半減期の短い薬剤を使用すべきである。さらに熟眠感の欠如に悩むタイプの不眠症にも有効である。その反面，一夜の後半，特に早朝期には血中濃度の低下が著しく，早朝覚醒として明方の5〜6時に覚醒してしまうことがある。また，連用するうちに毎日少しずつ軽度の退薬反応を来して日中不安を来し得る。慢性の不眠で連用が必要な時には，その後の薬物からの離脱を考慮すると，超短時間作用型のものはあまり適さない。なお，高用量を特にアルコールと併用した際に健忘を呈しやすいとされている。

2）短時間作用型

　短時間作用型の薬剤にはブロチゾラム，ロルメタゼパム，リルマザホン，エチゾラムがある。消失半減期が6〜10時間の短時間作用型も超短時間型と同様な経過をとり，朝方には何らかの作用を発揮し得るレベルを下回っていることが多く，翌朝の覚醒時の気分は良好で，超短時間作用型と同様な適応を有すると考えてよい。ともに，毎日服用することがあっても，最高血中濃度はほぼ同じ値を示して蓄積することはない。

3）中間作用型

　この型の睡眠薬はニトラゼパム，ニメタゼパム，エスタゾラム，フルニトラゼパムがあり，その半減期はおよそ1日と覚えておけばよい。消失半減期が20〜30時間の中間作用型では，翌日の就寝時はまだある程度の血中濃度が持続されており，連用するうちに中等度の蓄積が生じ，4〜5日のうちに定常状態に達する。したがって，朝の覚醒時に眠気，頭重感，ふらつきなどの持ち越し効果を来すことがあり得る。用量により一過性の軽い不眠にも慢性の不眠にも使用できる。中途覚醒や早朝覚醒などの睡眠維持の障害を主訴とするタイプの不眠症に向いている。入眠障害に加えて中途覚醒や早朝覚醒がある場合は，超短時間作用型の睡眠薬で入眠を促し，中間作用型の睡眠薬で睡眠の維持を改善するという方法もある。日中もある一定レベルの血中濃度が維持されることから，朝，覚醒時に不安・緊張を呈しやすい病態，特に不安神経症やうつ病，あるいは統合失調症といった精神医学的疾患に伴う不眠症に適している。

4）長時間作用型

　この型の睡眠薬にはクアゼパム，フルラゼパムとハロキサゾラムがあり，その半減期はおよそ2〜4日（50〜100時間）である。最高血中濃度の上昇とともに昼間の血中濃度もかな

り高いレベルで維持され，定常状態に達するのに1週間前後かかる。持ち越し効果や日中の精神運動機能に及ぼす影響はそれだけ出やすくなる。反面，急に中断しても反跳性不眠や退薬症候は出にくく，抗不安作用も強いことから精神医学的疾患にみられる不眠症への適応は高いと言える。

　高齢者以外の慢性の不眠には，半減期の長い睡眠薬を使用すると，薬離れに成功しやすい。慢性の不眠症者は睡眠薬への依存的態度が強い反面，薬を飲まないで眠りたいという両価的な心情をもっている人が多い。そのため，慢性の不眠症者では治療者に無断で時々服薬を中断していることがある。こういった場合に，半減期の短い睡眠薬を使用していると反跳性不眠を生じ，かえって不眠を強化することにもなる。一方，半減期の長い睡眠薬を使用していると翌日まである程度効果が持続しているので反跳性不眠を生じることがなく，患者自身は不眠が軽減して睡眠薬を飲まなくても眠れたと判断する。こうした安心感が不眠に対する恐怖感を減少させ，薬離れに導き，さらには不眠そのものの改善をもたらすことがある。

2．BZ系睡眠薬の副作用
1）反跳性不眠

　反跳性不眠とは，半減期の短いBZ系睡眠薬を比較的大量に，しかも長期にわたり使用した後に急激に中断すると，睡眠薬を使用する前よりも強い一過性の不眠と不安を生じることをいう。投与量にもよるが，半減期の短いものほど起こりやすいといわれている。そこで，半減期の短いBZ系睡眠薬は，急に中断しないことが望ましい。

2）持ち越し効果

　持ち越し効果は半減期の長いものに起こる副作用である。翌日の昼間の眠気，ふらつき，脱力感，めまい，頭痛や身体的に全く問題のないものでも，一瞬の認知や判断に微妙な影響を及ぼすことをいう。

3）健忘惹起作用

　投与量が多ければ，服薬後のある一定期間の記憶が失われる前向性健忘を引き起こす。半減期の短いものほど，また，受容体への親和性が強く，脳への取り込み率が高いものほど健忘惹起作用も強い。常用量を超えた使用，睡眠中の強制覚醒，アルコールとの併用など不適切な使用に伴って出現している例がほとんどである。健忘を出現させないためには睡眠薬服用後は少なくとも30分以内に就床することが重要である。

3．BZ系睡眠薬の使用上の留意点
1）高齢者への投与

　高齢者では，薬剤の代謝や排泄機能が低下し，持ち越し効果や蓄積を起こしやすいので，半減期の短いものを使用したほうがよい。しかし，高齢者では超短時間作用型の薬剤によ

り，常用量でも記憶障害や行動異常を引き起こすことがあるので，投与量には注意しなければならない．また，筋弛緩作用による転倒や日中の活動量の障害も大きな問題であるため，半減期が短く，筋弛緩作用が少ないゾルピデム，ゾピクロン，リルマザホンなどを使用することが望ましい．肝機能が低下している場合は，組織内で直接グルクロン酸抱合され代謝経路が単純なロルメタゼパムが適している．いずれにしろ，身体的に健康であっても，高齢者に睡眠薬を処方する場合は副作用が出現しやすいため成人の半量程度から投与開始するのが原則である．

２）薬物相互作用

一般に，BZ系睡眠薬が併用した薬剤の体内動態に影響を与えることは少ないといわれているが，併用した薬剤がBZ系睡眠薬に影響を与えることがある[6~8]．アルコールの摂取により，肝ミクロゾームの薬物代謝酵素の活性が阻害され，BZ系睡眠薬の血中濃度は上昇し，血中半減期も延長する．抗潰瘍剤のシメチジン，経口避妊薬のステロイドホルモン，抗酒剤のジスルフィラム，βブロッカーのプロプラノロール，抗真菌薬のイトラコナゾール，マクロライド系抗生物質のエリスロマイシン，Ca拮抗剤のニカルジピンや抗うつ薬の選択的セロトニン再取り込み阻害薬（SSRI）のフルボキサミンなどもBZ系薬剤の血中濃度を上昇し，半減期を延長させる．また，グレープフルーツジュースもトリアゾラムの血中濃度を上昇させるため注意が必要である．

文献

1）American Psychiatoric Association：Diagnostic and statistical manual of mental disorders, 4 th ed.,text revision. American Psychiatric Association, Washington, D. C.,2000.（高橋三郎，大野裕，染矢俊幸監訳：DSM-IV-TR 精神疾患の診断・統計マニュアル．医学書院，東京，2002.）
2）樋口輝彦：うつ病エピソード，新精神科治療ガイドライン，精神科治療学，20（増刊号）；133-137，2005．
3）古賀聖名子，中山和彦：SSRIs の用量反応性，臨床精神薬理，9；577-586，6．
4）本橋伸高編：気分障害の薬物治療アルゴリズム．じほう，東京，2003．
5）押淵英弘，坂元薫：抗うつ薬の用量：その使い方と変え方—SNRI とその他の新規抗うつ薬—，臨床精神薬理，9；587-592，2006．
6）内山真編：睡眠障害の対応と治療ガイドライン．じほう，東京，2002．
7）内村直尚：睡眠薬．田中正敏監修．エクセルナース薬シリーズ〔脳神経編〕．メディカルトリビューン，東京，32，2001．
8）内村直尚，比江嶋啓至：睡眠薬．精神科，6；441-447，2005．

第6章

久留米大学病院における抗精神病薬使用の調査研究

前田　久雄　　石田　重信　　丸岡　隆之　　大江美佐里

キーワード：精神科急性期治療病棟，抗精神病薬，統合失調症

I．はじめに

　久留米大学病院精神神経科病棟（以下，当科病棟）は平成12年7月より急性期治療病棟として運営されており[3]，身体合併症患者の割合が約30％を占めることが大きな特性であるが，その一方で総合病院であることによるaccessibilityから，初発あるいは発症間もない統合失調症患者の初期治療を担う役割も有している。

　ところで，統合失調症治療には以前より欧米諸国では従来型の抗精神病薬から新規非定型抗精神病薬が使用されており，2003年のExpert Consensus Guideline[4]でも急性期治療の1次選択薬とされている。本邦でも新規非定型抗精神病薬（本研究ではrisperidone, olanzapine, quetiapine, perospironeとする）が導入され，統合失調症圏患者の薬物療法は大きく変化した。また，本邦では特に多剤併用・大量投与が従来行われてきたという経緯から，単剤処方を目指し，ひいては認知機能の低下が示唆される抗Parkinson病薬の併用もなるべく行わないのが望ましい，といった方向で議論が行われている。

　本研究は，こうした経緯をふまえ，当院で現在行われている薬物療法について調査し，今後の課題を明らかにすることを目的とした。

II．研究方法

1．対象及び調査方法

　平成15年1月1日〜同年12月31日までの1年間に当科病棟を退院し，国際疾病分類第10改訂版（以下ICD-10）でF2（統合失調症，統合失調症型障害および妄想性障害）と診断された49例のうち，身体合併症治療目的の患者4例を除いた45例を対象とし，後方視的に診療録から退院時処方を調査した。抗精神病薬の投与薬剤数の集計には，抗うつ効果を目

的としたと考えられる150 mg以下のsulpiride（150 mg/日1例）と，睡眠導入目的でのchlorpromazine, pheno-barbital, promethazineの配合剤投与例4例（商品名VegetaminA 1錠/日2例，VegetaminB 1錠/日2例）は投与薬剤の集計から除外した。

2．調査内容

対象患者の退院時処方のうち，抗精神病薬の処方内容，処方剤数，投与量，抗Parkinson病薬の併用の

表6-1 対象患者

n	45（男：22例，女：23例）
年齢	32.6 ± 13.2歳
罹病期間	6.8 ± 7.7年
在院日数	83.7 ± 46.8日
処方薬剤数	1.6 ± 0.9剤
CP換算量	573.7 ± 584.1 mg
抗Parkinson病薬処方	31/45例（69%）
Biperiden換算量	1.6 ± 1.5 mg
非定型抗精神病薬処方	39/45例（87%） 単剤26名（58%） 2剤10名（22%） 3剤7名（16%） 4剤2名（4%）

有無と処方量を調査した。その結果より，抗精神病薬の薬剤数別に年齢，罹病期間，入院日数，chlorpromazine換算量，抗Parkinson病薬の併用の有無とbiperiden換算量を検討した。また，単剤例においても同様に薬剤別に年齢，罹病期間，入院日数，chlorpromazine換算量，抗Parkinson病薬のbiperiden換算量について検討した。さらに，新規非定型抗精神病薬のうち処方数の多かったrisperidoneとolanzapineについては，薬剤数別の処方量と抗Parkinson病薬のbiperiden換算量についても検討した。

Ⅲ．結果

1．対象患者プロフィール

対象患者45例（男性22例，女性23例）の平均年齢は32.6±13.2歳，平均罹病期間は6.8±7.7年，平均在院日数は83.7±46.8日であった（表6-1）。

2．抗精神病薬の処方内容

表6-1に示すように，抗精神病薬の投与剤数は1.6±0.9剤，投与量はCP換算量573.7±584.1 mgで，26例（58%）が単剤投与で，2剤10例（22%），3剤7例（16%），4剤2例（4%）であった。表6-2に処方されていた抗精神病薬の内容を一覧で示した（併用があるため，数字は処方のべ数である）。最も多くの患者に使用されていた薬剤は新規非定型抗精神病薬risperidoneの23例（51%）で，次いでolanzapine 11例（24%）であった。従来型抗精神病薬は14種類が投与されており，従来型抗精神病薬を主剤としている患者は，治療困難，あるいは新規非定型抗精神病薬の無効例，新規非定型抗精神病薬への置換

表6-2　薬剤別投与人数（のべ数）

薬剤名	例数
Risperidone	23（51%）
Olanzapine	11（24%）
Quetiapine	6（13%）
Perospirone	4（9%）
Chlorpromazine	6（13%）
Bromperidol	6（13%）
Haloperidol	5（11%）
Pipamperone	4（9%）
Levomepromazine	3（7%）
Thioridazine	2（4%）
Others	10（22%）

表6-3　新規非定型抗精神病薬の単剤使用・多剤併用

```
新規非定型抗精神病薬使用        39/45 例（87%）
    新規非定型抗精神病薬単剤使用     20名（44%）
    従来型抗精神病薬のみとの併用     14名（31%）
    新規非定型抗精神病薬のみとの併用   2名（ 4%）
    新規非定型，従来型両者との併用    3名（ 7%）
＊従来型抗精神病薬のみ（全て単剤）  6/45 例（13%）
    Bromperidol    ：2例
    Chlorpromazine ：1例
    Thioridazine   ：1例
    Timiperone     ：1例
    Pipamperone    ：1例
```

表6-4　新規非定型抗精神病薬の単剤率

	単剤	併用	単剤率
RIS	13名	10名	57%
OLZ	4名	7名	36%
QTP	3名	3名	50%
PER	0名	4名	0%

RIS：risperidone, OLZ：olanzapine, QTP：quetiapine, PER：perospirone

前の退院例が多かった。対象患者のうち，新規非定型抗精神病薬を処方されていた患者は39例（87%）にのぼったが，新規非定型抗精神病薬を単剤で使用されていたものはこのうちの約半数の20例であった（表6-3）。新規非定型抗精神病薬の併用薬剤としては従来型抗精神病薬のみとの併用が14例（31%）と多く，新規非定型抗精神病薬のみとの併用は2例（4%）でいずれもrisperidoneとolanzapineの併用であった。なお，従来型抗精神病薬のみ処方されている6例はいずれも単剤で，bromperidol単剤が2例，chlorpromazine単剤，thioridazine単剤，timiperone単剤，pipamperone単剤が各々1例ずつであった。

新規非定型抗精神病薬の各薬物の単剤率をみると（表6-4），risperidone 57%，olanzapine 36%，quetiapine 50%で，perospironeは4例全てが多剤併用であった。

3．抗精神病薬の投与量

抗精神病薬の投与量は表6-1に示すようにchlorpromazine換算量で平均573.7±584.1 mgであった。各新規非定型抗精神病薬の平均投与量はrisperidone 3.5±2.4 mg, olanzapine 12.7±5.2 mg, quetiapine 441.7±168.5 mg, perospirone 12.0±5.7 mgで，いずれの薬剤の最大投与量も保険適応の用量範囲内となっているが，perospironeについては極量48 mgに対して最大投与量20 mgと少なかった（表6-5）。

表6-5　新規非定型抗精神病薬の投与量（mg）

	平均投与量	最低量	最大量
RIS（n=23）	3.5±2.4	0.5	10
OLZ（n=11）	12.7±5.2	5	20
QTP（n=6）	441.7±168.5	300	750
PER（n=4）	12.0±5.7	8	20

RIS：risperidone, OLZ：olanzapine, QTP：quetiapine, PER：perospirone

表6-6　抗Parkinson病薬併用の割合とbiperiden換算投与量

	chlorpromazine換算量	biperiden換算量
全体（45例）	573.7±584.1 mg	1.6±1.5 mg
併用なし　　14例（31％）	385.0±60.1 mg	
併用あり　　31例（69％）	658.9±121.0 mg	2.5±1.1 mg
新規非定型抗精神病薬投与（39例）	618.9±610.0 mg	1.7±1.6 mg
併用なし　　14例（36％）	385.0±225.0 mg	
併用あり　　25例（64％）	749.8±715.6 mg	2.7±1.1 mg
新規非定型抗精神病薬単剤投与（20例）	363.3±188.3 mg	1.1±1.6 mg
併用なし　　11例（55％）	342.3±235.4 mg	
併用あり　　 9例（45％）	388.9±116.7 mg	2.4±1.5 mg
定型抗精神病薬のみ投与（ 6例）	279.9±234.4 mg	2.0±0.9 mg

4．抗Parkinson病薬の併用

表6-1に示したように，抗Parkinson病薬は31例（69％）で使用され，biperiden換算で平均2.5±1.1 mgが処方されていた。錐体外路症状が少ないとされる新規非定型抗精神病薬投与39例では25例（64％）でbiperiden換算で平均2.7±1.1 mg，新規非定型抗精神病薬の単剤投与20例では9例（45％），biperiden換算で2.4±1.5 mgが処方されていた。従来型抗精神病薬のみの6例では2.0±0.9 mgであった（表6-6）。図6-1に示すように，当然のことながらbiperiden換算量とchlorpromazine換算量の間には有意な相関が認められた（Pearsonの相関係数r＝0.396，P＜0.01）。

5．抗精神病薬の薬剤数別の検討

抗精神病薬の剤数別に年齢（図6-2），罹病期間（図6-3），入院日数（図6-4）をみると，いずれも薬剤数による差はなかった。しかし，剤数と抗精神病薬のchlorpromazine換算量（図6-5）との間には有意な相関が認められた（Pearsonの相関係数r＝0.689，P＜0.01）。また，剤数とbiperiden換算量（図6-6）との間には有意な相関が認められた（Pearsonの相関係数r＝0.443，P＜0.01）。

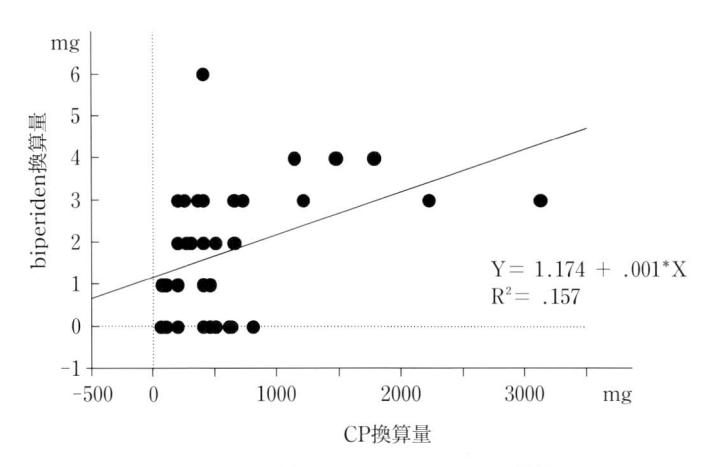

図6-1　Biperiden 換算量と chlorpromazine 換算量の関係

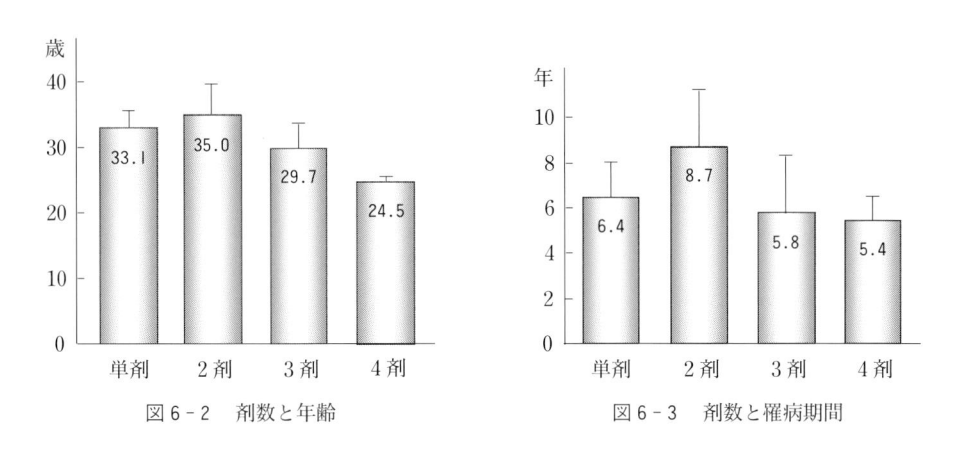

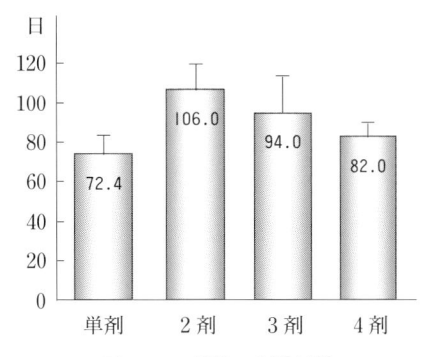

$Y = 1.174 + .001{*}X$
$R^2 = .157$

図6-2　剤数と年齢

図6-3　剤数と罹病期間

図6-4　剤数と入院日数

単剤 (n=26), 2剤 (n=10), 3剤 (n=7), 4剤 (n=2)

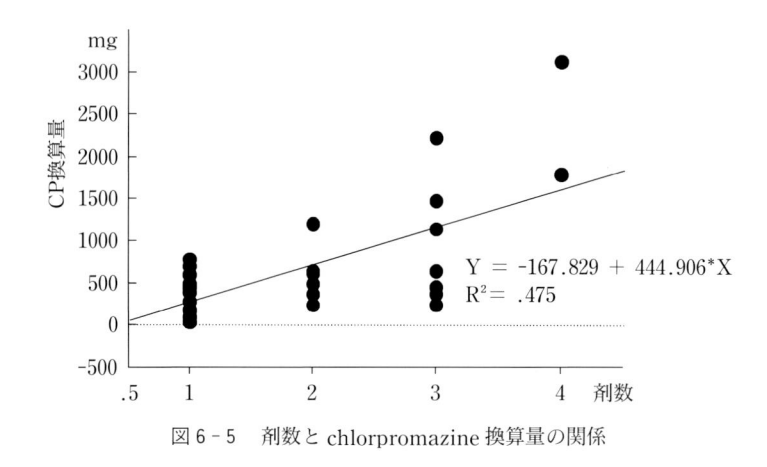

図6-5　剤数とchlorpromazine換算量の関係

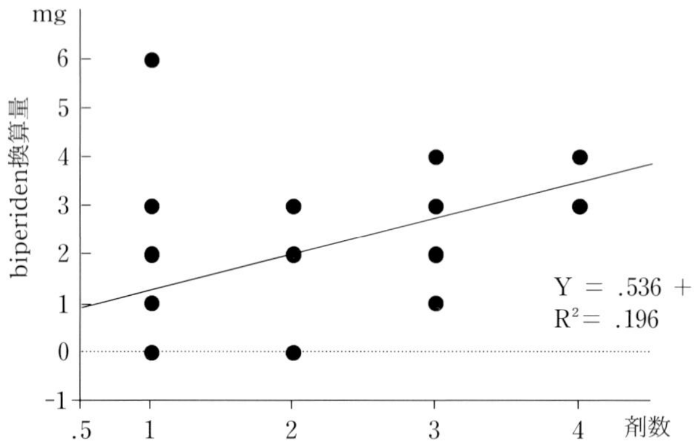

$Y = -167.829 + 444.906*X$
$R^2 = .475$

図6-6　剤数とbiperiden換算量の関係

$Y = .536 + .731*X$
$R^2 = .196$

6．単剤処方例の検討

　Risperidone, olanzapine, quetiapine, perospirone 単剤処方例および定型抗精神病薬単剤処方例群（bromperidol 2例，chlorpromazine 1例，thioridazine 1例，timiperone 1例，pipamperone 1例）の年齢，罹病期間，入院日数，chlorpromazine 換算量，抗 Parkinson 病薬の biperiden 換算量について検討した。年齢に関しては従来型抗精神病薬単剤例の平均44.0歳に比較し，新規非定型抗精神病薬の単剤例はいずれも低いものの，olanzapine 単剤の24.5歳とのみ有意な差が認められた（図6-7）。罹病期間に関しても従来型抗精神病薬単剤例の平均13.4年に比較し，新規非定型抗精神病薬の単剤例では3.9～5.8年と短いものの，risperidone とのみ有意な差が認められた（図6-8）。入院日数に関しては薬剤別に差は認められなかった（図6-9）。chlorpromazine 換算量に関しては，olanzapine, quetiapine は risperidone に比較し有意に高用量であった（図6-10）。

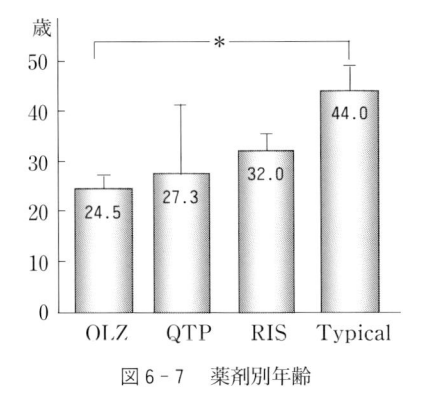

図6-7　薬剤別年齢

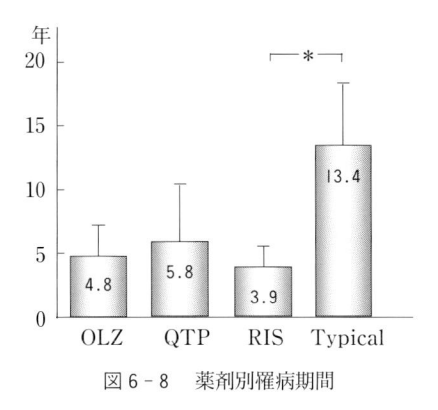

図6-8　薬剤別罹病期間

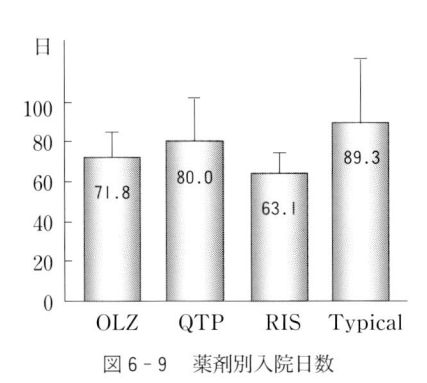

図6-9　薬剤別入院日数

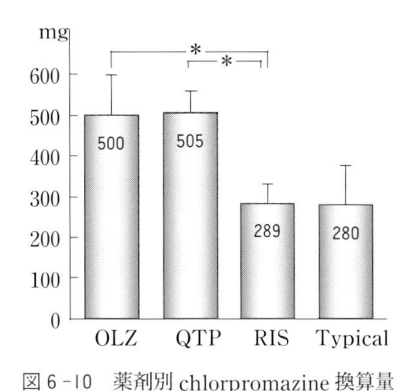

図6-10　薬剤別chlorpromazine換算量

抗Parkinson病薬の併用については，quetiapine単剤群では抗Parkinson病薬併用者はいなかった。biperiden換算量は従来型抗精神病薬単剤群が2.0 mgで最も高用量であったが，新規非定型抗精神病薬と有意な差は認められなかった（図6-11）。

7．Risperidoneとolanzapineの剤数別投与量と抗Parkinson病薬投与量

図6-12に示すように，risperidoneでは単剤の処方量平均2.9 mgに対し，3剤以上の併用では平均6.0 mgと有意に高用量が処方されていた。併用されたbiperiden換算量も剤数が増えるに従って増加していたが，有意な差は認められなかった。

一方，olanzapine投与群では投与剤数による処方量に差は認められなかったが，抗Parkinson病薬のbiperiden換算投与量は2剤群の0.5 mgに対し，3剤以上群が3.0 mgと有意に高用量が処方されていた（図6-13）。

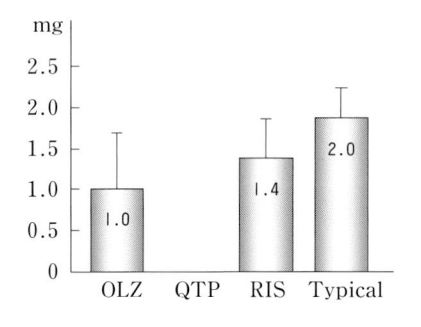

図6-11 薬剤別 biperiden 換算量
OLZ：olanzapine(n＝4), QTP：quetiapine(n＝3),
RIS：risperidone(n＝13), Typical(n＝6)
Typical 単剤の内訳
　Bromperidol：2例
　Chlorpromazine：1例
　Thioridazine：1例
　Timiperone：1例
　Pipamperone：1例
＊：$p<0.05$

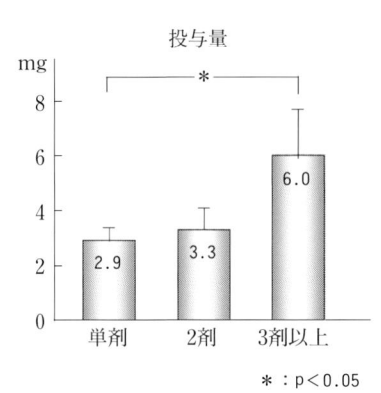

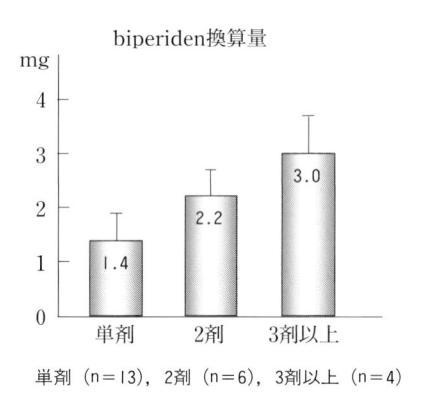

単剤 (n＝13), 2剤 (n＝6), 3剤以上 (n＝4)

図6-12 Risperidone の剤数別投与量と抗 Parkinson 病薬投与量

IV．考察

1．急性期治療と新規非定型抗精神病薬

　今回の調査では，全体を通して risperidone が第1選択薬となっていることが示された。Risperidone が最多投与薬剤となった理由として，導入が新規非定型抗精神病薬の中で早かったこと，olanzapine の高血糖問題，急性期治療において従来多用されていた haloperidol の筋肉内投与に代わる効果発現の速い risperidone 内用液投与が用いられ始めたことなどが考えられる。当科病棟でも risperidone 内用液発売後，haloperidol の筋肉内投与にかわり入院直後に risperidone 内用液を服用させる場面が増えており，単剤使用を目指す立場からも risperidone 内用液で効果を上げた患者については，引き続き risperidone 錠を処方した傾向にあるのではないかと推察された。実際，今回の2003年の調査でも入院時に risperidone 内用液が投与された9名のうち6名は退院時に risperidone 錠を処方されており，最近ではさらに増加している。

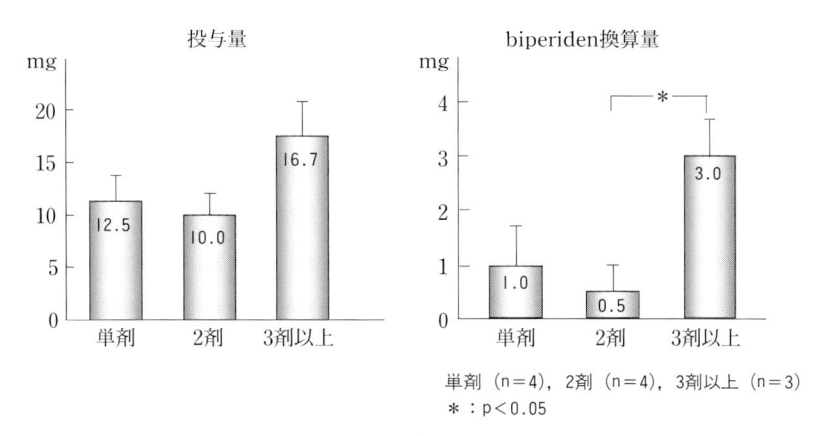

図6-13 Olanzapine の剤数別投与量と抗 Parkinson 病薬投与量

　Olanzapine は全体で2番目の処方数であったが，今回の調査では risperidone 処方群との比較では特記すべき項目は認められず，現時点では両者を使い分けている傾向はなかった。Quetiapine，perospirone については処方数が少なく一定の見解を述べるには至らないが，perospirone は単剤率の低さ，投与量の少なさから，現時点で当病棟においては急性期の第1選択として十分量を投与する薬剤としての認識はやや低いと思われた。

２．投与内容・投与量に関して
　多剤大量処方への問題提起や批判は近年多くの論文で論じられ，日本での単剤投与率は12.5％～32.4％[2]，平均投与量は chlorpromazine 換算量の1,003.8 mg[1]と比較すると，当病棟のでは単剤投与率55.1％，chlorpromazine 換算量573.7±584.1 mg で，多剤大量処方からの脱却が図れようとしている現状が示された。しかしながら，いまだ多くの患者で併用療法が行われており，この背景には，新規非定型抗精神病薬のみでは十分な治療効果が得られなかった可能性，phenothiazine 系抗精神病薬については，夜間の睡眠導入の目的で就寝前に投与しているものの影響が考えられる。なお，退院時には新規非定型抗精神病薬と従来型抗精神病薬との併用が行われていたものには，置換途中での退院となり，その後外来で単剤投与となったものも含まれているが，本研究は退院時処方に絞って行ったため，こうした置換段階の誤差を含んでいることを付け加える。
　抗精神病薬の剤数と投与量については，今回の調査では薬剤数と chlorpromazine 換算量には相関関係が認められ，単剤投与では平均344 mg/day，2剤では542 mg/day，3剤では936 mg/day，4剤では2,450 mg/day であった。このことから，chlorpromazine 換算1,000 mg 以上とされる大量投与は，当病棟では3剤以上の併用と考えられた。

3. 抗Parkinson病薬併用について

　抗Parkinson病薬が認知機能を障害し，健常者に対しても意識水準や言語性の記憶を障害すること，統合失調症患者で脳室拡大などの器質的変化を伴う例や認知障害の顕著な例では更に認知障害を増悪させると考えられること，多幸作用のために濫用される例があること，等からParkinson症状が出現したとき以外の予防投与や自動的な定期処方は避けるよう提言されている。

　今回の調査で抗Parkinson病薬を併用していたのは全体の約7割であったが，錐体外路症状の少ないとされる新規非定型抗精神病薬単剤処方例に限ってみると45％と半数以下で，抗Parkinson病薬の併用を避け単剤投与を目指して治療が行われていることがうかがえた。今後は，比較的罹病期間が長く，以前から抗Parkinson病薬が併用されている患者に対して，抗Parkinson病薬の必要性を吟味し，不要な併用を避ける努力が必要であると考えられる。

V．おわりに

　今回の処方調査の結果をふまえ，①新規非定型抗精神病薬と従来型抗精神病薬の併用を減らすこと，②抗Parkinson病薬が既に併用されている症例については必要性を再検討して不必要な併用を避けること，③各新規非定型抗精神病薬の特性を生かした使い分けが出来ているといった段階には至っておらず，今後さらに使用経験を蓄積が必要である，といった点が今後の課題としてあげられる。

　本研究は平成16年度厚生労働科学研究（精神科急性期病棟・リハビリテーション病棟等の在り方に関する研究：樋口班）による。

文献

1) 藤井千太，前田潔，新福尚隆：抗精神病薬の処方についての国際比較研究—東アジアにおける向精神薬の国際協同処方調査（REAP：Research on East Asia Psychotropic Prescription Pattern）の結果から，臨床精神医学，32；629-626，2003．
2) 稲垣中，冨田真幸：日本における新規非定型抗精神病薬と多剤大量処方，臨床精神薬理，6；391-401，2003．
3) 石田重信，恵紙英昭，田中みとみ：大学病院における精神課急性期治療病棟のインパクト，こころの臨床 a la carte，22；31-36，2003．
4) Kane, J. M., Leucht, S., Carpenter, D. and Docherty, J. P.：The expert consensus guideline series：Optimizing pharmacologic treatment of psychotic disorders, J. Clin. Psychiatry, 64（Supple 12）；1-100, 2003．

第7章

電気けいれん療法（ECT）
—その適応と安全性を高める為に—

鮫島　達夫　　土井　永史　　中村　　満
一瀬　邦弘　　前田　久雄　　加藤　進昌

キーワード：電気けいれん療法，適応と副作用，インフォームドコンセント

I．はじめに

　電気けいれん療法（electroconvulslve therapy：ECT）は，経頭蓋的電気刺激により中心脳性の全汎性発作発射を誘発し，2次性に生じる脳内過程によって脳機能をはかる精神科治療である。1938年にCerlettiとBiniらが始めた。その後，向精神薬の発見，ECT乱用への反動などから一時廃れた時代もあったが薬物抵抗性疾患の存在に対し再評価されるようになった。現在精神疾患以外にその適応範囲も広がっている。また，その即効性から精神科救急医療には不可欠であると考える。しかし，精神科救急においては，患者の重篤な精神状態のために身体疾患が見逃されやすく，ECT施行前の身体状態の十分な検索が困難となることもある。しかし，ECTの呼吸循環器系へのダイナミックな影響を考えると，その適応においては十分な全身検索が必要である。

　ECTのメカニズムは未だ解明されていないが，その広い治療領域スペクトルから，多数の神経伝達物質に強力な機能変化をもたらしているものと考えられている。

　ECTの利点が再評価されるようになったのは，ECTが適切な全身麻酔管理下に行われ，その安全性が飛躍的に向上したことも大きい。全身麻酔下のECTは単に「痙攣に対する恐怖感を軽減し骨折を防止する」という意味だけでなく，ECTに伴なう呼吸循環器系へのリスク管理という重要な意味を持つことを強調したい。

　理想的なECT像は「内科医による身体的チェック」（危険因子の評価）の後，「麻酔科医の呼吸循環管理」の下で「熟練した精神科医」により「手術室で」行われるもの，といえるかもしれない。

　この章では，安全で適切なECTのための指針を，実際にECTを施行しようとした場合の時間軸に沿って示す。

表7-1 ECTの適応疾患と症状

1：主要な診断と症状
・うつ病：病的抑うつ気分，希死念慮，罪業妄想，心気妄想
・統合失調症：急性期症状（昏迷，精神運動興奮，幻覚・妄想，不安・焦燥）
・各種身体疾患に伴う2次性の抑うつ，昏迷
2：可能性のあるその他の診断
・精神疾患：強迫障害など
・身体疾患による精神障害：気分障害や精神病性障害，せん妄，緊張病症候群，気分障害を伴う慢性疼痛症候群
・身体疾患：パーキンソン病，悪性症候群，難治性発作性疾患

表7-2 ECTの適応（一次的使用）

向精神薬の使用が試みられる前にECTが用いられる状況

1．精神身体医学的に重篤で，迅速かつ確実な改善が必要な場合
2．他の治療の危険性がECTの危険性を凌駕する場合
3．薬物反応が不良か，ECTの反応が良好であった1回以上の既往ある場合
4．患者からの希望

Ⅱ．そのECTは適応ですか？

　これは，受け持ち患者にECTを行おうと考えた場合にまず自問しなければならない点である。

　ECTの適用となる主な精神神経疾患は，大うつ病，双極性障害，統合失調症である。最近その有用性が報告されている疾患として，強迫性障害，身体疾患による精神病性障害，パーキンソン病，悪性症候群，せん妄，一部の慢性疼痛などが挙げられる（表7-1）。

　ECTが第1治療選択肢となる状況－薬物療法の前にECTを適応とされる状況－には4つの場合がある（表7-2）。第1は，**緊急性**のある場合，すなわち迅速かつ確実な改善が求められる時である。例えば，うつ病で差し迫った希死念慮，自殺企図や緊張病[3]である。第2は，**薬物耐性が低い**場合，すなわちECTの方が薬物療法より安全と考えられる時である。例えば悪性症候群の既往のある患者での向精神薬の場合である[6]。第3は，**薬物抵抗性**，すなわち薬物により十分な治療効果が得られず，かつECTが有効であることが病歴から明らかな場合である。第4は，**患者からの希望**がある場合である。

　ECTが第2治療選択肢となる状況を表7-3に示す。これは，薬物治療後にECTを考慮される場合である。第1は，薬物選択，投与量，投与期間での検討によって十分な効果が得られない場合である[11]。第2は，薬物療法での副作用がECTを施行した場合より同等ある

表7-3　ECTの適応（2次的使用）

薬物治療の後にECTを考慮すべき状況

1．治療抵抗性の場合
2．忍容性と副作用の点からECTが薬物療法より優れていると考えられる場合
3．精神・身体医学的に悪化が見られ，迅速かつ確実な改善が必要な場合

表7-4　ECTの危険性を高める身体的状態（Beyerら）

・最近起きた心筋梗塞，不安定狭心症，非代償性うっ血性心不全重度の弁膜症のような重度心不全
・血圧上昇により破裂する可能性のある動脈瘤，血管奇形
・脳腫瘍，その他脳占拠性病変による頭蓋内圧亢進状態
・最近起きた脳硬塞
・重度の慢性閉塞性肺疾患，喘息，重度肺炎
・ASA 4,5の評価とされる状態（ASA：米国麻酔学会）
　ASA 4：手術の有無に関わらず，生命の重症の危険のある重症の全身性障害
　ASA 5：生存の可能性はほとんどないが，最終手段として手術を受け入れた瀕死の患者

いは上回る場合である[7]。第3は，精神的，身体的による場合である。拒薬による精神症状の悪化や拒食による脱水，栄養状態の悪化により医学的危険な状態である。

ここで，注意すべきことは，精神疾患患者は，精神症状の下に身体疾患が隠されていることが稀ならずあることである。特に精神科救急の事例では，医師の側も精神症状のみに囚われ，身体疾患を見落としやすい状況が生じるので，厳重な注意が必要である。

「ECTが適応」と判断された場合，次の点を自問しなければならない。

Ⅲ．そのECTは安全ですか？

1．ECTにおける有害事象と危険因子，その対策

ECTの絶対的禁忌はないとされている。相対的禁忌として，ECTの危険性を高める身体的な状態を表7-4に示す[2]。

ECTの死亡率として，治療1回当たり0.002％，患者1人当たり0.002％（全身麻酔とほぼ同じ）と言われている[2]。ECT特有の副作用を理解し，管理可能でなければならない。

1）心血管系合併症

ECT下では，ECTで心臓に生理的負担がかかる。けいれん発作当初は，交感神経刺激によりカテコラミン濃度が上昇し，血圧の上昇，頻脈，不整脈，頭蓋内圧上昇が起こる。適宜降圧剤や抗不整脈剤を使用する。発作終了後には，副交感神経優位となり，しばしば徐脈，心臓の無収縮が起こる為，ECT直前に硫酸アトロピンを0.25～0.5 mg静注することが推

奨される[4]。

2）脳神経系

脳も ECT で生理的負担を受ける。脳酸素消費量は約2倍，脳血流も数倍，頭蓋内圧も上昇する。よって頭蓋内圧亢進患者は絶対禁忌とされている。脳動脈瘤や脳梗塞の既往のある患者では，MRI, MRA での術前検査や術中の血圧管理が必要となる[12]。

3）遷延性発作

稀だが，ECT 後3分以上の発作の遷延がみられ，時にてんかん性の重積に発展することもある。投与電気量を減らす，けいれん誘発薬剤（テオフィリン，カフェイン）の使用の有無，てんかんや突発性脳波の確認を行う。通常3分を超えたら，抗けいれん作用のある，バルビツレート（100〜150 mg）やジアゼパム（5〜10 mg）やミダゾラム（1〜2 mg）を用いる。これらが，うまくいかなければ，通常のけいれん重積発作に準じた対応をする。

4）遷延性無呼吸

発作後の無呼吸は主にサクシニルコリンの代謝の遅い患者で稀に起こる。通常30〜60分で自然回復するので，サクシニルコリンの減量や非脱分極性筋弛緩薬を用いる。

我々は，無気肺を経験したこともあり，単に筋弛緩の遷延のみばかりでなく呼吸器合併症への注意も必要である[9]。

5）躁転

抗うつ薬投与中のうつ患者や双極性障害では躁転することがある。躁転か多幸感を伴うせん妄かを見極め，躁転ならば中止することもある。

6）発作後せん妄

ECT 中にせん妄を認めることがある。高齢者や脳梗塞など脳器質性疾患を合併した症例では，その頻度が高い。これは，失見当識異常，精神運動性興奮や命令に対する反応の低下で特徴づけられる。転倒や静脈ルート抜去などがある為，早急に薬物での対応を行うべきである。

7）健忘

前向性と逆行性からなり，程度と持続時間はさまざまである。せん妄同様，高齢者，脳器質性疾患患者に多い。ECT の中断や施行間隔を延ばす，パルス波の使用など行う。

せん妄や健忘はしばしば経験し，その早期対応とともに心理的サポートも必要であり，看護師とも打ち合わせておくことも大切である。

これらの有害事象を表7-5にまとめた。その他，頭痛，吐気などある。これらの，有害事象への対策と予防を表7-6に示す。

2．術前検査（表7-7）

患者の合併疾患の検索と ECT の負荷による悪化の危険性を減らす為，十分な術前検査が

必要である。まず，頭蓋内病変の除外する為，脳CTは必須である。さらに，血液検査，心電図，胸部X線を行う。また，心疾患既往患者には心エコー，また，脳動脈瘤や脳梗塞など脳内疾患のある患者には，MRIやMRアンギオを施行しその評価をすべきである。脳波で，てんかん性異常を調べておくことも大切である。我々も脳波によりてんかん波の存在を確認せずECTを施行し，痙攣重積となった症例を経験したことがある。

現在，身体合併症や高齢者でのECT適応も増加している現在では，身体科との連携を密にし，その評価を十分すべきである。その上で，重症度によって麻酔科に相談し最終的な判断を委ねることとなる。

表7-5　ECTに伴う有害事象

1．通電直後に出現し短時間で消失するもの
　　a：中心脳性発作性発射によるもの
　　　　全身性強直性代発作→胃内圧上昇，眼圧上昇
　　b：交換神経系緊張によるもの
　　　　血圧上昇，頻脈，不整脈，頭蓋内圧上昇
2．覚醒後出現して数時間内に消失するもの
　　頭痛，悪心，筋肉痛，見当識障害
3．ECT反復により顕著になるが数週間で消失するもの
　　健忘

表7-6　ECTの副作用・対策

副作用の種類	対策
発作後せん妄	ミダゾラム，ジアゼパム静注
健忘	パルス波の使用
	両側性から劣位半球片側性に変更
	施行回数を1～2回／週に変更
頭痛	非ステロイド鎮痛薬
筋肉痛	非脱分極性筋弛緩薬使用
	非ステロイド鎮痛薬
高血圧	ニカルジピン他使用
遷延性けいれん	ジアゼパム静注
遷延性無呼吸	サクシニルコリン減量
	非脱分極性筋弛緩薬使用

さて，「ECTが適応」であり，「ECTの安全性」が確保されたとして，以下の点を自問しなければならない。

Ⅳ．あなたはそのECTに慣れていますか？

ECTの文献に通じているだけとか，精神科医師としての経歴が長いとか，精神保健指定医であるというだけでは，ECTを施行する資格はない。実際に，類似の症例に対するECT経験のある治療者の指導のもとに，ECTの経験を積むことが必要である。

表7-7　術前検査

1．検査項目
　　血液一般，生化学，感染症（詳細は麻酔申込書参照）
　　EKG（EKG異常・心疾患合併時・高齢者心エコー施行）
　　胸部・腹部XP

2．脳CT
　　頭蓋内病変の有無

3．脳MRI，脳MRA

表7-8　継続する薬物と中止する薬物

継続投薬
　降圧薬，抗狭心症薬，抗不整脈薬，制吐剤，気管支拡張薬，緑内障治療薬，副腎ステロイド
ECTコース中の中止
　抗てんかん薬（感情安定作用目的），リチウム，MAO阻害薬
当日朝のみ中止
　抗てんかん薬（抗けいれん作用目的），レセルピン，テオフィリン，リドカイン，血糖降下薬，利尿薬，向精神薬

1．ECTの実際

1）ECT前日まで

　ECTの施行に当たっては，施行すべきかどうかをECT経験が豊かな，熟練した精神科医の見立て方が必要である。ECTの経験の少ない医師では，効果の予測が不可能であるばかりか，合併症が起こった場合の対応も遅くなる。

　術前には，併用薬の有無とその内容，歯牙欠損の可能性もあるので歯（動揺歯・義歯）と口腔内の観察も大切である。ECT中に痙攣に影響を与えるような抗痙攣薬は中止，ベンゾジアゼピンは短時間作用型薬物を使用すべきである。リチウムも心停止やせん妄の誘引となることもありECT前36～48時間前中止し，コース終了後24～36時間後再開する。表7-8に使用を中止すべき薬物，表7-9にECTと相互作用のある薬物を示す。

2．ECT前日および当日の手順（表7-10）

1）ECTまで

　麻酔科の術前回診による判断となるが，術前最低6時間以上の禁食，3時間の禁飲水とする。ただし，降圧剤，亜硝酸薬など必要な薬を当日朝少量の水で服用可としている。興奮や不穏のみられる症例は，フルニトラゼパムなどで鎮静を行う。この時バイタルサインを確認は必要である。

　手術室入室後，心電図，酸素飽和度のプローブ，血圧計など各種モニターを装着する。

表7-9 ECTと相互作用がある薬物

薬物	相互作用
炭酸リチウム	せん妄，発作遷延化
MAO阻害薬	心血管系への影響
ベンゾジアゼピン系薬物	発作時間短縮，効果減弱
抗てんかん薬	発作時間短縮，効果減弱
レセルピン	重度の低血圧
テオフィリン	発作遷延化，発作重積
リドカイン	抗けいれん作用
血糖降下薬	低血糖
利尿薬	失禁

Kellner CHら（1997）による

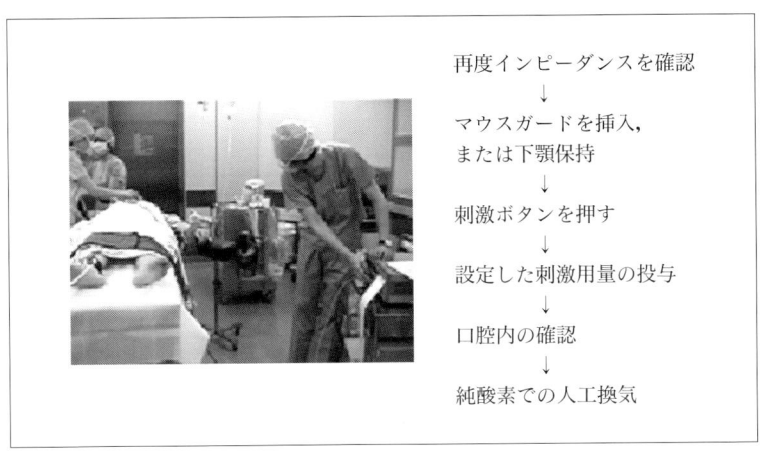

図7-1 刺激

ECT後の副交感神経反射に伴う口腔内の分泌物の抑制，徐脈，不整脈の防止から硫酸アトロピン（0.25～0.5 mg）を静注は，心無収縮や徐脈の予防の為，推奨される。さらに，ターニケットを四肢末梢に装着し，入眠後，駆血すると，筋弛緩の影響が及ばない部位で痙攣を確認できる。マスクによる十分な酸素化後，チオペンタール（2～3 mg/kg）またはプロポフォール（1.0～1.2 mg/kg）にて入眠させ，サクシニルコリンによる線維束攣縮予防のためベクロニウム（0.05～0.08 mg/kg）静注し，マスクによる換気を開始し，サクシニルコリン（1.0～1.5 mg）を静注する。

この時，精神科医師は，刺激電極，心電図，脳波，筋電図を装着する。静的インピーダンスを測定し2,000Ω以下に設定する。静的インピーダンスを下げるため通電部位はあらかじめ生理食塩水やクレイジングクリームで十分拭き取るなど工夫が大切である。

2）刺激（図7-1）

筋弛緩が完全に得られると，口腔内損傷を避けるため，術者あるいは介護者により下顎を

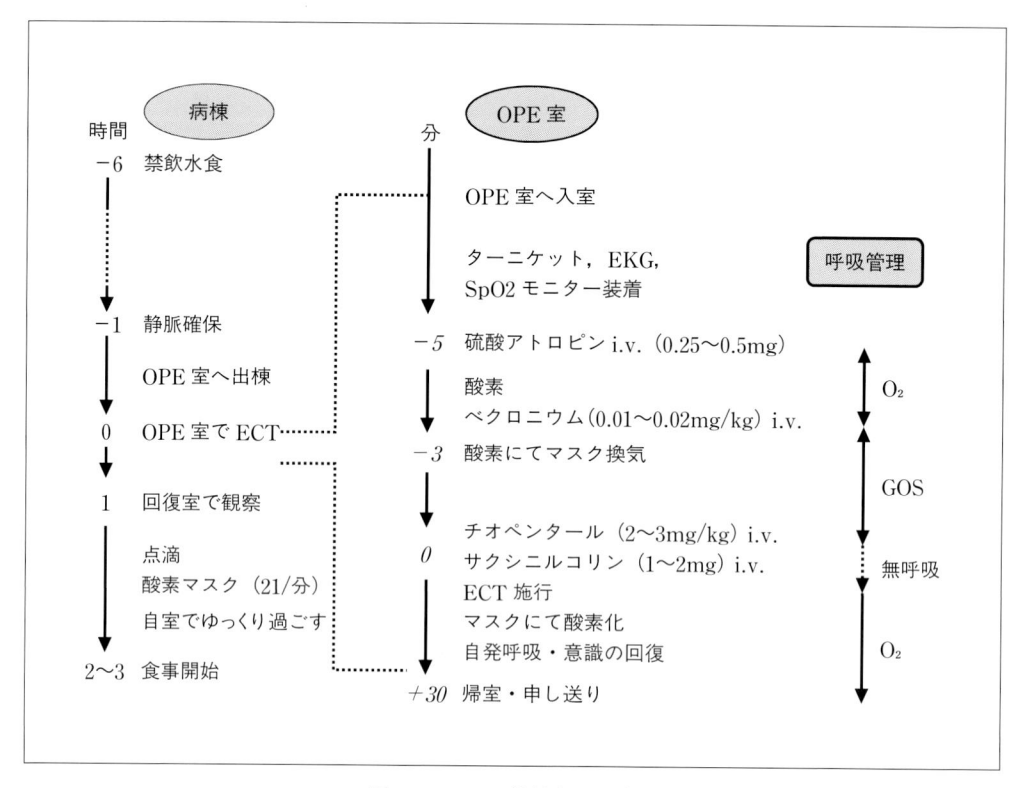

図7-2 ECT施行当日の手順

持ち上げるか，バイトブロックを挿入してから通電する。サイン波治療器では前額部に電極を当て110〜120 Vを5〜10秒間通電し，血流を遮断した四肢で強直間代発作（general-tonlc-clonic-seizure：GTC）の出現とEEGにてspike and waveを確認する。発作時間としては，運動成分20秒以上，脳波上25秒以上とされている。発作が不発または不適切な場合，再度高用量で行うこともある。この際，GTCの持続時間，治療回数，刺激条件，副作用などの記録を保存することも必要である。ECT後，口腔内分泌が増加するので吸引装置は準備も必須である。マスクによる換気が，自発呼吸および意識の回復がみられるまで行う。

　3）ECT終了後

麻酔科により帰室が許可されたら，マスクにより1〜3ℓ酸素投与下に帰室し，2時間後より飲水投与を開始とする。

　4）治療回数，維持・継続ECT

治療回数は，重症度に応じ，週に2〜3回，総数は6〜12回である。治療目標は完全な回復か改善がプラトーに達し最後の2回で変化が認められない時としている。

また，ECT1クール終了後，週1回を4回その後数カ月，月1回施行する，維持・継続

ECTがある。これは，①ECTが著効した，②薬物療法のみでは維持出来ない，③薬物療法が安全に行えない，④患者の同意が満たされた症例に行っている。

5) 発作不発の時

けいれん発作が十分得られない場合として，①けいれんを起こしにくくする薬剤の使用（ベンゾジアゼピン系，抗けいれん薬など）の確認，②麻酔薬の過量投与，③静的インピーダンスが高いなどがある。これらに対する是正を行い施行する。

さて，ECT施行に際し自問すべき大切な事項がもう1つ残っている。

V．患者や家族に説明し，同意を得ましたか？[1,9,12]

インフォームドコンセントは，あらかじめ作成した文書により，口答にて患者および家族に説明，同意を得ることが必要である。説明内容は，①ECTの適応，②現在の症状に対する有用性，③ECTの手順，④副作用（歯牙欠損，高血圧，頻脈，もうろう状態，頭痛，死亡事故，麻酔に伴う合併症），⑤患者の危険を高める状態，⑥ECT施行中の同意撤回の自由である。治療開始時には病状により患者は，同意能力も無い場合も多い。その時は，保護者の同意のもと施行するが，治療過程で本人の同意が得られるようになったら，説明を行う。

VI．最後に

ECTは，かつては無麻酔で行われていた。現在でも，市中病院では無麻酔での施行もある。このようなECTは，上に述べてきた安全管理という点からみると心細い限りであり，早急に改善すべき状況である。

ECTのわが国での施行は，地域差があり歴史的に東高西低である[5]。また，医師間での経験の違いも精神科，麻酔科共に差がある。この地域差は今後埋められてゆくであろう。その際，注意すべき点として次のことを指摘して本原稿の締めくくりとしたい。

「ECTの安全性は，形式的に全身麻酔をかけたということだけでは，保証されない。ECTは，個々の症例における適応用件と危険因子を十分に吟味し，他の治療選択肢との使い分けを含めた総合的な観点から適応の検討がなされ，慎重に施行されなければならない。」

文献

1) Abrams, R.：Electroconvulsive Therapy, 4th ed. Oxford University Press, New York, 2002.

2) Beyer, J.L., Weiner, R.D., Glenn, M.D.：Electro convulsive therapy. aprogrammed Text, 2nd ed.Washington DC,American Psychatric press, 1998.
3) Bush, G., Fink, M., Petrides, G.,et al.：Catatonia,II：treatment with lorazepam and electroconvulsive therapy. Acta Psychiatr Scand, 93；137-143, 1996.
4) 亀井俊郎，長谷浩吉，吉岡斉ほか：電気けいれん療法の安全な麻酔管理．日本臨床麻酔学会第22回大会，2002．
5) 中島一憲ほか：「電気けいれん療法（ECT）を廻る諸問題」についてのアンケート調査．精神経誌，95；537-554, 1993．
6) Nisijima, K., Ishiguro, T.：Electroconvulsive therapy for the treatment of neuroleptic malignant symdrome with psychotic symptoms：a report of five cases. J ECT, 15；158-166, 1999.
7) Prudic. J., Haskett, R.F., Mulsant, B., et al.：Resistance to antidepressant medications and short-term clinical response to ECT：Am J Psychiatry, 153；985-992, 1996.
8) Salanave, B., Bouvier-Colle, M.H., Varnoux, N., et al.：Classification differences and maternal mortality：a European study. MOMS Group. Mother's mortality and severe morbidity. Int J Epidemiol, 28；64-69, 1999.
9) 鮫島達夫，土井永史，加藤進昌ほか：電気けいれん療法の全身麻酔後に無機肺を来した緊張型統合失調症症例（in press）
10) 佐々木青磁：電気けいれん療法の実態について―全国自治体病院協議会アンケート調査から―．全自病雑誌，41；1236-1239, 2002．
11) Thase, M.E., Rush, A.J.：Treatment-resistant depression,in Psychophamacology：The Forth Generation of progress.Edited by Bloom, F., Kupfer, D.New York, Raven, pp 1081-1098, 1995.
12) Viguera, A., Rordorf, G., Schouten, R., et al.：Intracranial haemodynamics during attenuated responses to electroconvulsive therapy in the presence of intracerebal aneurysm. JNeurol Neurosurg Psychiatry, 64；802-805, 1998.

推薦図書

1) Abrams, R.：Electroconvulsive Therapy. 4th ed. New York, Oxford University Press, 2002.（一瀬邦弘，中村　満訳．電気けいれん療法．東京．へるす出版，東京，2005）
2) American Psychiatric Association. A Task Force of the American Psychiatric Association；The Practice of Electroconvulsive Therapy：Recommendations for Treatment, Training, and Privileging, 2nd edition：Washington DC, 2001, American Psychiatric Press, Washington DC.（訳本　米国精神医学会タスクフォースレポート ECT実践ガイド，医学書院，東京，2005）
3) Beyer, J.L., Weiner, R.D., Glenn, M.D.：Electroconvulsive Therapy. A programmed Text 2nd. Ed. American Psychiatric Press, Washington DC, 1998.
4) Kellner, C.H., Pritchett, J.T., Beale, M.D., Coffey, C.E.：Handbook of ECT. Amer-

ican Psychiatric Press, Inc., Washington DC, 1997.
5) 本橋伸高：ECT マニュアル．科学的精神医学をめざして．東京，医学書院，2000．
6) Royal College of Psychiatrists：The ECT handbook；The Second Report of the Royal College of Psychiatrists' Special Committee on ECT. London, Royal College of Psychiatrists, 1995.

第8章

治療導入期における入院集団精神療法
—急性期治療病棟での試み—

丸岡　隆之　　山内今日子　　前田　正治　　大江美佐里　　恵紙　英昭
田中みとみ　　後藤　直樹　　小鳥居　望　　前田　久雄

キーワード：入院治療，集団精神療法，カルチュア・ショック，急性期治療病棟，治療共同体

I. はじめに

　久留米大学病院精神科病棟（以下，当科病棟）では，平成12年7月の急性期治療病棟認可後，平成13年6月より各種集団療法を導入している。

　さて，西園[13]は，精神病を発病するということがあまりに衝撃的である故に生じる疾病否認から患者を回復させ，埋もれていた健康な部分を回復させてゆくことを「癒すこと」という概念で語り，そのための精神療法の必要性を強調している。また，坂口[15]は，精神障害者は病気であることと同時に「病気になったこと」による苦しみを持つとし，社会復帰の過程は病気と障害の受容のプロセスにほかならないと述べている。

　初回入院者が60％を超える当科において考慮したいことの1つは，統合失調症のように，今後長きにわたり精神科医療にかかわらねばならないであろう患者にとっての，治療の導入部を担っているということである。そして，この治療のとば口において，患者に衝撃を与えてしまうことも少なくなく，そのような心的外傷を緩和させ，疾病や障害の受容を如何にして図るかの工夫が，急性期病棟では常に求められるのである。

　本論文では，急性期治療病棟の3カ月の入院期間という現実的な枠組みを可能な限り遵守し，かつ治療上有効に機能することを目指して導入された当科入院集団療法について紹介する。そして，症例（プライバシーを考慮し内容を損なわない程度に修正している）を用いながら，カルチュア・ショックのモデルを応用し，患者の入院治療への導入と疾病受容の過程について考察を加える。

II. 当科入院集団療法

　図8-1，表8-1は，現在当科病棟で行われている集団療法である。それぞれの情報は，

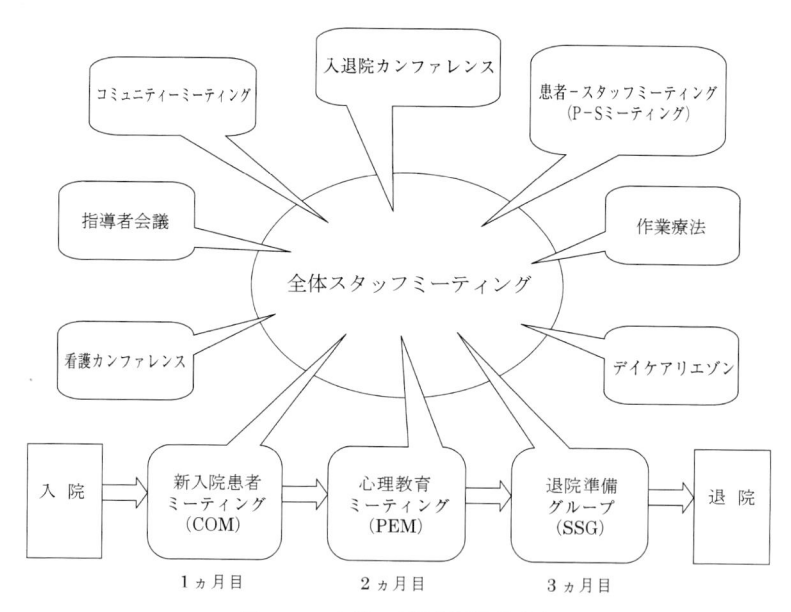

図 8-1　当科の入院集団精神療法

表 8-1　当科の入院集団精神療法週間スケジュール

	午前	午後
月	作業療法	退院準備グループ（SSG） 新入院患者ミーティング（COM）
火	退院カンファレンス／全体スタッフミーティング	心理教育ミーティング（PEM） 作業療法
水	作業療法	心理教育ミーティング（PEM） 作業療法
木	作業療法	作業療法
金	入院カンファレンス／指導者会議	コミュニティーミーティング／作業療法 デイケアリエゾン

病棟スタッフ全員が参加し毎週行われる全体スタッフミーティングによって報告され，連続性を維持されている．新入院患者ミーティング[11]（Newcommers Meeting：以下，COM）は，入院4週間以内の患者が対象となる．病棟オリエンテーションを目的とするものの，そこでは精神科病院への入院に伴う様々な心情を伴ったやりとりが繰り広げられる．心理教育ミーティング（Psychoeducational Meeting：以下，PEM）は，精神病圏とうつ病圏を対象に，入院2カ月目から8回のシリーズで行われる，疾患に対する情報とその対処

法を学ぶグループワークである。退院準備グループ（Self Support Group：以下SSG）は，入院3カ月目から週1回，計4回行われる。SSTをモデルとし，退院の準備として，再燃の前兆と自己対処法を探索する場である。COM（1カ月目）→ PEM（2カ月目）→ SSG（3カ月目）と，クリニカルパス的に運用しているが，その目論みの1つは，急性期治療病棟の「3カ月の入院」という現実的な条件をできる限り治療上有効にクリアしようとする苦肉の策ともいえる（実際には相当柔軟に行われているが）。デイケアリエゾンは，デイケアスタッフが毎週病棟を訪問し，デイケアとの不連続性に対処する。患者―スタッフミーティングは，病棟内での患者の行動化（性的行為や暴力，盗難等）に対処するために適宜行われる患者同席のスタッフミーティングである。入退院カンファレンスは，主治医からの報告であり，医師，ソーシャルワーカー，作業療法士，臨床心理士を交え，週2回行われている。コミュニティミーティングは，入院患者全員を対象に毎週行われるが，棟内での問題（性的行為，暴力，盗難等）が発生した時に臨時に開催されることもある。指導者会議では，病棟医長，副病棟医長，各主治医指導医，看護師長，ソーシャルワーカーの間で，3カ月を逸脱する患者の状況や今後の指針を話しあう。看護カンファレンスは看護を中心に毎朝，事例検討と看護計画を目的として行われている。

Ⅲ．カルチュア・ショック概念の概観

　カルチュア・ショックは，Beals, R.L.らによって1957年にはじめて使用され，文化人類学者のOberg, Kによって普及した言葉である[9]。Oberg[14]によれば，カルチュア・ショックとは，新しい文化環境に対する個人の心理学的反応であるとされている。Oberg[4,14]は，その心理学的反応の過程を4期に分けたモデルを提起した。即ち，第1期は「孵化期」と呼ばれ，異文化に魅了される時期である。第2期「移行期」では，異文化への嫌悪と故国への望郷にかられるが，第3期「学習期」になると異文化を学習し，取り入れようとしだし，第4期「受容期」になると，異文化の習慣や言語を理解し受け入れるようになるというものである。しかしながら，その後，Adler, P.S.[2]の5つの位相のモデルをはじめとする多くの理論やモデルがそれぞれの研究者によって提示され，未だ明確に統一された定義はなされていない。ちなみに我が国においては，カルチュア・ショックを含んだ概念として，1971年に国際関係論の研究者である衛藤[1,5]によって，社会現象としての「文化摩擦（culture conflict）」概念が提起された。このようないくつかのカルチュア・ショック論は，おおまかには，異文化を経験したときの衝撃という現象を記述したものと，更にその後の異文化へ適応するまでの心的過程を記述したものの2つがある。

　また，これまでに提唱されたカルチュア・ショックの理論やモデルは，そのほとんどが文化人類学あるいはコミュニケーション学の範疇で論じられることが多いが，そのような中

で，高橋[16]は，異文化体験によってもたらされる精神力動について精神分析的に言及している。高橋によれば，カルチュア・ショックとは，生後4〜12カ月の移行対象を無くした乳児の反応と本質的に同じであり，人を口唇期特有の愛情剝奪の経験，つまり妄想分裂態勢から現実を被害的に体験させ，再認の期待を裏切られることによって，被害的な妄想を生じるに至るという。

更に，Hafsi, M[8]は，「新しい文化への適応過程は，新しいライフサイクルを始めることと同様である。その過程は誕生で始まり，また短縮された形で発達的な諸段階を経る」(Kim, 1976) という理解のもと，対象関係理論を応用しながら異文化への適応過程の精神力動的な理解を試みている。アウトサイダー・シンドロム（Outsider's Syndrome：以下，OSモデル）と命名されたこのモデルでは，異文化に遭遇した初期に生じる「妄想分裂段階（妄想分裂態勢）」を，「取り込みのフェーズ」と「拒絶的フェーズ」に，次の「抑うつ段階（抑うつ態勢）」を「前抑うつ的フェーズ」と「抑うつ的フェーズ」に分類し，それぞれはObergのモデルの諸段階に対応されている。

さて，日常の中でも，例えば嫁ぎ先で妻の感じる家風に対してや，転校生徒の方言へのとまどいなど，学校や職場や家庭なども独自のミニ・カルチュア[12]を持っており，つまり，カルチュア・ショックは，ごく身近にも生じて体験されているものである。

そこで，精神科病院への入院について，以上と同じような概念で語ることは可能であろうか。Cummingら[3]は，初めて体験する精神科入院における不安・混乱と異国への移民者のそれとの類似性を示唆し，治療共同体的入院環境の整備の重要性について指摘している。精神科病院への入院に際して，なかなか拭えない社会的偏見や，収容の歴史の未だ残る少なからぬ病院の入院環境を考慮すれば，病院内と外とでは文化の差は歴然としていると言わざるをえない。また，我々の経験した臨床場面でも，カルチュア・ショックの概念でとらえうる精神力動を観察している。

Ⅳ．当科入院治療の1例

A子：33歳，主婦，配偶者間暴力被害者（domestic violence：以下DV）。
診断：外傷性ストレス障害（軽躁状態）。

1．入院に至る経過

会社経営者の父と専業主婦の母の下，2人姉妹の第2子として出生した。父は飲酒しては母に暴力をふるっていたが，A子が中学生の時に会社の倒産を機に行方不明となった。大学卒業後に，就職先で知り合った酒や暴力とは一見無縁な男性に交際を申し込まれ，23歳の時に妊娠したことを契機に結婚した。A子は，結婚前には特段の精神医学的問題は認められ

なかったが，元々性交渉に嫌悪感を持っており，拒絶的にされた夫はまもなく豹変し，A子に殴る蹴るの暴力をふるいだした。まもなくA子は別居し，離婚調停を進め，無事離婚は成立したが，相変わらず夫からの暴力場面を頻回に想起する，あるいは夜になると小さな音でも驚愕するといった覚醒亢進症状などの外傷性ストレス障害（posttraumatic stress disorder：以下，PTSD）による症状が強く残存した。そのため31歳時に当科受診し，治療を開始した。しかし上述したPTSD症状に加え，同居していた母親との頻回の衝突や，育児によるイライラ感と虐待，多弁・多動などの軽躁状態が強く出現したため33歳時に入院となった。

2．入院経過

入院早々に「今までは一睡もできなかったが入院してすぐに眠れるようになった。病院ってすごいですね」と大袈裟に主治医を褒めそやした。しかしながら入院数日後，病棟内での盗難事件を機に態度を豹変させた。盗難を課題に開かれた臨時のコミュニティーミーティングの中でA子は，「警察を呼べ」「事件をもみ消すな」とスタッフを非難した。A子に煽動された形で他患も動き，警官の来棟を要請することとなったが，A子は指紋をとらないのは職務怠慢だなどと警察官をも罵倒し，学生時代に起こった盗難事件を自分が先頭に立って解決したことを誇示した。

そのような病棟の状況の中でCOMが開催された。当初A子は，統合失調症のN男が，病棟内で若い女性他患の足に触れたことにも激怒し，「被害者」である女性他患を自分のそばに守るようにして座らせた。スタッフから自分のことでもないのに何故そこまで怒るのかという投げかけに，「スタッフを信用できないから私が守るしかない」と言い，N男を「でぶで臭くて別れた夫に似ている」と罵倒した。また，「自分をうつにさせる」と，処方薬を拒否しだした。

スタッフの間では，性的被害女性も入院している病棟の中での，N男の脱抑制的な態度への治療的対応の遅さを指摘する者と，A子の余りに攻撃的な態度を嫌悪する者が現れ，スタッフ集団は一時分裂しかけたものの，全体スタッフミーティングで病棟スタッフ全員に伝達され，周囲を分裂させてしまうA子の病理について話し合われた。

A子の態度を当初は頼もしく思っていた他の患者たちも，あまりに攻撃的なA子の姿を目撃するにつれ距離をとりだし，A子は孤立しはじめた。最後（4週間目）のCOMでは，A子の「このミーティングは意味がない」との発言に，かつてA子がN男から守っていたつもりになっていた女性他患までもが「私は意味があると思う」と反駁しだした。

A子の問題行動に対して，主治医を中心とした患者―スタッフミーティングが開催された。その中でA子は，いつもは可愛いくてたまらない子供に，周囲から羽交い絞めにされるまで虐待を止めなかったことを告白し，「他人を攻撃していること自体が調子の悪いサイン」

ではないかと考えを巡らせた。その後抑うつ状態へ移行したが，「躁のときはすごく気持ち良かったけど戻っちゃだめだと思う」という発言を認めた。

　PEMを導入後，講義された症状が自分によく当てはまることに驚き，COMでの発言を姉に相談した所，反省できている所がよくなってきた証拠と励まされた。その後，PEMで薬の重要性を学習したことを機に，拒否的であった服薬を遵守する決心を語り，退院直前のOTでのカラオケでは，N男の熱唱の後，拍手をする姿を見受けられた。そして，母と姉にも心理教育が行われた後，今後の子育ての援助を取り付けた上，退院となった。

Ⅴ．考察：当科の治療構造に対するカルチュア・ショック概念の応用

　症例A子を1例として，Obergのカルチュア・ショックモデルに則して，当科入院治療経過での精神力動的な考察を試みたい。

1．孵化期

　新しい生活環境に魅了される時期である。精神科入院患者においても同様の心情にもとづく言動を観察することがある。例えばA子は，入院早々に一時的に症状を改善させ，入院環境を理想的で万能的な場所であるかのようにみなした。他の例では，C子（20歳，摂食障害）は，入院直後に過食や男性依存が一時的に収まった。そして，COMの中で「いじめが原因で病気になった。入院して友達ができたからすっかり治ってしまった」と語った。以上のような入院治療に対する万能的な期待は，しかしながらそれが大きい程，ほどなくやって来る移行期の反転された敵意や失望感を惹起するものである。そのために当科では，入院早期に導入されるCOMをはじめとする集団療法にてそれを支持や指摘，或いは観察し，初期の治療的関わりを吟味してゆくのである。

　この時期の現象を，OSモデルに従って精神力動的に語るならば，異文化（入院環境）に自己の「良い」部分を投影させ（投影同一化），理想化し，迫害不安に対して万能的に否認しようとする。そして，自己の「悪い」部分は自文化（入院前の状態）に投影させ，喪失の不安に対する躁的防衛を試みるものである。

2．移行期

　この時期には，自分のとる言動が適切かどうかわからない状況となり，周囲との間に隔たりを感じ，無力感，欲求不満，怒りなどの心理状態を生じる。カルチュア・ショックを「自分とは異なる文化と接触したときに経験する違和感をともなった精神的衝撃」[12]という現象としてとらえた場合は，主にこの段階を指し示すのであろう。

　入院初期の多くの患者は，些細なスタッフの失策行為，つまり，閉鎖病棟の鍵を開けるタ

イミングが遅れた，洗濯機の周囲がぬれている，氷枕をなかなか持ってこない等々をあげつらう。或いはまるで自分が治療者そのものになったかのように，自分より弱そうな他患の世話をひきうけようとする。OSモデルに従えば，この時期は異文化（入院環境）への拒絶や敵意を表出し，異文化の「良さ」を破壊し，自らが「良さ」の源泉になろうとする一方で，「良さ」の源泉となった自己（入院前の状態）を美化する結果，時に誇大的な傾向を帯びるようになるのである。

　A子の場合は，盗難事件を機に態度を反転させ，入院治療を価値のないものとみなし，その象徴であろう処方薬を拒否しだした。更に，「全く役に立たない」治療者に代わり，他患を守ろうとすることによって，弱い自己を誇大的に否認していった。また，前述したC子は間もなく，「自分の気持ちの全てをわかってくれない」とスタッフをこきおろし，早々の退院を要求するようになっていった。他の例では，D男（46歳，統合失調症）はCOMの中で「精神病院はきちがいを入院させる所だ。僕には全く意味がない」と語り，他患を凍りつかせ，沈黙を通し続けるという拒絶により自らの攻撃性を表出した。以上のようにこの時期の言動は，各集団療法の中で，攻撃や拒絶的態度，或いは参加をしないという方法で表出され，その心理や病理は全体スタッフミーティングで病棟スタッフ全員によって討論される。

　さて以上の段階は，Hafsiによれば，よい条件の下で次の段階へ乗り越えることが可能となるという。しかしながら「よい条件」とは何かについての言及はなされていない。

　ところで，入院環境の中で「よい条件」とはどのようなものであろうか。Bion[6,7]によれば，集団は心的機能上の原始的レベルに退行する傾向があり，個人に精神病的不安を惹起させる。入院集団もその例外ではなく，患者はその中で原始的防衛機制を活発化させ，個々人のライフパターンとあいまって周囲に影響を与えてゆく。入院治療とは，そこに現れた患者の対人関係や行動パターンを周囲が把握し受け止めることによって問題の克服や自我の統合に向かうことを助けてゆく可能性をもつ[10]が，こうした体験を提供するためには，病棟がある程度，課題集団として機能している必要があり，この点において，当科病棟での構造化された治療プログラムは意味を持つ。

　A子の場合，男性患者の逸脱した行動は，暴力をふるう夫や子供時代の家庭環境を彷彿とさせ，まるで自分自身やその家庭を守るかのように，若い女性患者やひいては病棟そのものをも守ろうとした。A子の境界例的心性に基づく内的な分裂にさらされたスタッフもまた，一時対立し，分裂しかかったが，全体スタッフミーティングによって病棟全体で理解を共有することができた。そしてその統一された理解の下に，患者―スタッフミーティングが開催された。その中でA子は子供への自らの虐待経験を告白し，その心情を支えられることによって，自らの反復された問題行動に目をやることが可能となったのである。

3．学習期

　この時期には，異文化の基本的な側面を学習することによって，心理的バランスを取り戻す時期である。また，OSモデルから語ると，異文化を，時には「良い」時には「悪い」という同一の「全体対象」として認識できるようになる時期である。更に，異文化を破壊した結果，それに捨てられるのではないかという不安の質が抑うつ的性格を帯びたものになる。この不安への防衛として「模擬の償い（mock reparation）」が用いられ，異文化に対しての依存性と両価性は否認される。更には，自文化と異文化との往来が観察され，アイデンティティを混乱させながら，自文化の喪失（mourning）を嘆くことが可能となる。

　入院集団療法の中では，PEMで知識を習得することによってこの時期の不安を乗り越えようとする者を観察できる。つまり，PEMとは疾病を学習することにより日常の対処技術を習得するものであるが，この時期に参加する患者のいくらかは「参加し学習することでスタッフと仲良くなれる（破壊された関係を修復できる）のではないか」という，PEMの本来の課題とは関係のない「償い的モチベーション」を見え隠れさせる。

4．受容期

　この時期に入ると，著しい不安を感じずに異文化を受けいれ，環境との接触をある程度楽しめるようになる。また，OSモデルによれば，自分の攻撃性によって「愛しかつ全面的に依存している」異文化を破壊したのではないかという，両価性に基づく抑うつ感情として体験される。更には，異文化を再創造し「償いたい」願望が惹起され，それが成就されることによって，異文化へ真に適応し，統合されてゆくのである。

　この時期の入院患者に対して病棟スタッフは，治療関係が整ってきたと直感する。患者は病棟スタッフの些細な失策行為に対して，憎しみや怒りに打ちひしがれることなく，それに耐えることができる。入院内或いは外の環境に欲求不満を感じても，「良い」対象として保持できるようになる。更に特徴的な言動は，「かつての自分のようである」新しく入院してきた他患に対する共感と支援（償い）である。COMでは，新入院患者がスタッフを攻撃するさまに共感しつつ助言を与え，病棟オリエンテーションを施す場面が認められる。PEMでは疾病を自らの課題とする視点を持て，SSGではやがて到来する退院という「喪」に耐えながら，症状悪化のサインとその対処を探索できるようになる。

　患者—スタッフミーティング後のA子の姿は，あるいはまだ学習期であったのかもしれないが，構造化された治療環境の中で，一旦はN男との和解に至り，PEMでの学習によって拒絶していた服薬の遵守を決心するなど，自らの障害と向き合い，治療をひき受けることを約束して退院していった。その後も服薬を遵守し，外来通院を安定して継続している。

Ⅵ．本論の限界

　さて，前述したようなカルチュア・ショック論を緩用して本例について考察する際に，たとえば以下のような疑問が生ずるであろう。まず，カルチュア・ショック概念は，そもそも異文化への接触から生じる，同一性葛藤を引き起こす現象を示している。したがって従来のカルチュア・ショック論では，異文化接触の長さがしばしば問題となるところであるが，原則3カ月間の入院体験という「異文化接触」期間によっても，本当にそのようなレベルの葛藤が引き起こされるのであろうか。またA子の治療初期においては，PTSDに併存して躁状態が出現しており，入院環境に対する「ショック」のみならず，症状のために入院治療の混乱がもたらされた可能性もあるだろう。当然のことながら薬物療法等の治療の直接的影響によって症状が改善し，後の学習期や受容期がもたらされた側面も否めない。しかしながら，A子がDVという深刻な心的外傷を負い，周囲の環境に対して過剰に反応しやすかったことを考えれば，あるいは退院した後，「私は入院していなければ破滅していた」などと入院治療を非常に肯定的に振り返っていることを考えれば，本例における様々な入院治療の試みは有効であったと考えるべきであろう。

Ⅶ．おわりに

　精神科病院への入院について，Obergのモデルを基本に，1例を提示して考察した。もちろん全てが以上の段階をスムースに進んでいくわけではない。多くは個人の内的素質や外的要因に影響を受け，各段階を前後しながら治療を進行させてゆく。

　通常，精神科病院への入院は，発病と共にそれ自体が著しい喪失的経験を伴うものである。当科の構造化された治療プログラムは，患者が自らの障害を受容する過程に注目し，入院治療の中でその理解とサポートを試みようとする。

　つまり理解とは，入院という自らの（社会的な或いは家庭的，心的な）「死」を否認し恐怖していた患者が，やがてはその現実を受け入れてゆく過程を理解するということである。そしてサポートとは，精神科病院への入院とは決して「死」などという「終末」ではないということを保証しつづけてゆくことである。つまり，A子はたしかに「精神科入院患者」ではあったものの，まぎれもなく「家庭の主婦」であり「子供らの母」であり「ひとりの女性」でもあった。当科での構造化された治療プログラムは，それらの準拠を奪わない配慮によって「精神障害者」という新たなアイデンティティについて折り合わざるをえない患者に添い，さらには治療関係を築く一助を担えることを目指そうとするのである。

文献

1) 阿部裕, 宮本忠雄：精神医学的見地からみた文化摩擦. 臨床精神医学, 16 (10)；1375-1382, 1987.
2) Adler, P. S.：The Transitional experience：An alternative view of culture shock. Journal of Humanistic Psychology, 15 (4)；13-23, 1975.
3) Cumming, J & Cumming, E.：Ego & Milieu. Atheron Press, New York, 1970.
4) 江畑敬介：移住のインパクトと病態変遷. 臨床精神医学, 22 (2)；167-172, 1993.
5) 衛藤瀋吉：序論 文化摩擦とは？ 日本をめぐる文化摩擦. 弘文堂, 東京, 1-45, 1980.
6) Ganzarain, R.：Object Relations Group Psychotherapy. International Universities Press Inc., New York, 1989. (高橋哲郎監訳：対象関係集団精神療法. 岩崎学術出版社, 東京, 1996.)
7) Grinberg, L., Sor, D., Bianchedi, E.T.：Introduction to the Work of Bion, Jason Aronson, New York, 1977. (高橋哲郎訳, ビオン入門, 岩崎学術出版社, 東京, 1982.)
8) Hafsi, M：アウトサイダー・シンドロム (Outsiders Syndrome) ―カルチャーショックの体験の理解への対象関係モデル―. 精神分析研究, 37 (1)；61-75, 1995.
9) 星野命：概説カルチュア・ショック. 星野命編, カルチャー・ショック. 現代のエスプリ, 161；5-30, 至文堂, 東京, 1980.
10) 岩橋徹也, 服部陽児：精神分析療法 入院場面への応用. 臨床精神医学, 20 (7)；851-857, 1991.
11) 丸岡隆之, 深井玲華, 菊地義人ほか：野添病院における新入院患者ミーティングの意義―2症例を中心に―. 日本集団精神療法学会誌, 15；177-183, 1999.
12) 長島信弘：カルチュア・ショック. 星野命編, カルチャー・ショック. 現代のエスプリ, 161；41-48, 至文堂, 東京, 1980.
13) 西園昌久：精神障害リハビリテーションにおける包括的視点. 蜂矢英彦, 岡上和雄監修：精神障害リハビリテーション学. 金剛出版, 東京, pp 64-69, 2000.
14) Oberg K：Cultural Shock：Adjustment to New Cultural Environments. Practical Anthropology, 7；177-182, 1960.
15) 坂口信貴：チーム医療と治療構造の相互作用について. 集団精神療法, 5 (2)；113-120, 1989.
16) 高橋哲郎：改訂 子どもの心と精神病理 力動精神医学の臨床. 岩崎学術出版, 東京, pp 176-188, 2003.

第 9 章

精神科急性期医療における心理教育

富田　克　前田　正治

キーワード：精神科急性期治療病棟，心理教育，統合失調症，気分障害

I．はじめに：急性期治療と心理教育

　精神疾患のほとんどは慢性疾患であるが，初発は言うまでもなく再燃，再発であっても急性期治療の成否は患者やその家族の，場合によっては人生のあり方そのものに大きな影響を与えると言っても過言ではない。とくに精神障害者の社会的入院が問題となっている昨今，いわゆる new long stay の予防・回避は，ノーマライゼーションの観点からも，あるいは医療経済的観点からも急を要する課題であり，より質の高い急性期医療へのニーズはますます高まってきていると言える。
　さて，統合失調症や躁鬱病など，いわゆる内因性精神障害の再燃，再発にかかわる最大の危険因子が治療，服薬の中断であることが指摘されて久しい。たとえば新たな非定型抗精神病薬の開発戦略もまた，そうした maintenance therapy の成功を主眼に置いているし，精神医療ユーザーである患者1人ひとりにいかに薬を服用してもらうか，そしていかに服薬を継続してもらうかは臨床の現場においても大きなテーマの1つである。また，そのような長期医療の継続を適切に促していくためにも，急性期治療の成功は非常に重要である。よく言われるように，「リハビリテーションの第一歩は，入院したその日から」というわけである。
　そうした統合失調症を患った当事者に対するリハビリテーションを考えていくと，Pennら[10]が指摘しているように，その中核をなし，成功の鍵を握るものは心理教育である。すなわち，多くの患者が治療，服薬の中断に至る最大の理由は，患者や家族の疾病や治療に関する不適切な理解にあると考えられる。さらに，インフォームドコンセントや患者のアドボカシーという視点からも心理教育が果たす役割は大きい。
　そうした文脈から，本稿では急性期病棟治療における心理教育の意義について，久留米大学医学部精神神経科（以下，当科）での試みをもとに述べてみたい。

II. 統合失調症患者に対する心理教育的アプローチ

　心理教育は統合失調症患者家族における感情表出（Expressed Emotion：以下，EE）の研究に端を発している。EEの高い家族と同居し，接する時間が長いほど統合失調症患者に再燃，再発が生じやすいという研究結果は高い再現性を有しており，統合失調症にかかわる心理社会的要因としてほぼ確立したものと考えてよい。患者家族のEEの高さは家族の病理性の現れではなく，家族への情報不足，援助不足からもたらされる不安や混乱が原因であり，心理教育は，まさにこの問題に対する対処として端を発した。

　心理教育という言葉はAndersonら[1]が紹介したもので，当初は心理教育的家族療法として臨床に導入され，患者個人，患者集団へと発展した。統合失調症の心理教育に関する研究とそれぞれの技法やその効果に関しては三野[9]による詳細な総説がありそちらを御参照いただきたい。

　心理教育を行う場合，患者本人を対象とするか，家族のみを対象とするか，または患者を含む家族単位を対象とするかという対象選択と個別に行うのか集団（または複合家族）で行うのかと言う形式の点で様々な方法が試みられている。そのため，心理教育の概念，定義は錯綜している。

　Goldman[3]は心理教育を「治療とリハビリテーションの目標達成に役立つような特定領域における，精神障害を有した人への教育，あるいは訓練である」と定義している。筆者らはこの定義における当事者や家族を養護する態度の欠如を指摘し，①客観的事実を重視しその事実を分かち合う姿勢，②自律性を尊重し権利や主体性を養護する姿勢，③何らかの行動の変化を求める姿勢，などの治療者側の姿勢が心理教育においては重要な要素であると考えている。これらを仮に「心理教育的姿勢」としておく。

　上記の姿勢が基本となる脆弱性—ストレス説に基づく「統合失調症は脳の病気である＝身体疾患モデル」を通した情報伝達の中で展開されることが心理教育であるが，個々の技法は地域や病院，対照群の実情に合わせて吟味されて実施される必要があるだろう。

　ただし「客観的事実を分かち合う」という点において，統合失調症に対する薬物療法の効果，特に再燃，再発の予防における抗精神病薬の効果に関する情報の伝達は不可欠である。この情報伝達が服薬の遵守に結びつくためには，統合失調症そのものや薬物に関する様々な誤解，偏見を解くためのさらなる情報伝達が必要となる。

　21世紀を迎えた今日においても統合失調症はなお，誤解，偏見が特に大きい疾患であり，また抗精神病薬は概して副作用の比較的多い薬剤である。これらの事実と長期にわたって向かい合っていく事の困難さはおして知るべきものであり，共感と援助なくしては成り立たないことは自明であろう。それを支えるのが心理教育的姿勢である。

Fuller Torry はその著書[2]の中で EE 研究を批判したうえで，患者家族に必要なことは EE の低下のための特別な働きかけではなく，苦境を切り抜ける方法を学ぶための教育と薬の服用を確実にするための努力であると述べている。

実際，当初は家族の高い EE という不適切な行動の修正を目的としていた心理教育は，家族の対処技能を高めるというエンパワーメントを重要な目的におくようになってきている。

Ⅲ．気分障害患者に対する心理教育的アプローチ

感情障害に対する心理教育の出発地点にもまた EE に関する研究がある。多くの研究は家族の高い EE が再発や病相遷延化に関係していることを肯定している。統合失調症者と同様にこの点の改善を求めて，まずは相極性障害患者の家族に対する心理教育が始まり，その後患者本人も対象に取り入れた様々な心理教育的アプローチが試みられてきた。

Mikowitz ら[8]の報告によれば薬物療法と危機管理のみの群に対して心理教育を患者，家族ともに行った群の非再発率は心理教育群の方が有意に高く，特にうつ状態の再発に差が大きかったとされる。単極性うつ病に関してまだ実証に乏しいものの，統合失調症と同様に感情障害に関しても心理教育の重要性は高まっていると言える。

さて，横山ら[13]はうつ病の精神療法について Schulte の言葉を引用しながら，うつ病の症状の「了解しやすさ」が治療にもたらす困難さについて論じている。統合失調症症状の「了解しにくさ」と対照的にうつ病の症状が程度や質の差はあれ比較的の追体験可能であるということが，当事者，家族ともに「気の持ちよう」「なまけ者，性格が弱い」等として疾病理解のゆがみを生みやすい。統合失調症の心理教育同様に前述の心理教育的姿勢を強調する一方で，感情障害の場合にはこの「了解しやすさから来る困難」に対する充分な配慮が必要であろう。横山らによる「うつ病の精神療法の実際」はまさに認知療法的要素を充分に取り入れた個人心理教育に近いものであると筆者らは考える。

また，うつ状態は他の障害との comorbidity が高く，心理教育の対象となるうつ状態，気分変調症等の患者にはパニック障害，外傷後ストレス障害，境界性人格障害，アルコール依存症等様々な障害が多数併存している。集団で行われる心理教育の場合，これらの併存が時に自助性を妨げる場合もあるため集団の形成時点で十分な配慮が必要であろう。

感情障害の心理教育に関する研究とそれぞれの技法，またその効果に関しては上原[12]による詳細な総説がある。心理教育が双極性障害の再発予防や症状軽減に効果があることを示唆すると共に，双極性障害患者の家族に対する family focused therapy（FFT）の実際についても具体的に紹介されており，そちらも参照されたい。

Ⅳ. 急性期病棟における心理教育

　当科病棟は総合病院内にある60床の閉鎖病棟であるが，平成12年7月より大学病院としては本邦ではじめて急性期治療病棟の認可を受けている。本学における急性期病棟の試みの詳細については，当教室の石田[4]により報告されているのでここでは触れない。以下では，主として急性期治療病棟における心理教育の適応とその問題点について述べたてみたい。

　心理教育には方法論はもとより，その期間についても報告間にかなりの開きがある。統合失調症であれ感情病であれ，代表的なプログラムではおおむね6カ月から9カ月の期間を費やして心理教育を実施している。また，McFahraneによる心理教育[6]を代表格として，少なからぬ統合失調症家族向けの心理教育は患者自宅で行われているなど，在宅で実施することを原則としている。最近の米国の短期入院傾向を考えると，入院中に教育的アプローチを実施することは非常に困難である。ただし本邦では米国と異なり，急性期病棟とはいっても一応3カ月間の時間的猶予はある。したがってこの3カ月間にできる心理教育とは何かを常に念頭に置きつつ，入院治療を行う必要がある。以下に，これら技法上の工夫や課題をふまえて本学における心理教育プログラムの実際を紹介する。

1．当院における心理教育の実際

　当科病棟には，急性期病棟以外に慢性期の患者を治療できる療養型病床がないため，いかに円滑に3カ月で入院治療を終結させることができるか，様々な工夫を行ってきた。その1つが，「新入院患者グループ」「心理教育ミーティング」「退院準備ミーティング」という3つのグループの運営である。この3つは，それぞれ「治療導入と入院治療の受容」「疾病理解と治療の主体性の育成」「再燃，再発の予防に関連した問題解決のための対処能力の習得」のためのグループワークとして位置づけられており，それぞれが1カ月単位のセッションとして3カ月の入院治療プログラムの中に組み入れられている。

　心理教育ミーティングは，患者本人に対する入院2カ月目から行うグループワークに位置づけられており，統合失調症圏内の患者を対象としたものと，気分障害患者を対象としたものとを平行して行っている。各々のミーティングは，急性期を過ぎたばかりの疲労の強い患者が対象になることが多いため，1セッションを60分以内とし，退室は自由としている。統合失調症，気分障害ともに，週1または2回，4週間，合計7セッションで終了するが，伝える情報は先に述べた疾病理解と服薬への理解，再発の予防に関する最低限の内容に限定し，テキストには当科において独自に作成したものを用いている。

　本来，集団で行われるワークショップ形式の心理教育の現場では治療者側が情報を伝える「講義」の部分と，参加者間で意見を述べ合うなど共同作業を通じて自助性を育む「対話」

表9-1　久留米大学病院精神神経科急性期治療病棟の心理教育プログラム

		統合失調症グループ	感情病グループ
第一週	（火）	講義：精神病の症状と精神病の疫学について	講義：うつ病の症状と精神病の疫学について
第二週	（火）	講義：病因論-ストレス脆弱性仮説について	講義：病因論-ストレス脆弱性仮説について
	（水）	復習とディスカッション	復習とディスカッション
第三週	（火）	講義：ドパミン仮説と薬の効く仕組みについて	講義：モノアミン仮説と薬の効く仕組みについて
	（水）	復習とディスカッション	復習とディスカッション
第四週	（火）	講義：薬の副作用、再発の予防について	講義：躁病相と再発の予防について
	（水）	講義：利用できる社会資源について-最終ディスカッション	講義：利用できる社会資源について-最終ディスカッション

　の部分が渾然一体として進められていくのが望ましい。それがグループワークを一方的な情報提供にとどまらない"心理"教育として成立させる要とも言え、心理教育における関係性や自助性を保証しているものと言える。実際に当科の心理教育ミーティングでも、病棟指導にあたる医師または精神保健福祉士が行う講義をまず行い、その翌日に看護スタッフ、研修医が中心となって前日の講義の内容についての復習とそれぞれの意見を述べあうディスカッション・ミーティングを行うという形態を取っている（表9-1）。

　講義はオープン形式をとっているため、参加者は固定しておらず十分に理解できなかった講義に何度でも出席が可能となっている。この形式は集団の中で意見を述べることを求められることに抵抗があるが疾病に関する知識を得ることには一定の興味を示しているという一群の患者は講義だけでも参加できるという柔軟性を有しており、急性期病棟の多様なニーズに少しでも則したものになるよう工夫されている。

　実際に講義には退院後にも自主的に参加を希望する患者もおり、期間限定詰め込み型のデメリットを少しでも回避する方向に働いていると考えている。

2．心理教育の諸要素のどれを優先するか

　心理教育には様々な要素が含まれている。
　Goldman[3]が述べたように、心理教育の定義自体非常に曖昧なものであり、疾病や治療の理解に始まって、症状対処技能の獲得、自助性やエンパワーメントの促進という風にいわばリハビリテーションの相当の部分を網羅する考えもある。しかしながらもちろん3カ月間の

期間では，これらすべてに焦点を当てることは不可能である。したがって，急性期病棟ではより限定化した，あるいは焦点化した心理教育の取り組みが重要となる。では何を優先させ，何をどのように伝えるのかが非常に肝要になる。

そのように考えると，たとえば統合失調症に対する認知療法のように，患者の認知様式の変化を目指すやり方であるとか，あるいは対処技能の獲得といったSST（Social Skills Training）的な技法は，急性期病棟治療の中で有効性を見出すことは困難であろう。図9-1は心理教育の目指すものとその展開を模式的に表したものであるが，急性期の現場では心理教育の入り口と言える「情報の共有化」になによりも焦点を定めるべきであろう。では何に関する情報が重要かをリハビリテーションの第一歩としての急性期治療という文脈で考えると，最低限必要な教育目標はやはり自分自身がかかえる疾病とその治療内容ということになる。

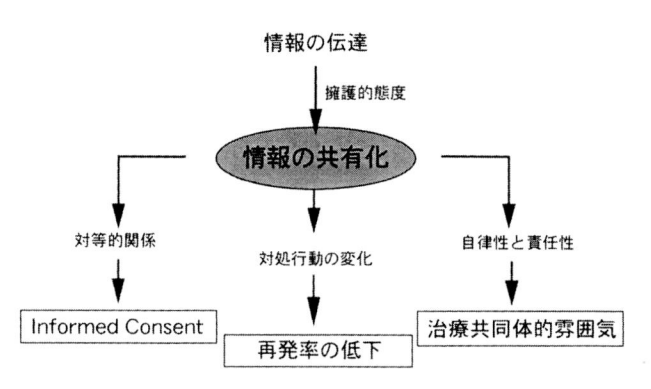

図9-1 心理教育の目標とその展開

もっとも，急性期治療の現場において優先されるのは何よりもまず患者—治療者間の信頼関係であることに異論のあるものは少ないであろう。それを踏まえた上で筆者らが選択したのはミーティングの演者，サポートに普段病棟で患者に直に接しているスタッフがあたり医療との関係性を維持しやすいように配慮されているワークショップ形式の心理教育ミーティングである。ほとんどのミーティングには研修医である各主治医にも聴講者として参加してもらっている。

ここで繰り返し強調されるのは脆弱性ストレスモデルを用いた，身体疾患になぞらえての正しい疾病，症候理解であり，それに続いて薬の作用やその効果，特に再燃，再発の予防効果が繰り返し伝えられる。この2点は長期に渡る治療の基礎となるものであり，情報の共有化の観点から筆者らはこの2点への焦点化が最も重要であると考えている。

3．期間に関する問題

さて，次にこの期間の設定された急性期治療の中でどの時期に心理教育を始め，どのくらいの期間継続させることが妥当であるかという問題がある。エキスパートコンセンサスガイドライン[5]によれば，統合失調症患者の初発，再発エピソードに関する心理社会学的介入として「患者と家族に対する教育」は重症，軽症をかぎらず第1選択の介入として推奨されている。この「教育」が心理教育の各手法をさすことは言うまでもなく，教育はエピソード消

失後の早期という比較的早い段階から患者や家族に対して行いうる心理的侵襲の少ない介入であると言える。当科の病棟においては「約1時間のミーティング中，継続して座っていることができる。」ということを1つの目安としている。急性期治療においては，いかに早くこの段階に到達できるかが key point となろう。当病棟ではその期間を1ヵ月と考えミーティングの運営を行っているわけである。

では，限定された短い期間の中での心理教育ははたして治療上期待できる効果を生みだすことができるのであろうか。これには連理[11]による先駆的な研究がある。この研究では入院中の急性期を過ぎて早期の統合失調症患者に対し週1回，合計5回の集団での心理教育を実施し，心理教育後の疾病に関する知識の有意な上昇を報告している。これは，心理教育の大きな1つの目的である客観的事実の提供とその理解に関しては，必ずしも長期間の介入を必要としないことを示しており，急性期治療の枠組みの中での心理教育の可能性を支持するものである。

では，この短期の介入は，心理教育の目標の1つである疾病の再燃，再発の予防に寄与しうるのであろうか。Merinder ら[7]は合計8回の患者，家族双方に対する短期的心理教育の効果を Randomized controlled trial で1年間の前方視的研究によって明らかにしている。これによれば介入後の患者，家族双方の知識度の有意な上昇を認め，この傾向は1年後まで持続していた。再発までの期間は介入群が長い傾向があり，また，1年後の BPRS（Brief Psychiatric Rating Scale）のスコアは介入群が低下している傾向にあった。しかしながら治療へのコンプライアンス，病識，心理社会機能，家族の EE スコアに介入群，非介入群に差はなかったとしている。

対照群の選定，施行の技法など条件が異なれば結果もまた異なる可能性があるが短期間の心理教育であっても経過に対し有益に寄与しうると言うことができるだろう。再発予防効果に関してはまだ確立したとは言えず今後の課題である。

V．おわりに

これまでに述べた他にも，家族へのアプローチや外来診療への継続的なアプローチなど当病棟の心理教育が抱える課題は数多存在し，今後も検討が重ねられなければならない。

急性期医療は今後長期にわたって続く病とのつきあい，薬とのつきあいにおける出会いの場である。それは決して好ましい出会いではない。ましてや相手が「何ものであるのか」「自分にとってどのようなものとなるのか」を正しく知ることがなければよいつきあいは期待される術もなかろう。

そのためにも急性期医療における心理教育は極めて重要である。正しい情報を心理教育的姿勢をつらぬきながら伝えていくのであれば，心理教育の対象は家族や患者本人などと限定

する必要はなく，また個人であれ集団であれ一定の効果はあげうるものと考える。

その効果は患者—家族—治療者が共同で困難な疾病に向かい合っていくという同盟を形作り，最も重要な服薬の遵守にかならずや貢献するはずである。

文献

1) Anderson, C.M., Reiss D.J. and Hogarty, G.E.：Schizophrenia and the Family. The Guilford Press, New York.（鈴木浩二ほか訳：分裂病と家族　上・下．金剛出版，東京，1988-1989．）
2) Fuller Torry, E：Surviving Schizophrenia；A Manual for Families, Consumers and Providers, Third Edition.（南光進一郎ほか訳：分裂病がわかる本．日本評論社，東京，1997．）
3) Goldman, C.R.：Towerd a definition of psychoeducation. Hosp. Community Psychiatry, 39；666-668, 1988.
4) 石田重信，田中みとみ，丸岡隆之ほか：大学病院における急性期病棟をめぐる諸問題．臨床精神医学，30；1183-1190, 2001．
5) McEvoy, J.P., Scheifler, P.L. and Frances, A.：The Expert Consensus Guideline Series；Treatment of Schizophrenia.（大野裕訳：エキスパートコンセンサスガイドラインシリーズ　精神分裂病の治療1999．ライフ・サイエンス，東京，2000．）
6) McFarlane, W.：Family Therapy in Schizophrenia. The Guilford Press, New York, 1983.
7) Merinder, L. B., Viuff, A. G., Laugesen, H. D. et al.：Patient and relative education in community psychiatry：a randomized controlled trial regarding its effectiveness. Social Psychiatry and Psychiatric Epidemiology, 34；287-294, 1999.
8) Mikowitz, D.J., Goldstein, M.J.：Bipoler Disorder；A Family-Focused Treatment Approach. The Guilford Press, New York, 1997.
9) 三野善央：精神分裂病と心理教育．臨床精神医学，30；459-465, 2001．
10) Penn, D.L., Mueseer, K.T.：Research update on the psychosocial treatment of schizophrenia. Am. J. Psychiatry, 153；607-617, 1996.
11) 連理貴司：精神分裂病者に対する心理教育ミーティングの効果．精神医学，30；1031-1039, 1995．
12) 上原徹：感情障害と心理教育．臨床精神医学，30；467-476, 2001．
13) 横山知行，飯田眞：うつ病の精神療法．精神科治療学，13；87-92, 1998．

第 10 章

注意サインへの気づきを目的とした短期再発予防プログラムの実施

大江美佐里　前田　正治　境　理恵　赤司　英博
田中みとみ　丸岡　隆之　恵紙　英昭　前田　久雄

キーワード：再発の早期注意サイン，対処行動，集団精神療法，再発予防，気づき

I．はじめに

精神疾患の再発防止を目的とした心理教育プログラムは，統合失調症を対象としたLiberman ら[5]の自立生活技能プログラム（Social and Independent Living Skills：SILS）における症状自己管理モジュール，Amenson ら[1]の再発予防プログラムなど，いくつかが既に紹介され，その効果は本邦でも池淵ら[6]，松下ら[10]によって明らかとされている。また，対象疾患も統合失調症のみでなく，気分障害[11]等への広がりを見せている。これらのプログラムは心理教育プログラムとして認識されていると同時に，認知行動療法としても既に認識されている[10]。

さて，このような海外での再発予防プログラムにおいては，early warning signs of relapse と呼ばれる概念が重視される。直訳すると「再発の早期注意（警告）サイン」となり，再発直前の予兆となりうる徴候，あるいは早期に出現する症状のことを指している。本稿ではearly warning signs of relapse を「注意サイン」としたが，これは「注意を喚起する」という患者自身の再発という異変への気づき（self-awareness）とむすびつけやすい意味を含んでおり，患者自身が比較的容易に意味を理解しやすいためである。注意サインは再発の前駆症状（prodromal symptoms）だけでなく再発の初期症状を含めることから，厳密な症状概念というより再発予防のための便宜的なキーワードとして用いている。Zubinら[16]のストレス脆弱性モデルに基づき，注意サインを察知して薬物を増量，或いは認知行動療法的な介入を行うことで再発を予防できることが近年示されてきている[3]。実際に，注意サインは精神病症状の再燃を50〜79％の感度，75〜81％の特異度で予測するとされる[8]。

久留米大学病院精神神経科病棟（以下，当病棟）は平成12年7月より急性期治療病棟として運営されている全60床の全閉鎖・男女混合病棟である。療養病棟や授産施設・援護寮など社会復帰機能を担う部門がデイケア以外には存在しないなか，入院患者数の増加に対応

するため，当科では平成13年6月より新規に複数の集団精神療法が立ち上げられた。本稿では退院を目前にした患者を対象とした注意サイン概念に焦点をあてて行われている短期再発予防プログラム（以下，本プログラム）を取り上げ，その概要と実際を報告し，あわせてプログラムの中核概念の1つである「注意サイン」の具体的な内容についても述べる。

II．集団療法の中でのプログラムの位置づけ

当病棟で行われている入院集団精神療法については既に詳細が記されている[7,9]が，ここでは経時的に導入される3つのプログラム，すなわち新入院患者ミーティング，心理教育ミーティング，退院準備グループ（再発予防プログラムは，院内では「退院準備グループ」と呼称されている）のそれぞれの位置づけを中心にあらためて論じておく。

新入院患者ミーティングは入院4週間以内の患者全員が対象となり，精神科病棟への入院に伴う様々な心情を力動的な観点から取り上げ，入院という新たな環境に適応することと，治療関係の確立を目指している。このため，参加者には対象疾患の制限はない。

入院2カ月目には心理教育ミーティングが導入される。ここでは統合失調症圏，感情病圏の2つの対象疾患に該当する患者本人を対象としており，他疾患の場合には主治医が個別に心理教育的なアプローチを行うこととなっている。4回の講義と4回のディスカッション，計8回のセッションで構成されており，疾患・治療についての知識を得ることで，自身の「病気」という課題に取り組むことを目標に行っている。その際，参加者とのディスカッションを重視することで，一方的な情報提供に陥らないように工夫している[15]。

こうした過程を経た後に導入されるのが，今回取り上げている再発予防プログラムである。新入院患者ミーティング同様に対象疾患の制限はないが，退院を考慮に入れていることが参加の条件となる。当病棟は急性期治療病棟となっているために標準的には入院3カ月目での参加が多いが，治療困難例などではその限りではない。このプログラムはグループディスカッション形式で行われ，①注意サイン概念を用いた再発予防，②ストレス対処，③症状悪化時の対処，④退院という現実に直面することの不安への対処というテーマを取り扱う。以下は，本プログラムの具体的内容である。

III．プログラムの概要と実際

本プログラムは，週1回約90分程度で，全4回の構成である。対象者は当病棟入院中で退院を考慮している患者であり，毎月8名以下のクローズドグループとして運営されている。本プログラムの2つの大きな特徴は，第1に特別な理由がない限り入院患者全員が病名を問わず対象であること，第2に1クールが1カ月（4～5回）と短期であることである。

プログラムに参加するスタッフは作業療法士，精神保健福祉士，看護師各1名であり，オブザーバーとして医師が1名加わっている。

以下に実施した内容の詳細について述べる（表10-1）。本プログラムは大きく，①自らの注意サインを知り記録する，②日常のスト

表10-1　プログラムの内容

第1回	注意サインについての説明 （病状の経過グラフ・ビデオを用いて）
第2回	各自の注意サイン項目と重症度の決定
第3回	ストレスと対処方法について，注意サインが出現したときの対処法，緊急連絡先について （注意サイン記録の報告）
第4回	退院後の不安について （注意サイン記録の報告）

レスおよび危機的状況への対処方法を知る，という2つのセクションからなっている。プログラム開始に当たって，集団内でお互いに自分の病状や症状の前兆について述べ合うという性質を持つことが提示された上で，相手やスタッフに言いたくないこと，示したくないことがあればそれは隠しておいてよいことが保証される。また，毎回ウォーミングアップとして，今週体験した「よかったこと」をスタッフも交えて発表している。

第1回目のセッションでは個々人の病状がどのように変化してきたかをグラフに示した後，「注意サインは病状悪化・再発の数日前から数週間前に出現する"前ぶれ"である」と説明し，ビデオを用いて更に追加説明を行う。最後に宿題として自分の注意サインを（家族，主治医やスタッフの協力を得て）見つけるよう教示している。注意サインは，プログラム開始当初は各個人に個別に作成してもらっていたのだが，その後本プログラムのテキストを作成するに当たって，本プログラムで挙げられることが多い注意サインをスタッフが29個記載した。以後はその中から選択する参加者が多いが，テキストに挙げられていない注意サインを独自に作成することも出来る。注意サインはなるべく4つ選んでもらうように促すが，思考障害等で注意サインを挙げるのが困難な参加者やある特定の注意サインのみが存在する場合もあるため，1個以上選べればよいとしている。これまでの参加者では（途中脱落者を除く）注意サインを全く挙げられなかった者はいなかった。

第2回では宿題として見つけた注意サインをお互いに報告し，注意サインの重症度をどう区分し記録用紙に記載するかについて話し合う。注意サインの出現頻度や重症度は個々の差が最も現れやすい部分であり，リーダーの力量が問われるセッションとなっている。この回以降の継続的な宿題として記録用紙の記載が課せられたが，退院後も外来に記録用紙が準備されており継続して記録が可能となっている。なお，記録用紙による病状変化は主治医・スタッフも面接や日々の会話の中で話題として積極的に取り上げており，教授回診の際にも提示されることが原則となるなど，患者―スタッフ間で共有される情報としてプログラム外でも重要な価値をもっている。

第3回は注意サインについての経過報告を行った後，ストレスと一般的な対処法についてブレインストーミング的な雰囲気で各自の意見を出してもらう。そしてさらに，各人の注意

サインが出現したときにどうしていくかという対処法についても話し合いを進めた。また，病状が悪化した際の相談先についてもこの回で取り扱う。

最終回となる第4回では，第3回と同様に注意サインの経過報告を行った後，退院後の生活において生じる現実面での不安につ

表10-2 対象者のICD-10分類

分類	疾患群	人数
F0	症状性精神障害・器質性精神障害	2
F1	精神作用物質による精神・行動の障害	0
F2	統合失調症・統合失調症様障害・妄想性障害	16
F3	気分障害	26
F4	神経症性障害・ストレス関連障害・身体表現性障害	7
F5	生理的障害・身体的要因に関連した行動症候群	1
F6	成人の人格および行動の障害	2
F7	精神遅滞	1
F8	心理的発達の障害	0
F9	小児期・青年期に発症する行動・情緒の障害	0

（F3のうち双極性障害は5名）

いて話し合う。多く挙がる話題は，「近所の人から『しばらく見なかったけどどこに行っていたの？』と訊かれた時どう答えるか」「学校を長期欠席していたが，友人にどんな風に話しかけたらよいか」といったソーシャルスキルに関連したものが多い。生活技能訓練（Social Skills Training）のようにロールプレイを用いることはないまでも，スタッフがモデリングを試みるなど，具体的・実際的な内容となるように工夫している。

IV．注意サインの具体的内容について

これまで示したように，注意サイン概念は再発予防プログラムの鍵概念であると言える。本プログラムのように対象疾患を限定しないで運営している場合に，個々人の提示した注意サインが疾患特異的な特徴を持つのか，あるいは非特異的に広くみられるものなのかを知ることは効果的な介入方法を検討する上でも重要な基礎データになると思われた。そこで，本プログラムが始まった後の平成15年5月から平成16年4月の1年間に本プログラムに参加した患者83名のうち，口頭で同意を得た55名（平均年齢40.7±15.4歳）について，本人が選択した注意サイン項目を調査した。55名の対象疾患は表10-2のとおりである。選択された注意サインの数は，1人当たり2～4個（上限を4個と設定している）とばらつきがあるが，個数の補正は行わずに解析を行った。対象疾患別比較については対象人数が十分集まっている統合失調症と気分障害のみを用いた。各人が挙げた注意サインの個数は，2個が3名，3個が16名，4個が36名であり，65.5％の患者が上限としている4個の注意サインを挙げていた。表10-3に結果を示すとおり，全体で最も多く挙げられた注意サインは不眠であり，次いで意欲低下，食欲低下，イライラの順となった。その他の項目は15個挙がったが，その内容は統合失調症では「関係念慮」「死にたくなる」「会話が途中で止まる」といったものであり，気分障害では「自分を抑えられなくなる」「金遣いが荒い」といった躁状

表10-3 注意サインの数

注意サイン項目	全体(n=55)(%)	F2(n=16)(%)	F3(n=26)(%)
1 不眠	35(63.6)	7(43.8)	20(76.9)
2 意欲低下	22(40.0)	3(18.8)	13(50.0)
3 食欲低下	16(29.1)	2(12.5)	11(42.3)
4 イライラ	13(23.6)	3(18.8)	4(15.4)
5 食事量増加・過食	9(16.4)	3(18.8)	2(7.7)
6 人と会いたくない	9(16.4)	1(6.3)	5(19.2)
7 タバコやアルコールが増える	9(16.4)	3(18.8)	5(19.2)
8 落ち込みがち	8(14.5)	2(12.5)	5(19.2)
9 周囲の目が気になる	8(14.5)	3(18.8)	3(11.5)
10 考えがまとまらない	6(10.9)	3(18.8)	2(7.7)
11 集中力低下	5(9.1)	3(18.8)	2(7.7)
12 一日中寝ている	5(9.1)	3(18.8)	0
13 体がだるい	5(9.1)	2(12.5)	2(7.7)
14 声や物音に敏感	4(7.3)	3(18.8)	0
15 心の余裕がなくなる	4(7.3)	0	2(7.7)
16 昼夜逆転	4(7.3)	2(12.5)	1(3.8)
17 物事を楽しめない	3(5.5)	2(12.5)	1(3.8)
18 孤独感	3(5.5)	1(6.3)	1(3.8)
19 つまらなく感じる	3(5.5)	2(12.5)	1(3.8)
20 緊張しやすい	3(5.5)	2(12.5)	0
21 自傷したい	2(3.6)	1(6.3)	1(3.8)
22 感情の起伏が激しい	2(3.6)	1(6.3)	1(3.8)
23 落ち着かない	2(3.6)	0	0
24 決断力低下	1(1.8)	0	1(3.8)
25 人と話すのが苦手	1(1.8)	1(6.3)	0
26 体重が急に減る	1(1.8)	0	1(3.8)
27 人が自分のことをうわさしていると感じる	0	0	0
28 体重が急に増える	0	0	0
29 他人と言い争うことが多くなる	0	0	0
30 その他	15	6	4

態を伺わせる内容が認められた。

　F2とF3での注意サインの特徴を検討するために「その他」に含まれた注意サインを含めて，(A) 周囲の目が気になる，考えがまとまらない等精神病症状の前駆症状と考えられるもの，(B) 意欲低下，人と会いたくない等のエネルギー低下，(C) 不眠，昼夜逆転といった睡眠障害，(D) イライラといった焦燥およびその結果生じると考えられる過食や喫煙本数増加，(E) 物事が楽しめない，人と話すのが苦手といった人生に対する否定的な認識，(F) 食欲や体重に関連したもの，の6項目にサインを区分（サインの区分は筆者らの検討会にて話し合い決定した）し，(A)〜(F) のカテゴリーに該当する注意サインを選択した人数の割合をFisherの直接法にて検定した（表10-4，図10-1）。個々人が挙げているサインの数が異なるため結果はあくまで傾向を示すものに過ぎないが，F2に該当する16名のうちの62.5％にあたる10名が精神病症状のサインを挙げているのに対して，F3では26

表10-4　注意サインの分類

分類名	該当する注意サイン項目の番号	「その他」として挙げられたサイン
(A) 精神病症状	9, 10, 14, 27	会話が途中で止まる，関係念慮
(B) エネルギー低下	2, 6, 11, 12, 13, 24	入浴がおっくう
(C) 睡眠障害	1, 16	睡眠リズムの乱れ
(D) irritability	4, 7, 15, 20, 21, 22, 23	自分を抑えられなくなる
(E) Negative な認知	8, 17, 18, 19, 25, 29	
(F) 摂食行動障害	3, 5, 26, 28	

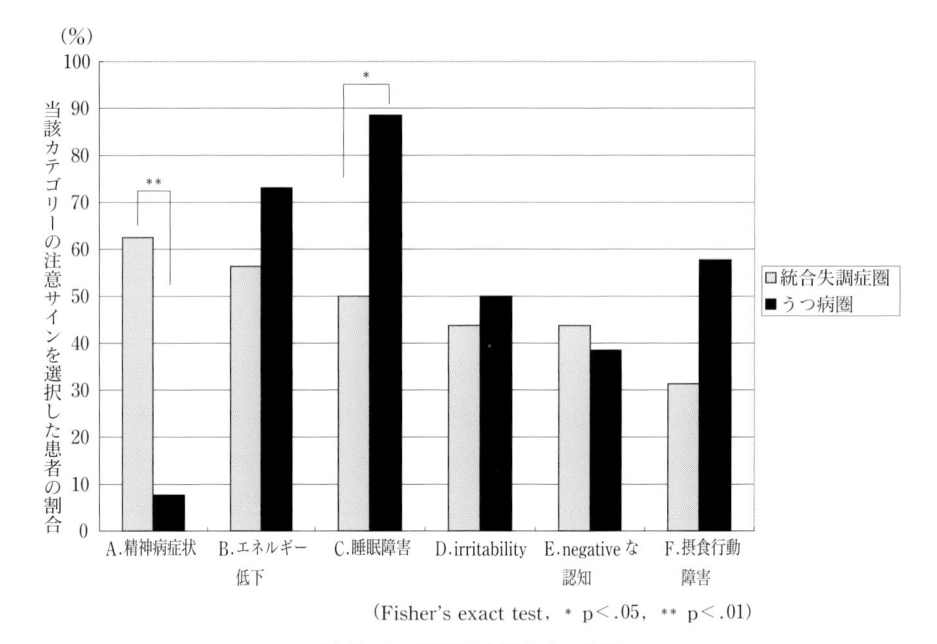

(Fisher's exact test, * p＜.05, ** p＜.01)

図10-1　疾患別注意サイン分類

名中2名しか挙げていなかった。また，睡眠障害に該当するサインを挙げていたのはF2が半数の8名だったのに対し，F3は23名とほとんどが睡眠障害をサインとして認識していた。その他のカテゴリーでははっきりとした傾向は見出せなかった。

V．考察

1．対象疾患を定めないことの利点と限界

前述したように，本プログラムの大きな特徴として，対象疾患を限定していないことが挙げられる。では，なぜあえてそのような構造にしているのか，という疑問が湧くのは至極当然であろう。プログラム開始当初は，注意サインを挙げられない参加者が多いのではない

か，互いに疾患が異なることで発言しにくいのではないか，といった声がスタッフからあがっていた。しかしプログラムを継続していく中で，疾患が異なることの問題は比較的少なく，むしろ退院準備の時期という回復過程の均質性がもたらす利点が大きいのではないかと考えるようになった。参加者のほとんどは同時期に入院生活を送ることから仲間意識が強く，これが本プログラムの凝集性を高め，互いに再発しないよう工夫をこらそうという自助性に結びついていると考えられる。また，疾患が異なっても，self-awareness を高めるための工夫が寛解期に必要であることは共通しており，注意サイン概念は対象疾患にかかわらず受け入れられやすい。Birchwood による注意サイン研究[3]によれば，再発の予測は他者の注意サインと比較するよりも各人のベースラインと比較するほうが正確であるという。つまり，注意サインに関しては疾患による分類よりも，個人ごとの注意サインに焦点をあてる工夫が必要だということである。3〜4回目のセッションで取り上げるストレス解消法や注意サインの対処法，退院時の不安といったテーマも疾患を問わない内容であり，プログラム全体として疾患群を超えて集団としての議論が深まりやすいといえるのではないだろうか。

　さて，このように本プログラムの利点を論じることが出来る背景には，気分障害の入院患者が多く急性期治療病棟である当病棟の特性が大いに関連すると思われる。気分障害の患者は退院準備の時期には集団活動でリーダーシップ的な役割を果すことが多く，集団療法全体の雰囲気を穏やかにしつつ活発な議論を行うことが可能となる。しかしながら，統合失調症患者だけで本プログラムを行うと，十分な議論が行えないこともある。統合失調症患者の場合には，対象疾患別にして更に長期間の設定でプログラムを運営した方が注意サイン概念の理解が深まることが予測される。

2．注意サインに関して

　統合失調症と気分障害それぞれの前駆症状や注意サインについての研究はあるが，統合失調症と気分障害の注意サインを比較検討した論文は筆者の検索した限りにおいては Bechdolf ら[2]のもの1編のみであった。彼らは統合失調症妄想型27名と再発うつ病エピソード（単極性）の患者24名の前駆症状を後方視的に調査し，統合失調症でうつ病より有意に多かった前駆症状は「感情反応の減少，刺激に圧倒される感覚」などであり，逆にうつ病で有意に多かったのは「活動性の減少，集中力の低下」であったとしている。また，前駆症状の出現は統合失調症では再発の2〜7週，うつ病では再発の6〜9週前であった。さらに，単極性うつ病の先行研究が少ない理由について彼らは，前駆症状と症状そのものとの区別がつきにくいからではないかと述べている。Bechdolf らの結果と今回の結果を比較すると，「光や音に敏感」を代表とした精神病症状の注意サインが有意に多かったこと，また意欲低下についても有意ではなかったもののうつ病患者で割合が多く，かなり類似した結果となっている。なお，うつ病患者で認められた不眠・意欲低下・食欲低下というサインについては，注

意サインというよりも症状そのものではないかという意見もあろうが，前述したとおり注意サインそのものが再発予防のための便宜的なキーワードとして用いられており，前駆症状よりも広く早期症状まで含めている概念であること，最近プライマリケア領域における診断基準以下のうつ症状は大うつ病発症の予測因子となるとCuijpersら[4]が述べていることをふまえると，たとえ症状の一部として認識されるサインであっても，早期に変化に気づけば十分に注意サインとして機能すると筆者は考える。

今回の調査では対象者数の関係から気分障害のうち，双極性障害と単極性うつ病の区別はせずに注意サインを集計している。双極性障害5名の注意サインは，うつ状態を示すものの方が多く躁状態を示すものの方が少なかった。Smithら[14]の先行研究では20名の双極性障害患者のうち85％の患者がうつの前駆症状を自覚し，75％の患者が躁の前駆症状を自覚しているという結果であり，今回の結果と同様に躁状態の前駆症状の方が自覚しにくいことがうかがえた。これは双極性障害の場合日常臨床の場でよくみられるように，躁状態での病識は乏しく，反対にうつ状態については強く自覚していることを反映しているのではないかと思われた。

さて，前述したように，当病棟では急性期治療の3カ月というモデル期間に合わせて3つの集団精神療法を行っており，本プログラムの実施期間も1カ月と短い。このためLiberman らのプログラム等と比較すると扱う内容が限定されている。しかしながら，入院治療の一環で行うという特徴を生かして，プログラム時間外に注意サインを設定したり記録用紙を面接や回診で取り上げたりといった工夫も生まれている。個人面接の中で経過記録が図表で提示されることの重要性は，時系列の視覚化・情報共有という点から筆者ら[12]が指摘しているが，集団精神療法の一環として記録用紙が用いられることで，本プログラム参加前の患者らも注意サインについて興味を持つ場面が見られるなど，更なる利点が見出されてきている。

VI．プログラムの課題と今後の展望

本プログラムは既に開始後4年近く継続的に運営されているのではあるが，今回の調査においてはいまだ対象者が少ないため，今後も追跡調査を行っていく必要がある。本プログラムの限界として現在最も危惧している事項は，プログラム終了後に参加者が注意サインを活用しきれず，再入院する場合があることである。退院後に十分なフォローアップが出来ない体制で注意サインの記録を続けることは難しいが，外来部門との連携を強めることで記録が継続できるように支援を開始しているところである。注意サインを本プログラムで学ぶことが，実際に再発予防効果を示すかどうかはっきりしていないことも問題である。注意サインを自覚し記録することにより再発予防効果が認められることは統合失調症では明らかとされ

ている[3]が，その他の疾患については，双極性障害の躁状態[13]以外には知見に乏しい。今後はプログラムの継続的な実践および評価尺度等を用いた客観的な効果検証を通じて，ここで挙げた限界や問題点を解決できるよう一層の努力を重ねていきたいと考えている。

文献

1) Amenson, C.S.：Schizophrenia：A family education curriculum. Pacific Clinics Institute, California, 1998. (松島義博，荒井良直訳：再発予防のためのサイコエデュケーション．星和書店，東京，2003.)
2) Bechdolf, A., Schultze-Lutter, F., Klosterkotter, J.：Self-experienced vulnerability, prodromal symptoms and coping strategies preceding schizophrenic and depressive relapses. Eur. Psychiatry, 17；384-393, 2002.
3) Birchwood, M., Spencer, E., McGovern, D.：Schizophrenia：early warning signs. Advances in psychiatric treatment, 6；93-101, 2000.
4) Cuijpers, P., Smit, F., Willemse, G.：Predicting the onset of major depression in subject with subthreshold depression in primary care. Acta Psychiatr. Scand., 111；133-138, 2005.
5) Liberman RP：Social and Independent Living Skills Symptom Management Module, 1998. (川室優訳：自立生活技能（SILS）プログラム，症状自己管理モジュール．丸善，東京，1994.)
6) 池淵恵美，納戸昌子，吉田久恵ほか：服薬および症状自己管理モジュールを用いた心理教育の効果．精神医学，40；543-546, 1998.
7) 石田重信，恵紙英昭，田中みとみ：大学病院における精神科急性期治療病棟のインパクト．こころの臨床 a la carte, 22；31-36, 2003.
8) Jorgensen, P.：Early signs of psychotic relapse in schizophrenia. Br. J. Psychiatry, 172；327-330, 1998.
9) 丸岡隆之，山内今日子，前田正治ほか：治療導入期における入院集団精神療法―急性期治療病棟での試み―．精神科治療学，19；1453-1460, 2004.
10) 松下愛子，畑哲信，林直樹ほか：デイケア通所中の統合失調症患者に対する認知行動療法の効果．精神医学，46；1201-1209, 2004.
11) 忽滑谷和孝：うつ病の再燃・再発予防―心理教育を通して―．精神科治療学，15；137-143, 2000.
12) 大江美佐里，前田正治：解離症状に対し認知行動療法的アプローチを行った1例―治療経過概観の意義―．九神精医，48；181-188, 2002.
13) Perry, A., Tarrier, N., Morriss, R. et al.：Randomised controlled trial of efficacy of teaching patients with bipolar disorder to identify early symptoms of relapse and obtain treatment. BMJ, 318；149-153, 1999.
14) Smith, J.A., Tarrier, N.：Prodromal symptoms in manic depressive psychosis. Soc. Psychiatry. Psychiatr. Epidemiol., 27；245-258, 1992.

15) 内野俊郎, 前田正治：統合失調症における薬物療法の導入・継続と心理教育的アプローチ. 臨床精神薬理, 8 ; 13-22, 2005.
16) Zubin, J., Spring, B.：Vulnerability：A new view of schizophrenia. J. Abnorm. Psychol., 86 ; 103-126, 1977.

第11章

心的外傷患者に対する入院治療の有用性：
複雑性PTSD症例の治療経験から

丸岡　隆之　　前田　正治　　山本　寛子

キーワード：心的外傷後ストレス障害，入院治療，急性期治療病棟，治療共同体，集団精神療法

I．はじめに

阪神淡路大震災以来「心の傷」概念が急速に普及されてきた。しかしながら，心的外傷後ストレス障害（PTSD）患者の入院治療，ことに入院集団療法について，米国では復員軍人を対象とした国立PTSD治療センターでの詳細な報告[12]などをはじめとして散見されるものの，本邦においては未だあまりみあたらない。

久留米大学医学部精神神経科（以下，当科）ではPTSDと診断された入院患者が年々増加し，常時PTSDの患者が入院している状況が続いている。今回はその中の1例を提示しながら当科病棟での入院治療について，特に集団療法を軸として，もっぱら対象関係論的立場から論じてみたい（症例はプライバシー保護の観点から生活史等は若干変更している）。

II．当科の集団療法について

当科病棟で行われている集団療法については，既に丸岡ら[9]によって詳述されているので，第8章を参照してほしい。それらは，かいつまんで述べると，「新入院患者ミーティング→心理教育ミーティング→退院準備グループ」という，急性期治療病棟の条件である3ヵ月という期間の中で順次行われるものであり，各々の情報を統括する全体スタッフミーティングの試みである。

III．症例

A：33歳，男性，警備員。

1．当科受診までの経過

Aは，幼少期から父が母に刃物などによる酷い暴力をふるっているのを目撃し，母は死ぬのではないかと恐怖していた。毎晩父から逃げられるように，靴をはいて寝ていた。高校卒業後に仕事をはじめたが，不眠が顕著で，バイクや無謀な場所でのサーフィンなどで死ぬような思いをすることによって父の暴力を忘れようとし，毎年事故をおこしていた。29歳で結婚，現在4歳の娘がいるが，父のように娘に暴力をふるってしまうのではないかと自分が恐ろしくてしょうがなかった。結婚直後から，肉でアレルギーをおこすようになり，精神を強くするために滝に打たれるなど様々な「修行」を試みている状態であった。現在の症状は「父の暴力が突然よみがえる」「父のように暴力をふるいたい衝動がある」「不眠」「いつも死にたい」等である。どうしてよいかわからず受診した。

2．受診から入院に至るまで

Aの風貌は「一匹狼の殺し屋」さながらで「気が緩むと自分が何をしでかすかわからない」と言った。面接の結果PTSDの疑いが濃厚と伝えると「心が弱いせいだと思っていた。病気でほっとした」と語った。外来治療として主に心理教育と薬物療法を続け，睡眠は比較的とれるようになったものの，徐々に気が抜けたようになり「3〜4歳の子供が膝を抱えて泣いているイメージが拭えず」「壊れたTVのように，ホラー番組が頭に流れ続ける」状態が顕著となってきた。そして，妻子と遊園地に行った折，突然ベンチから立ち上がれなくなり救急搬送された後，入院となった。

3．入院時診断

IESR（The Impact of Event Scale-Revised：改訂出来事インパクト尺度）で76点，CAPS（Clinician-Administered PTSD Scale：PTSD臨床診断面接尺度）で117点であり，父からの身体的虐待に基づくPTSDと診断された。認められた症状は，再体験症状（フラッシュバック，耳鳴りや冷汗などの生理的反応，悪夢），回避症状（父と似た男性を避け，育った地域に近づかない，無謀な運転などの刺激で気分を麻痺させようとする，寿命の短縮感，強烈な孤立感），覚醒亢進症状（怒り，集中困難，持続する過剰な警戒心，顕著な不眠）などであった。

4．入院経過

入棟の途中で「入院する姿をみられたくない」と，妻子を帰してしまい「入院に専念したいので，面会謝絶にして身内に不幸があっても知らせないでほしい」と頑なに訴えた。薬物療法としては，SSRI（選択的セロトニン再取り込み阻害薬）を中心に処方された。

さて，新入院患者ミーティング1回目に自己紹介した所，女性患者から「怖い！」と叫ば

れ「父のような自分がでてしまったのではないか」と不安が強まった。同時に他患から元気そうだと言われ，「私は怠けているだけで，入院に値しないんじゃないか」と見捨てられる不安をつのらせた。

　2回目のミーティングでは「怖がられるので女性には近づかない」との発言に，他患より「前回のことはAは悪くない」と励まされるが，その後夜間に「怖い。ここから逃げ出したい」と，まるで子供のように訴えた。また，電話口で泣く妻と話した後に「何故私が妻を気遣わねばならないのか。妻とは，当時の友人に押しつけられていやいや結婚した」と怒りをぶつけた。「力の抜き加減がわからない」と語り「女性からナイフでのどをかき切られる」と妄想様の訴えがあった。「副病棟医長（筆頭著者）と面接した後はめまいがする」「昔からストレスがかかると（父と関わると）こうなる」と，両手背に多数の水疱が出現した。

　3回目では「このまま社会からドロップアウトするのではないか」と恐怖を語り，他患より労われた。このようなAの様子は，毎週全体スタッフミーティングで報告され，精神病理や関わり方が検討され，Aを受容する機会となった。また，この間に，抗精神病薬（chlorpromazine）が処方され，更に主治医は毎日Aとの面接を続けた。Aは徐々に他患から「外見は怖いが悩みをきいてくれる良い人」と評価されだした。A自身も「外出してもすぐに病棟に戻ってきたくなる。家に早く帰りたくなる子供と同じ」と，病棟への安心感を示すような発言がみられるようになってきた。

　4回目には「1週間位で入院に慣れ始めるよ」など，新入院の他患にアドバイスするようになった。主治医との面接では，「自分の存在が弱いものだと感じる。泣きそうだ」と気持ちを吐露しだし，耐えてきた思いを共感される場面があった。同時期に励ましあえる他患ができ，この頃から「不安の質が，得体の知れないものから考え込むようなものに変わってきた」と言うようになった。また，「娘に会いたくなった」と初めて外泊を希望した。

　この時期より抗精神病薬は減薬され，EMDR（Eye Movement Desensitization and Reprocessing：眼球運動による脱感作及び再処理）を計画された。「安全の場のイメージトレーニング」の後施行すると症状の明らかな改善を認めたために退院の話し合いをはじめたが「退院すると病棟という唯一の安全の場がなくなる」と，抑うつ気分が増悪しだした。結果，一旦退院を延期し，安全な場所を「病棟」から日常の場に広げるべく，退院準備グループの導入を決めた。

　退院準備グループでは「注意サイン」を「不安」「イライラ」「嫌な考えや行いをする」とし，ストレッサーに「娘の存在」をあげた。スタッフは妻より，娘への虐待はなくむしろ可愛がっているようにみえるとの情報は得ていたが，Aにしてみれば「自分の父のように虐待してしまうのではないか」と，腫れ物に触るように接していたようであった。グループ内で対処法を考えた結果，自分専用の机を購入し，「注意サイン」がでたときはそこにつき妻子からは話しかけない約束をとりつけた。数度の外泊を試み対処法の練習を行うにつれ，娘と

のコミュニケーションは少しずつ円滑になってゆき，最後の外泊では「家族でピザを食べておいしかった」と，食物アレルギーの改善をも認め，退院していった。

Ⅳ．考察

1．当科の入院治療について

　集団は，心的機能上の原始的レベルに退行する傾向があり，精神病的不安を惹起させる[2,3]。入院集団においても，患者は原始的防衛機制を活発化させ，個々人のライフパターンと相成って周囲に影響を与えてゆき，それによって対人関係場面での病的な葛藤を診断できる[6]。入院治療とは，そこに現れた患者の対人関係や行動パターンを周囲が把握し受け止めることによって問題の克服や自我の統合に向かうことを助けてゆく可能性をもつ。しかし，こうした体験を提供するためには，病棟がある程度，課題集団[2,3]という現実的目的，課題を遂行しえる集団として機能している必要があり，この点において，当科病棟での構造化された治療プログラムは意味を持ってくる。

　当科の入院治療では，まず新入院患者ミーティングで再演された怒りや傷つきを受容する。その際に大きな力となりうるのは，病名は違えども同じく発病によって様々なものを失ってきた他患の存在である。ここでは，入院生活の中でかつて同じ経験をしてきた先輩患者が後輩患者に共感し，その思いを受けとめる場面がみられる。このような体験は治療関係確立の一助をなし，また，そこで行われる怒りや傷つきの再演のパターンを観察できる。次に心理教育ミーティングで症状を外在化し，制御する術を身につける。心的外傷患者では，主にうつ病併発者に適応としている。3カ月目には退院準備グループで，退院してもある程度の自己対処ができるように援助する。

　このように当科の集団療法は，精神力動的，心理教育的，認知行動療法的アプローチを組み合わせた折衷的アプローチではあるが，底に一貫して流れているものは，新入院患者ミーティングの延長にある喪失体験の克服と，そのプロセスを利用しての治療関係の確立である。無論その際に薬物療法は必須であり，精神療法の有効な橋渡しになる。

2．心的外傷患者の入院治療について

　Herman，J.[4]は，心的外傷障害の回復は3段階（①安全の確立，②想起と服喪追悼，③通常生活との再結合）で，特に最初の安全が確保されないうちに他の治療の成功はありえないと述べている。当科に入院する心的外傷患者は，外来治療では「安全の確立」が不可能であった者である。患者は再体験に囚われ，その回避に終始した結果，人生を非常に貧しいものにしている。「回避」とは「成就しない安全の場所探し」に他ならない。入院という枠を仮の回避場所として提供することで，患者の「成就しない対処法」を見直せ，機能する安全

の場を探索してゆくことが，当科における入院治療の重要な目標となる。

　同じく Herman, J. は「グループの連帯性は外傷体験の最強力な解毒素である」と述べ，心的外傷患者の治療において回復段階に適した集団療法の重要性を強調している。また堀川ら[5,8]は，メニンガークリニックでの治療共同体モデルを日本の状況に合わせて改変した，いわば「日本版治療共同体」を提示し，精神科治療において患者同士の責任性や相互治癒力の重要性を強調している。心的外傷患者は治療状況の中でトラウマを反復[7]し，入院という退行促進的な環境の中では比較的当初から自らの体験を入院生活の様々なものへ投影させ，怒りや傷つきを再演する。その時に特筆すべきは，先述したように新入院患者ミーティングをはじめとする各種集団療法で観察される，患者相互の関わりの中での癒しあう力である。当科の入院治療は，構造化された，安全でかつ集団療法的配慮を施した入院環境の中で再演された体験に対して，かつて成功しなかった対処とは別の関わりを提供する。つまり，コントロールされた曝露状況の中で，固定化したトラウマ性の記憶とは相容れないような新たな意味づけをすることで，トラウマの構造を修正しうる可能性を持つ[1,10]。

3．Aの入院経過に関する対象関係論的考察

　Aは藁をもすがる思いで入院してきた。入院はAにとってそもそも本意ではなく，それは入院する姿を妻子には頑なにみられまいとする姿勢から伺われた。またAの入院の姿勢は，日頃より励んではいるが決して成功していなかった「修行」と同じく，自己愛的な防衛に起因するものであった。つまり，入院という未曾有の事態を受け入れがたく逡巡していた。そのようなAであったが，新入院患者ミーティング1回目に女性患者に叫ばれた後，（自分の中の）父親の出現を彷彿とさせ，見捨てられる不安を募らせた。Aは一方では，入院環境を「安心できる場所」として求めていたが，その期待にはずれると逆に攻撃や迫害される場となり，怒り，恐怖した。そして，子供時代の有り様や現在の家族への思いなどが，治療スタッフとの関係と交錯し重なりあうことで表出されていった。2回目のミーティング後には，「押し付けられた」入院生活，それは患者の内的な家庭像を引き出し，まるで病棟が幼少期の体験そのもののように「父の存在」にいらつき，恐怖し，更には「喉をかききられる」という迫害性不安[11]にまで発展した。3回目では「社会からのドロップアウト」（破滅不安）を語り，その後に両手の水疱（身体化）を示した。一連の経過は，主治医をはじめ病棟スタッフや既に「治療」という課題に取り組もうとしている先輩患者によって「抱え」られた。「不安の質の変化」は，Aが妄想―分裂的不安から，統合的な対象関係（抑うつ態勢）が可能になりはじめたことを示唆された。そして4回目では他患にアドバイスをしたり，これまで拒絶でしか愛情を示すことができなかった娘に無性に会いたくなるなど，「償い」の気持ちが高まっていった。

　ここで治療関係が整ってきたと判断しEMDRを試みたが「安全の場所」は入院環境から

広がっておらず，退院の示唆は病状の一時的な悪化をまねいた．その後の課題は，Aの人生ではじめて作り得た「安全の場所」を日常へ広げることであった．退院準備グループでの安全の場所探しは，拒絶していた娘をテーマに展開された．それは，かつての自分自身を受け入れる素地をつくるきっかけとなり，子供時代の記憶を統合してゆく一助ともなった．

現在，Aは職場を辞め，外来に通院しながら「人の役に立つ仕事をしたい」と，介護士の専門学校に通っている．

V．おわりに

心的外傷患者に対する当科入院治療について述べた．障害を受け入れる過程とは，「喪の作業」といえる．以上の配慮によって心的外傷患者の入院は意義あるものとなる可能性を持つ．すなわち入院環境は，保護された安全な場を患者に提供し，患者を苦しめている外傷性記憶の再処理と，日常生活への再定住（resettlement）を促す契機をもたらすことができるだろう．

文献

1) Foa, E.B., & Kozak, M.J.：Treatment of anxiety disorders：Implications for psychopathology. In A. H. Tuma & J.D. Maser (Eds.), Anxiety and the anxiety disorders. Hillsdale, NJ：Erlbaum. 1985.
2) Ganzarain, R.：Object Relations Group Psychotherapy. International Universities Press Inc., New York, 1989.（高橋哲郎監訳：対象関係集団精神療法．岩橋学術出版社，東京，1996.）
3) Grinberg, L., Sor, D., Bianchedi, E.T.：Introduction to the Work of Bion. Jason Aronson, New York, 1977.（高橋哲郎訳：ビオン入門，岩橋学術出版社，東京，1982.）
4) Herman, J.L.,：Trauma and Recovery. Basic Books, New York, 1992.（中井久夫：心的外傷と回復．みすず書房，東京，1996.）
5) 堀川公平，堀川百合子，連理貴司：精神科急性期治療病棟に関する知見―申請までの経緯，現状，疑問点と課題―．日精協誌，15 (11)；75-81, 1996.
6) 岩橋徹也，服部陽児：精神分析療法 入院場面への応用．臨床精神医学，20 (7)；851-857, 1991.
7) Lindy, J. D.：Transference and posttraumatic stress disorder. Journal of the American Academy of Psychotherapy, 37 (4)；593-610, 1989.
8) 丸岡隆之，深井玲華，菊地義人ほか：野添病院における新入院患者ミーティングの意義―2症例を中心に―．日本集団精神療法学会誌，15；177-183, 1999.
9) 丸岡隆之，山内今日子，前田正治ほか：治療導入期における入院集団精神療法～急性期治療病棟での試み～．精神科治療学，19 (12)；1453-1460, 2004.

10) McFarlane, A.C., Yahuda, R.：Resilience, vulunerability, and the course of posttraumatic reaction. In： (ed.), van der Kolk, B.A., McFarlane, A.C., Weisaeth, L. W. Traumatic Stress. the Guilford Press, New York, 1996.（西澤哲訳：トラウマティック・ストレス PTSD およびトラウマ反応の臨床と研究のすべて．誠信書房，東京，2001．）
11) Segal, H.：Introduction to the Work of Melanie Klein. Hogarth Press, London, 1973.（岩橋徹也訳：メラニー・クライン入門，岩橋学術出版社，東京，1977．）
12) Young, A.：The Harmony of Illusions-Inventing Post-Traumatic Stress Disorder. Princeton University Press, Princeton, New Jersey, 1995.（中井久夫，大月康義，下地明友ほか共訳：PTSD の医療人類学．みすず書房，東京，2001．）

第12章

大学病院精神科急性期治療病棟における合併症治療の現状と課題

恵紙　英昭　　田中みとみ　　丸岡　隆之　　後藤　直樹　　小鳥居　望
大江美佐里　　永松　青久　　廣橋　伸之　　坂本　照夫　　前田　久雄

キーワード：精神科急性期治療病棟，合併症，医療経済

I．はじめに

　久留米大学病院（以下，当院）は大学病院という総合病院の特性上，単科の精神科病院や身体科からの症状精神病など身体合併症（以下，合併症）を受け入れるという重要な役割がある。しかし，過去に精神神経科（以下，当科）では精神疾患や合併症患者の在院日数の長期化によりベッドの回転率が悪く，近隣の単科精神科病院からの合併症受け入れが効率よくできなかった時期がある。厚生科学研究によるアンケートでも単科の精神科病院入院中の精神障害者に重度の合併症が併発した際の転院がままならないと報告されている[13]。当科に対して合併症の入退院を円滑にしてほしいという要望があった。また機を同じくして不採算部門という不名誉な指摘をされ，私学ならではだが有給助手や研究費の削減が危惧される状況に追い込まれた。

　そこで平成10年から一酸化炭素中毒を含めた慢性長期入院患者の退院や転院を促進した。急性期治療病棟の基準が「当該病院の全病床数の7割以上または200床以上が精神病床である」であったが，平成12年4月の医療費改訂で「特定機能病院であって，精神科救急システムに協力している医療機関である」が追加され，当科でも平成12年7月から急性期治療病棟（以下，急性期病棟）（I）の認可を受けた。その結果，入院患者数と合併症の受け入れが徐々に増加しており，地域に根付いた大学病院の役割が少しずつ前進していると思われる。

　我々は近年，急性期病棟導入（以下，導入）後の急性期病棟運営状況について報告し，問題点と取り組みについてふれてきた[6〜8]。また別項に精神科急性期治療病棟の運営について掲載している。急性期病棟が3年を過ぎたため，本稿では導入前・後各3年間の病棟運営状況と合併症に焦点をあて，現状と問題点を明確にし，今後の課題としたい。

II. 当科の概要

　当科は急性期病棟（I）の60床全閉鎖の男女混合病棟で，措置指定病床は10床である。病室は6人部屋を基本とし，3床の畳部屋が2室，他に2人部屋の特室が2室ある。2部屋の保護室および合併症治療のための観察室2部屋4床はいずれもナース・ステーションに隣接している。酸素や吸引装置が設置されているベッドは観察室2部屋4床のうちの3床と保護室の2部屋の前室にスペースを設け計5床を確保し，合併症で保護室が必要な患者にも臨機応変に対応できるようにしている。しかし非合併症者が精神運動興奮などのため保護室を使用している場合には，保護室前のスペースは使用できないため，酸素や吸引が必要な場合は3床のみで運営せざるを得ない状況である。

　病棟医師の体制は病棟医長，副病棟医長各1名，指導医3～4名，後期研修医6名，前期研修医4～8名というのが現状である。合併症治療では原則的に他科と共診するが，軽症の場合は当科の医師が合併症を診て，身体科の外来へ紹介し指示を仰いでいる。しかし当科には例年，1年から数年の身体科経験者が数名入局してくるため，彼らに対する依存度が高いのも事実である。平成18年3月末現在で看護体系は2.5：1看護，10：1看護助手で，病棟専属の作業療法士，精神保健福祉士が各1名ずつ配置されている。

　外来では精神科一般のほか睡眠障害，心身症，けいれん，思春期，アルコール，漢方などの専門クリニック，またコンサルテーション・リエゾンサービス（以下，リエゾン），週5日制の大規模デイケア施設やカウンセリング室も運営している。

　当科の地域における守備範囲は，福岡県精神科救急医療システムの4ブロックのなかの筑後ブロック（人口約90万人）に加え，その他の福岡ブロック，筑豊ブロック，北九州ブロックから，さらに近県の佐賀県や大分県からも患者が受診し，地域に根ざした医療を行っている。平成14年度の当院の1日の平均外来患者数は2,062名で，その内当科の患者数は平均172名である。平成14年度の当科の新患数は1,700名で，そのうち外来が1,057名でリエゾンが643名であった。

　ここで当科の入院手順について述べる。入院の予約は原則的に各外来主治医や他院からも，すべて入院依頼書に記載する。オーダリングの端末で患者IDから入院依頼書作成を選択し次の項目を記載する。入院依頼書は氏名，性別，生年月日，ID番号，病名，合併症（ADL評価も含む），予想される入院形態，閉鎖病棟および開放処遇や制限についての説明の有無，隔離室使用・観察室・処置室使用の可能性，入院に至る経過と目的，治療に対する希望，入院に関して行った患者・家族に対するインフォームドコンセント内容，予測される問題点（自殺企図，衝動・逸脱行為など），他科および他院を含む最終退院年月日，予約日，入院依頼医を記入する。これらは病棟のオーダリング端末から取り出すことができるため，

入院報告書などに転用できる。

入院依頼書は入院窓口である外来入院担当医にも渡される。情報を一本化するため外来主治医が外来にてすぐに入院予約状況を把握し，外来受付担当者も医事課での受付案内もスムーズにできる。

毎朝の業務として病棟師長が作成した入院状況・退院予定者（退院予定日を含め）の一覧表を外来に送り，外来入院担当医はそれをもとに予約状況を確認する。病棟では病棟医長および看護師長に入院依頼書が予約された順に送られてくるため，それをもとに病棟運営状況と照らし合わせ判断する。病棟医長と外来入院担当医がベッドの空き状況を確認し，合併症を含めたすべての入院予約患者の入院依頼書を確認しながら全患者の入院日を決定している。日々の病棟・外来の連絡により予約入院のみならず緊急性に応じて的確な入院が可能となっている。

表 12-1　入院依頼書の項目

1	氏名
2	生年月日・年齢・性別
3	ID 番号
4	病名
5	合併症（ADL も含む）
6	予想される入院形態
7	閉鎖病棟および開放処遇や制限についての説明
8	隔離室使用・観察室・処置室使用の可能性
9	入院に至る経過と目的
10	治療に対する希望
11	入院に関して行った患者・家族に対するインフォームドコンセント
12	予想される問題点（自殺企図，衝動・逸脱行為など）
13	他科および他院を含む最終年月日
14	入院予約日
15	入院依頼医

合併症の入院経路を大別すると，①当科外来通院患者が合併症治療を必要とした場合，②当科に入院中の患者が合併症を併発した場合，③身体科に通院中の患者が精神症状を呈した場合，④身体科に入院中の患者が精神症状を呈した場合，⑤他院に通院中または入院中の患者が合併症を呈した場合，などである。

これらの患者の入院について，①は，当院身体科に紹介し身体科で入院可能かどうか相互に相談し判断する，②は，身体科の共診のもと重症度に応じて当病棟で診るか転科するか判断する，③は，当科外来で診察を行い当病棟での入院が必要か否か判断する，④は，まずリエゾン医が往診し治療を行った後に身体科での管理ができるか否か判断する，⑤は，外来入院担当医が転院元の医師から連絡を受け，可能な限り受診していただき予約をする。これらの各段階で得られた情報は先に述べた入院依頼書に適宜記載され，病棟と情報交換をしている。

Ⅲ．調査方法

調査は，1）当科および高度救命救急センター（以下，救命センター）以外の全科に入院した全患者の精神疾患，2）救命センターに入院した患者の精神疾患，3）当科の全入院患者および合併症患者，の3点について検討を行った。

1．当科および救命センター以外の全科

調査期間：平成15年4月1日から9月30日の6ヵ月間。
調査方法：病院情報処理室にて全患者の病名を確認した。
結果：入院した患者数は7,723名で，精神科病名を併記された患者は5.8％（450名）であった。精神科病名の内訳は，気分障害26.2％（118名），神経症性障害17.1％（77名），せん妄16.2％（73名），睡眠障害14.2％（64名），てんかん7.6％（34名），統合失調症圏7.3％（33名），症状性・器質性精神障害4.2％（19名），薬物依存3.3％（15名），痴呆1.8％（8名），人格障害1.1％（5名），摂食障害0.5％（2名），精神発達遅滞0.5％（2名）であった。

とくに統合失調症では，33名のうち27.3％（9名）が当科から転科した患者で，72.7％（24名）は単科の精神科病院または当科外来から身体科に直接入院し治療が行われていた。

2．救命センター

調査期間：平成15年4月1日から9月30日の6ヵ月間。
調査方法：救命センターのサマリーを含めた入退院患者情報を調査した。
結果：入院した患者数は422名で，精神科疾患が7.3％（32名）で，その精神疾患は気分障害13名，統合失調症4名，アルコール関連3名，その他8名であった。それらの身体疾患は自殺企図が58.1％（18名）で最も多く，胃静脈瘤破裂，誤嚥性肺炎，けいれんが各2名，心肺停止，過換気症候群，急性アルコール中毒，シンナー中毒，脳出血，外傷，回腸腸間膜膿瘍，熱傷が各1名であった。

自殺企図18名のうち気分障害が50％（9名），統合失調症3名，人格障害2名，パニック障害1名および精神科病名不明3名であった。また精神疾患32名中4名は当科に入院となったが，そのうち2名が自殺企図患者，1名は当科から気胸治療目的で救命センターに転科し，治療後当科に転科となった。もう1名は当科通院中のうつ病患者が急性心筋梗塞で救命センターに入院後当科に転科となった。

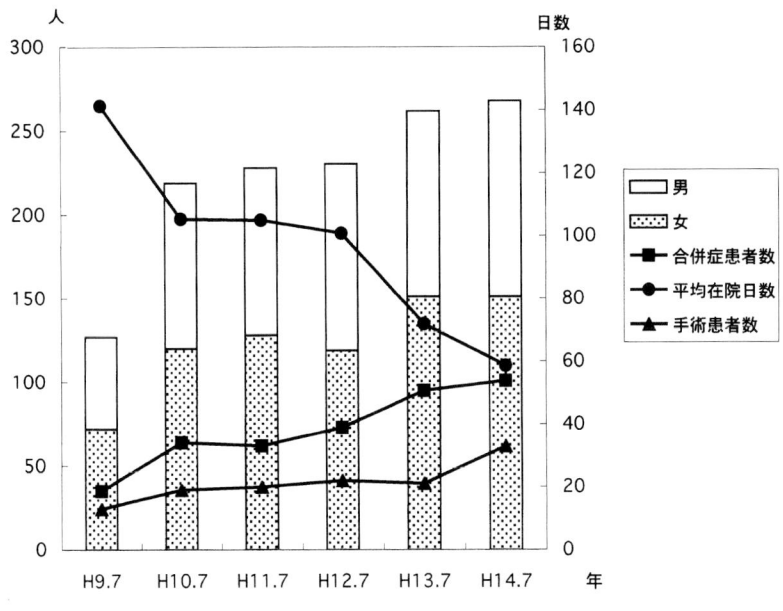

図12-1　導入前・後各3年間の全入院患者の推移

導入前が平成9年7月から11年7月までで，導入後は平成12年7月から14年7月までを示す。

3．当科の入院患者について

対象：導入前3年間に入院した571名と導入後3年間に入院した756名の全入院患者計1,327名（男558名，女769名）と合併症患者430名（男202名，女228名）。

期間は急性期病棟認可が7月1日付のため1年間の統計の基準を7月1日から翌年6月30日までとし，以下に示す年は7月1日の年度を記載した。

導入前3年間：平成9年から平成11年まで

導入後3年間：平成12年から平成14年まで

調査方法：導入前・後について，全入院患者および合併症の数，性差，平均在院日数，診断名，合併症の入院目的（手術，内科的治療，自殺企図など），平成15年6月に急性期治療包括算定で入院中の全患者を出来高払いに計算し直したその差額，月別入院稼働額を比較検討した。以下に結果を示す。

1）当科の入院患者数について（図12-1）

導入前の入院患者数は，平成9年は127名（男55名，女72名）であったが，長期入院患者の退院を促進した平成10年は219名（男99名，女120名）と急増し，平成11年7月は225名（男100名，女125名）であった。導入後の入院患者数は平成12年が226名（男106名，女120名）であり，導入直前の平成11年とほぼ変化はなかった。しかし翌平成13年は

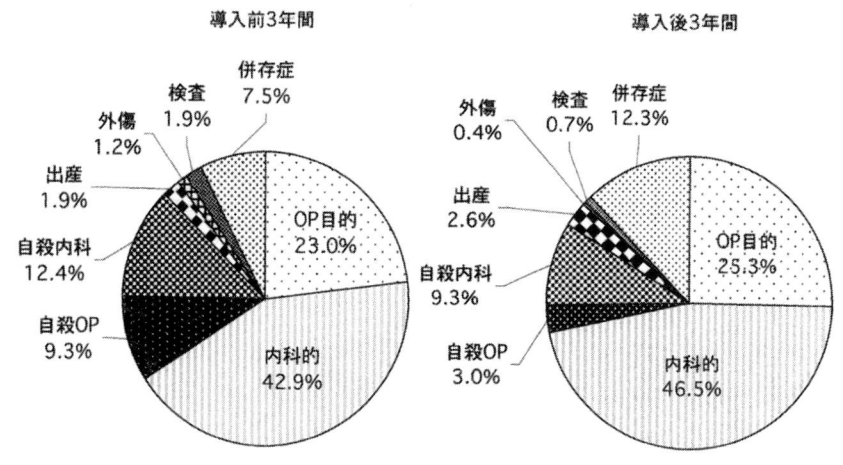

図12-2 導入前・後各3年間の合併症分類（計430名）
各目的別に円グラフにしている。

262名（男111名，女151名）と増加傾向を示し，平成14年では268名（男117名，女151名）と微増にとどまった。各年度とも男女差は，女性が多く1.1〜1.4倍を推移した。

次に合併症患者数の導入前3年間と導入後3年間の比較を図12-2に示す。導入前・後の合併症総数は430名で，導入前3年間が161名で導入後3年間が269名となり1.7倍に増加した。

導入前・後の各年度で合併症の数と各年度の入院患者数との比率をみてみると，導入前の平成9年が入院患者数127名中合併症は27.6％（35名：男18名，女17名）で，平成10年は219名中29.2％（64名：男29名，女35名），平成11年は225名中27.6％（62名：男31名，女31名）であった。導入後は平成12年が入院患者数226名中32.3％（73名：男43名，女40名）で，平成13年は262名中36.3％（95名：男32名，女63名）で，平成14年は268名中37.3％（101名：男49名，女52名）であり，合併症は徐々に増加傾向を示している。

2）合併症の入院目的（図12-2）

入院目的を，手術目的，内科的治療，自殺未遂の外科的治療，自殺未遂の内科的治療，出産，外傷，検査目的，併存症に分けた。以下導入前・後各3年間の目的別の数を示し，括弧内にその比率を示した。導入前・後とも内科的治療目的が最も多く，導入前3年間が161名中42.9％（69名）で導入後3年間が269名中46.5％（125名）であった。次いで手術目的が多く，導入前3年間が23.0％（37名）で導入後3年間が25.3％（68名）であった。自殺関連では，内科的処置のみは導入前3年間が12.4％（20名）で導入後3年間では9.3％（25名）であったのに対し，手術施行例（手術目的に含まない）は導入前3年間が9.3％

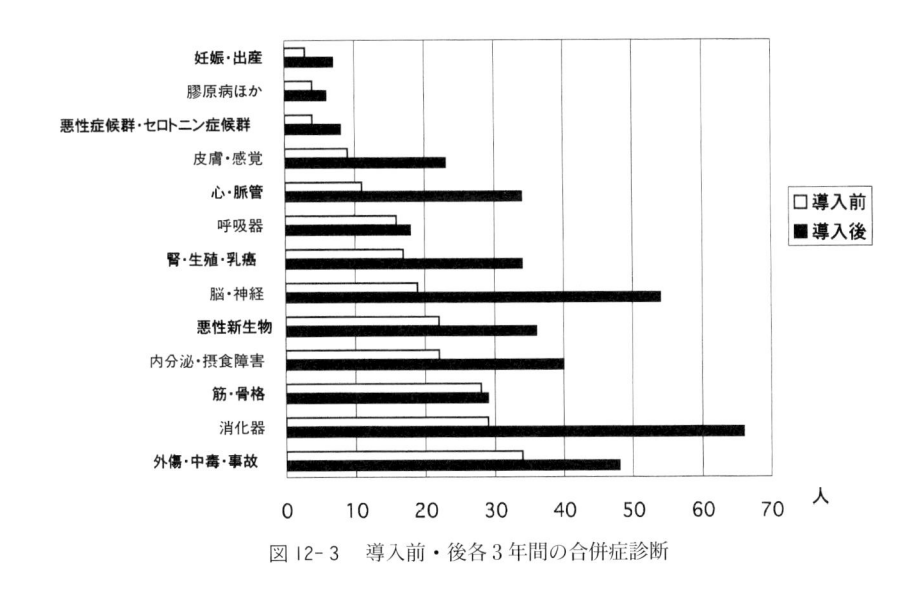

図12-3 導入前・後各3年間の合併症診断

（15名）で導入後3年間が3.0％（8名）と減少した。自殺企図の手術を含んだ手術目的は，合計すると導入前3年間が32.3％（52名）で導入後3年間が28.3％（76名）であった。

出産は，導入前3年間が1.9％（3名）で導入後3年間が2.6％（7名）であった。また外傷は導入前3年間が1.2％（2名）で導入後3年間が0.4％（1名）で，検査は導入前3年間が1.9％（3名）で導入後3年間が0.7％（2名）であった。精神疾患で入院して併存症が見つかった者は導入前3年間7.5％（12名）で，導入後3年間では12.3％（33名）と増加した。

3）合併症診断（図12-3）

合併症診断は，重複した疾患および転科して再度当科に再入院した患者数も含めた延べ人数で示している。

疾患別でみると導入前3年間では218名で，外傷・中毒・事故15.6％（34名），消化器系13.3％（29名），筋・骨格系12.9％（28名），内分泌・摂食障害10.1％（22名），悪性新生物10.1％（22名），脳・神経系8.7％（19名），腎・生殖・乳腺系7.8％（17名），呼吸器系7.4％（16名），心・脈管系5.0％（11名），皮膚・感覚系4.1％（9名），悪性症候群・セロトニン症候群1.8％（4名），膠原病1.8％（4名），妊娠・出産など1.4％（3名）の順に多かった。導入後3年間は404名で，消化器系16.4％（66名）が最も多く，次いで脳・神経系13.4％（54名），外傷・中毒・事故11.9％（48名），内分泌・摂食障害9.9％（40名），悪性新生物8.9％（36名），腎・生殖・乳腺系8.4％（34名），心・脈管系8.4％（34名），筋・骨格系7.2％（29名），皮膚・感覚系5.7％（23名），呼吸器系4.5％

(18名),悪性症候群・セロトニン症候群2.0％（8名），妊娠・出産1.7％（7名），膠原病など1.5％（6名）の順であった。

自殺企図では，導入前3年間が34名，導入後3年間が38名とあまり変化はなかった。

表12-2に示すように，悪性新生物では，導入前3年間が28名，導入後3年間が40名であった。とくに導入後3年間には消化器癌と乳癌が増加した。

表12-2 導入前・後各3年間の悪性新生物の種類

	導入前3年間	導入後3年間	合計
乳　　　癌	2	9	11
肺　　　癌	6	3	9
肝　　　癌	2	3	5
脳　腫　瘍	5	2	7
卵巣・子宮癌	4	3	7
消 化 器 癌	6	13	19
甲 状 腺 癌	1	2	3
泌 尿 器 癌	2	5	7
合　　計	28	40	68

4）年齢（図12-4）

全入院患者の導入前・後の入院時年齢は13歳から82歳までと幅広く，平均年齢は40.4歳であった。合併症の平均年齢は，導入前3年間が47.6歳で，導入後3年間が49.0歳であった。

導入前・後の各3年間を合計した全患者の年齢分布は，20歳代と30歳代が19.7％（261名）ずつで最も多く，両者をあわせると約40％を占めた。次いで40歳代16.0％（212名）＞50歳代14.8％（196名）＞10歳代12.9％（172名）＞60歳代10.5％（140名）＞70歳以上6.4％（85名）の順に多かった。

合併症では，導入前3年間は161名中，50歳代28.6％（46名）＞40歳代19.9％（32名）＞30歳代13.7％（22名）＝20歳代13.7％（22名）＞60歳代11.2％（18名）＞70歳以上10.5％（17名）＞10歳代2.4％（4名）の順で多く，導入後3年間は269名中，50歳代19.7％（53名）＞40歳代18.9％（51名）＞60歳代18.6％（50名）＞30歳代14.9％（40名）＞70歳以上13.0％（35名）＞20歳代9.7％（26名）＞10歳代5.2％（14名）の順で，60歳以上の増加が目立った。

各年代の増加率を導入前・後で比較すると，最も多いのが10歳代で3.5倍，次いで60歳代が2.8倍，70歳以上が2.1倍，30歳代が1.8倍，40歳代が1.6倍，20歳代が1.2倍，50歳代が1.2倍と導入後3年間が増加した。

5）在院期間（図12-1, 5）

全入院患者の導入前・後の平均在院日数は，導入前の平成9年が141.3日，平成10年が105.3日，平成11年が105.0日で，導入後の平成12年が100.8日，平成13年が71.9日，

平成14年が58.6日となり，導入後から平均在院日数が急激に短縮した。

合併症の導入前の平均在院日数は平成9年では123日で，平成10年には70日と減少し，平成11年には79日となった。導入後の平成12年は71日，平成13年は77日と横ばい状態であったが，平成14年には55日と減少した。

手術患者は導入前の平成9年が121日と合併症の平均在院日数とほぼ同じであったが，平成10年には39日，平成11年には48日となり，導入後の平成12年は58日とやや増加したものの，平成13年は17日，平成14年には36日と減少した。

6）精神科診断

全入院患者の診断は，導入前の平成9年は統合失調症圏が42.5％（54名），気分障害圏が33.9％（43名）であったが，

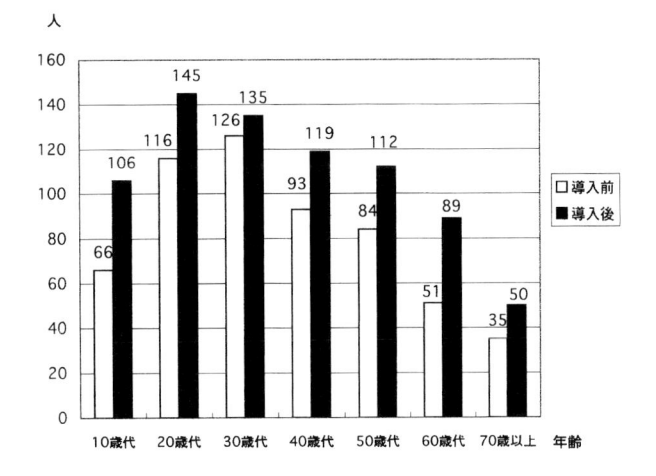

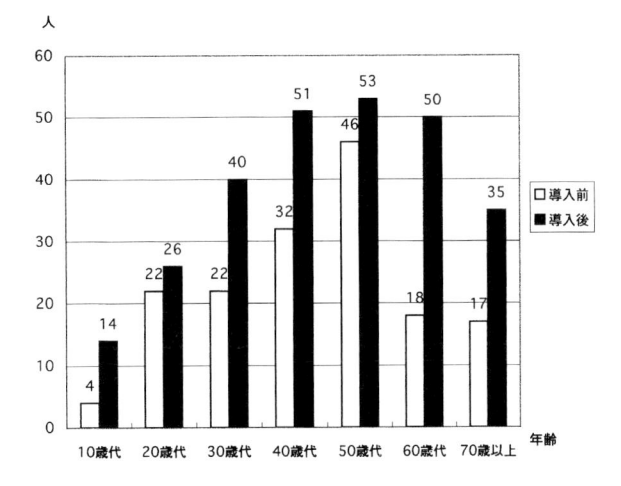

図12-4　導入前・後各3年間の年齢分布
上段が全入院患者の年齢分布を示し，下段は合併症患者の年齢分布を示している。

平成10年頃から導入後3年間も含め，統合失調症圏および気分障害圏が約30％を占め，平成14年は統合失調症が30.1％（83名）で，気分障害は28.7％（77名）であった。

合併症の精神科診断は，導入前・後の比較では，導入前3年間では161名のうち統合失調症が42.2％（68名），気分障害が32.2％（52名），てんかんが5.6％（9名），症状性を含む器質性精神障害と精神作用物質使用による精神および行動の障害がともに5.0％（8名），成人の人格および行動の障害が4.3％（7名），神経症性障害が3.1％（5名），生理的障害および身体的要因に関連した行動症候群と精神遅滞がともに1.2％（2名）の順に多かった。

導入後3年間では，269名のうち統合失調症が36.8％（99名），気分障害が31.6％（85

名), 症状性を含む器質性精神障害が10.4％（28名), 神経症性障害5.9％（16名), 精神作用物質使用による精神および行動の障害が5.2％（14名), 生理的障害および身体的要因に関連した行動症候群4.5％（12名), てんかん3.3％（9名), 成人の人格および行動の障害が1.5％（4名), 精神遅滞が0.7％（2名) の順に多かった。上位2疾患の順位に変化はないが, 導入後3年間には症状性を含む器質性精神障害や神経症性障害が導入前3年間に比し順位を上げている。

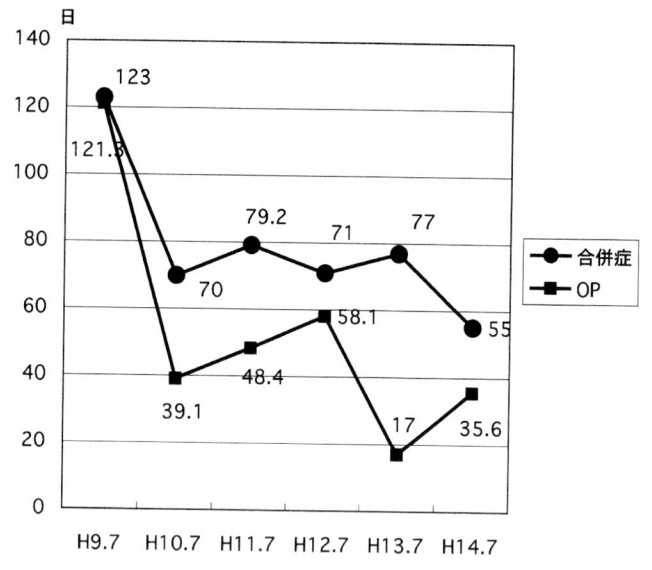

図12-5　合併症および手術患者の平均在院日数

手術した患者の精神科診断は, 導入前・後とも統合失調症圏が最も多く, 次いで気分障害が多かった。統合失調症は導入前3年間が64.2％（34名）で導入後3年間は64.5％（49名）であった。気分障害は導入前3年間が11.3％（6名）で導入後3年間が13.2％（10名）であった。導入前3年間に神経症性障害が5.7％（3名）であったが, 導入後3年間には0％になった。その他の精神遅滞, 症状性を含む器質性精神障害, てんかんなどが導入前3年間に18.9％（10名）で導入後3年間が22.4％（17名）であった。

7）入院形態

全入院患者では導入前・後とも任意入院が最も多く, 次いで医療保護入院が多かった。導入前3年間は任意入院が64.8％（370名), 医療保護入院が33.1％（189名), 措置入院は1.4％（8名), その他（自由入院や鑑定）が0.7％（4名）で, 導入後3年間の任意入院が68.3％（516名), 医療保護入院が29.2％（221名), 措置入院が2.5％（19名）の順であった。導入後3年間は導入前3年間に比し任意入院が増加し, 医療保護入院が減少した。

合併症では導入前・後とも任意入院が最も多く, 導入前3年間が51.6％（83名）で, 導入後3年間が54.3％（146名）であった。医療保護入院は導入前3年間が42.9％（69名）で, 導入後3年間は39.4％（106名）であった。措置入院は導入前3年間が4.3％（7名), 導入後3年間が6.3％（17名）であった。

各入院形態に占める合併症の比率は, 任意入院では導入前3年間が22.4％で, 導入後3

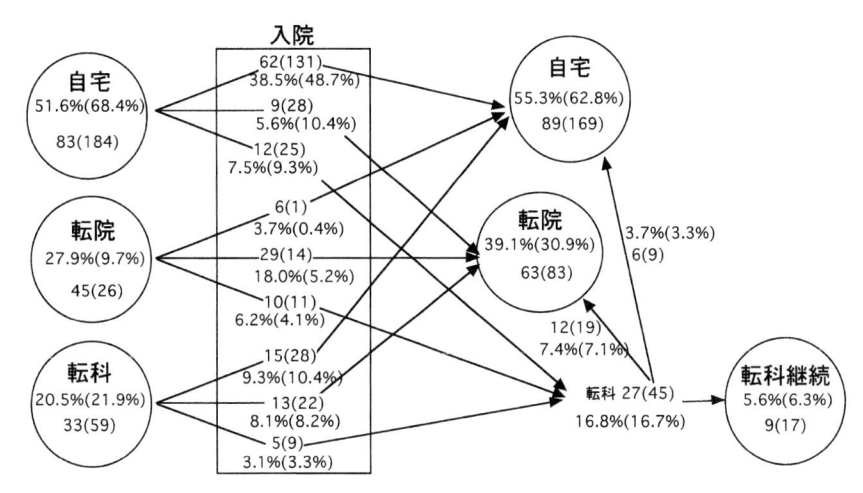

図12-6 導入前・後各3年間の合併症患者の入院経路および転帰

数字およびパーセントは，導入前・後の順に記載し，括弧内が導入後を示す．

年間が28.3％，医療保護入院は導入前3年間が35.5％に対し導入後3年間は48.0％と著明に増加し，措置入院では，導入前3年間が87.5％で導入後3年間が89.5％であった．

手術した患者の入院形態は，導入前3年間の任意入院が49.1％（26名），医療保護入院が41.5％（22名），措置入院7.5％（4名），その他1.9％で，導入後3年間は任意入院が46.0％（35名），医療保護入院39.5％（30名），措置入院が14.5％（11名）であった．各入院形態の合併症に占める手術の割合は，任意入院が導入前3年間は31.3％で導入後3年間が24.0％，医療保護入院では導入前3年間が31.9％で導入後3年間が28.3％，措置入院は導入前3年間が57.1％で導入後3年間が46.7％となった．導入後3年間には自由入院はなく鑑定入院は行っていない．

8）入院経路および転帰（図12-6, 7）

急性期病棟の施設基準では，「1，1カ月の当該病棟入院料を算定した患者の延べ入院日数のうち4割以上が新規入院の延べ日数であること，2，新規患者のうち4割以上が入院日から起算して3カ月以内に在宅に退院すること」という条件がある．そこで今回の急性期病棟の合併症調査では，自宅からの入院と自宅への退院が重要であるため，今回は紹介入院であっても自宅か否かを重点に置き検討した．

当科では合併症を含めた全患者の検討で，2つの条件を常時70％程度で推移しているため，新規患者のほとんどが在宅へ退院している．

合併症の入院経路は，導入前・後とも自宅からの入院が最も多く，導入前3年間が51.6％（83名），導入後3年間が68.4％（184名）であった．しかし転院または転科では，導入

124　II部　入院治療

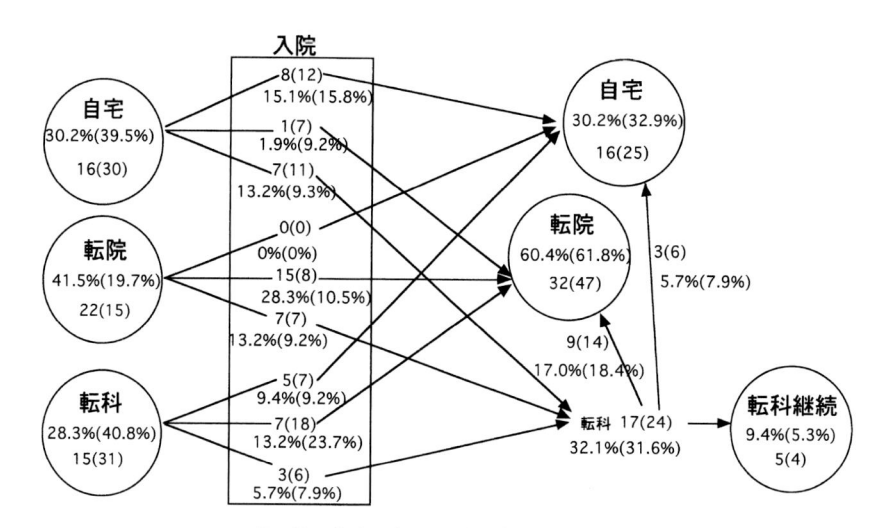

図12-7　導入前・後各3年間の手術患者の入院経路および転帰
数字およびパーセントは，導入前・後の順に記載し，括弧内が導入後を示す。

　前3年間が転院27.9％（45名）＞転科20.5％（33名）であったのに対し，導入後3年間には転科21.9％（59名）＞転院9.7％（26名）と導入前後で転院転科の割合が入れ替わった。
　合併症の転帰は導入前3年間の自宅退院は55.3％（89名），転院が39.1％（63名），転科が5.6％（9名）であった。導入後3年間は自宅退院が62.8％（169名），転院が30.9％（83名），転科は6.3％（17名）となり，自宅への退院比率が増加した。
　手術目的の入院経路では，導入前3年間の自宅が30.2％（16名），転院が41.5％（22名），転科は28.3％（15名）であったのに対し，導入後3年間が自宅が39.5％（30名），転科が40.8％（31名），転院が19.7％（15名）と減少し，導入後3年間で転科と転院が入れ替わった。
　手術患者の転帰は，導入前3年間の自宅退院が30.2％（16名），転院が60.4％（32名），転科は9.4％（5名）で，導入後3年間は自宅退院32.9％（25名），転院が61.8％（47名），転科が5.3％（4名）であった。

IV．包括医療と医療経済（図12-8，9，表12-3）

　図12-8に入院稼働額の推移を示す。入院患者数および入院稼働額は，導入直前の平成11年を100％とすると，導入直後の平成12年の患者数は100.4％，稼働額が101.8％の微増にとどまり予想に反した結果となった。導入2年目の平成13年には患者数は116.4％で約16％増となり，稼働額は118.5％と導入前3年間に比し18.5％増であった。これは新規患者数の増加と入院期間が2カ月以上3カ月未満の患者が増加し効率よく治療が行われた結

第12章 大学病院精神科急性期治療病棟における合併症治療の現状と課題　125

図 12-8　年度別の月別入院稼働額

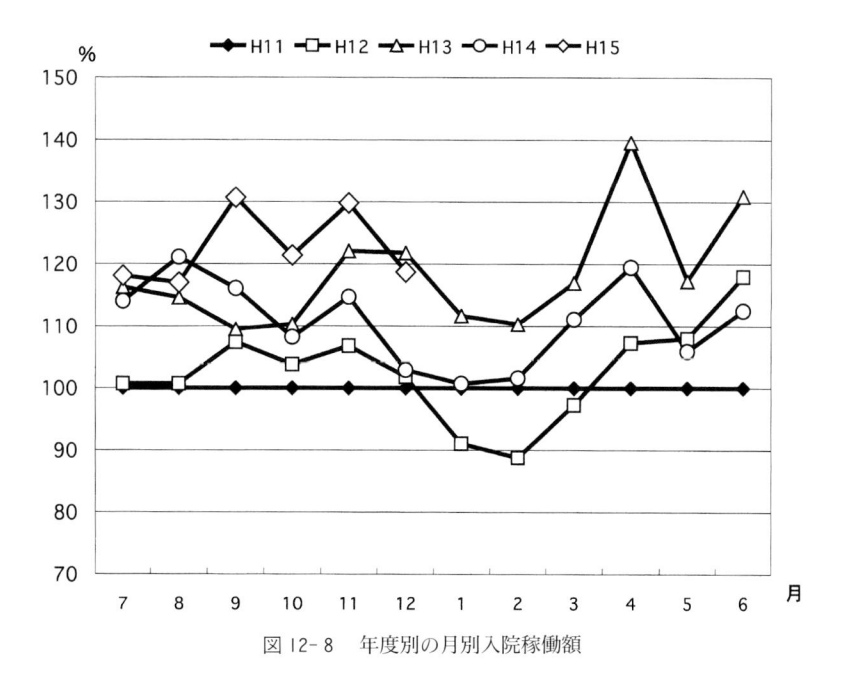

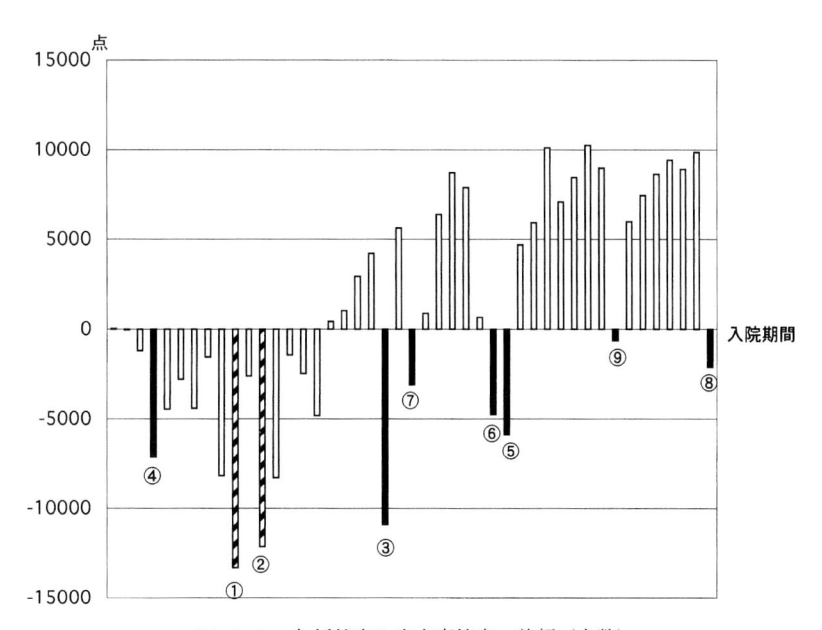

図 12-9　包括算定と出来高算定の差額（点数）

平成15年6月に当科に入院していた包括算定の患者を出来高算定に計算し直し，その差額を棒グラフで示した。棒グラフの白は非合併症，黒は合併症，斜線は検査入院を示す。番号はマイナス金額の多い順に示している。

126 II部 入院治療

表12-3 包括算定より出来高算定が高額になった患者

番号	包括算定	出来高算定	差 額	入院期間	精神科診断	合併症・検査等
①	22305	35615	−13310	13	統合失調症	てんかんの精査
②	33800	45945	−12145	20	痴呆	検査
③	71550	82447	−10897	30	統合失調症	悪性症候群
④	8525	15641	−7116	5	統合失調症	子宮癌手術,移転癌疑い
⑤	50700	56570	−5870	30	せん妄	前立腺癌
⑥	53410	58164	−4754	30	摂食障害	低栄養状態,甲状腺機能低下,糖尿病
⑦	50550	53641	−3091	30	統合失調症	全身管理
⑧	72150	74259	−2109	30	せん妄	腎癌,第1頸椎破裂骨折,高血圧,糖尿病
⑨	40277	40931	−654	30	統合失調症	腎不全

番号	薬 剤	CT	MRI	SPECT	シンチ	画像等	採血等	点滴等
①	630	656	1318	8456		969	3515	11399
②	1855	656	1318	8456		2466	3890	
③	1488			8456		6559	7770	2369
④	423				5144		1925	
⑤	7788			6515		8267	6535	
⑥	4044					1745	5870	10138
⑦	1378			6513			4950	
⑧	5718	1106					5640	5579
⑨	7257						4825	2444

平成15年6月に当科に入院していた包括算定の患者を出来高算定に計算し直し,その差額がマイナスの患者のみ示した。包括算定,出来高算定,差額は診療報酬の点数で示した。

果,収入が増えたものと考えられる。

　導入3年目には,患者数は119.1％であったものの,稼働額が110.7％に留まり,患者数の増加率に比し稼働額の伸びが悪かった。

　そこでその原因を検討するために平成15年6月の1ヵ月間に入院していた包括払い対象患者45名の診療報酬を出来高払いに計算し直し,包括払いと出来高払いの差額を患者ごとに比較した(図12-9)。図12-9の中の番号は合併症および検査入院の患者を示し,表12-3に診断名,合併症および検査等の診療報酬を点数で示している。図の番号は差額の高額な順に表示した。

　入院1ヵ月までは非合併症,合併症および検査入院の何れも包括払いより出来高払いの方が高額になっている。2ヵ月目以降3ヵ月以内は,非合併症は全症例とも包括の方が高額となった。しかし合併症は出来高の方が高額となり,急性期病棟での合併症治療は明らかに収

入減に繋がっている。

　以下に差額が高額になった要因を述べる。①の患者は検査目的の入院で，高額な検査や処置は，SPECT，その他の画像，頻回の採血，さらに点滴などによる。②の患者は，痴呆の精査入院で，SPECT，MRIやその他の画像，採血を施行した。③の患者は，悪性症候群で入院しSPECT，その他の画像，採血や点滴などを施行した。④の患者は，子宮癌の手術目的で入院したが，手術料は別途算定できるものの転移の精査のためのシンチや採血などは算定できずマイナスになった。⑤の患者は，前立腺癌の治療中にせん妄状態となり転院してきた患者だが，せん妄の原因検索としてSPECT，その他の画像や採血を施行，さらにせん妄の治療として薬剤などによる。⑥の患者は，重度の摂食障害で30 kgを切る低体重のため，点滴，採血および薬剤などによる。⑦の患者は，統合失調症で昏迷状態が続き，原因精査のためSPECTや採血などを施行した。⑧の患者は，腎臓癌の治療後にせん妄状態になり，合併症が多いため採血，点滴や薬剤を施行した。⑨の患者は，統合失調症で腎不全を合併し，尿路系感染症を呈し検査治療を行い，さらに透析導入までの検査・治療のため高額となった。

　これらの結果を学会などで報告して来た甲斐あって，平成18年4月からの厳しい診療報酬改定のなかで，入院30日以内の場合は1,900点に増額となった。

V．考察

　精神科の合併症治療ではFavaら[2]が「入院治療を必要とする精神疾患と身体疾患を合併し，精神科病棟もしくは身体科病棟のいずれかでは十分な医療を提供することができない患者への診療を行うユニット」と定義したMedical Psychiatry Unit（以下，MPU）が知られている。アメリカでは1992年にはMPUが22カ所運営されており[10]，国内では立川病院が1991年から開設され現在も活発に診療が行われている[15~17]。また東京都では精神科患者合併症医療事業[19]を行い，ブロック別に分けて都立病院，公的病院[15~17]や大学病院[22]も含めた複数の病院が参加している。しかし東京都以外では，福岡県も含め各地域ではいまだ合併症医療については，ほとんど整備が不十分のままであろう。そこで合併症の専門システムをどのように構築するのかなど検討すべきであり，最近では厚生科学研究などによる佐藤の報告がある[18]。それによると総合病院に併設する精神病棟でも個室数，パイピング設置病床数，医師配置数などの面で必ずしも十分ではないが，合併症患者は精神科診断名，精神症状，身体合併症のタイプなどにおいて多岐にわたっていた。さらに合併症治療は総合病院精神病棟をおいて他に中心的役割を果たしうる診療施設は想定できないと報告している。当科も精神病床60床に対しパイピング設置病床が4床しかなく，かつ合併症は多岐にわたっており，同様の結果であろう。このような現状を踏まえた上で，当科における合併症治療の現

状と問題点を考察する。

1. 当科以外の大学病院全体における合併症治療の現状
1) 病院全体からみた精神科の診療状況

　当院に6カ月間に入院した患者数7,723名のうち精神科病名を併記された患者が5.8％（450名）を占めたことについて，我々が予想した以上に多かった。とくに精神科病名の内訳では，気分障害26.2％（118名）と最も多く，神経症性障害17.1％（77名）であった。気分障害については，もともと気分障害があって身体科に入院しているのか，身体疾患を病むことでうつ病などを発症したか詳細に検討はしていないが，うつ病または抑うつ状態の患者を身体科でも十分に診療できていると思われる。また，神経症性障害についても同様であろう。しかし現実的には，今回の結果以外にも精神的に病む患者が存在している可能性が推察される。よって身体科に精神科的問題を抱える患者がどの程度入院しているか把握できたことは，今後のリエゾン活動を行うにあたって，精神科関連患者の早期発見早期治療，予防や啓蒙活動に役立つものと思われる。

　睡眠障害は14.2％（64名）で不眠症が20名であったが，それ以外の44名は当科及び身体科11科と共同で行っている睡眠時無呼吸症候群などを専門に診療する睡眠医療外来を通した一般病棟への検査入院であり，特別病棟を間借りして行われている。この検査入院は，クリニカルパスで行われ，患者のニーズが高いため今後も増加する可能性があり，特定機能病院としての平均在院日数の短縮化に十分貢献している。

　統合失調症が自殺企図以外の目的でどの程度身体科に検査や治療入院しているか検討したところ，統合失調症7.3％（33名）のうち27.3％（9名）が当科から転科した患者で，72.7％（24名）は単科の精神科病院または当科外来から身体科に直接入院し治療が行われていた。また同時期の6カ月間で当科に入院した統合失調症の合併症が35名であることを考えると，身体科でも精神病患者の受け入れが，徐々にではあるがスムーズに受け入れられているものと思われる。このことは昭和58年から現在まで脈々と続けられてきた「御用聞き」スタイルのコンサルテーション・リエゾンサービス[5,21]の成果が大きいものと思われる。

　しかし，統合失調症の合併症が身体科において満足のいくほど十分なケアを受けていないという事実は，反面で当科のスタッフの合併症に対するチーム医療の必要性，プロ意識やモチベーションを高める要因となっている。合併症が当科へ入院しやすくなったことは，身体科への合併症入院の促進にブレーキがかかっている可能性も否定できない。しかし現在は身体科に転科した精神病患者は，身体科の主治医や指導医と相談し，当科の病棟医が共診する体制が整っており，これに加え，リエゾンも身体科医への地道な啓蒙を継続することで，身体科への精神障害者の入院が少しずつ促進できるものと考えている。いずれにしても地道な努力が必要である。

てんかん患者が精神科以外で7.6％（33名）入院していたのは，脳神経外科や小児科がてんかん診療も行い，てんかん外科治療において当科のてんかん専門医2名が共診している結果である。さらに充実したてんかん治療が行われつつあると思われる。

2）救命センターについて

救命センターでは，6カ月間に搬入された患者のうち7.3％が精神科関連であり，気分障害の自殺企図が目立っている。マスメディアでは「不況」「いじめ」など一元的な要因を声高に伝えているが，自殺の危機は，その人のおかれた環境，性格傾向，家族背景，精神疾患，生物学的要因，時代の風潮などが複雑に絡み合って生じていると考える。よって今後はさらに精神科医の役割が重要で期待されるだろうし，充実した日々の外来および入院治療のみならず，自殺予防の啓蒙を行っていく必要がある。

外来紹介で精神科医が往診する他に毎週1回のリエゾンを行っている。卒後臨床研修制度が開始される前には，精神科の研修医がローテーションで救命センターを研修しており，精神科関連の患者を担当して当科や他院へ転科・転院等の窓口となっていたのが状況である。しかし卒後臨床研修制度が開始されてからは救命センターの指導医が転科・転院のマネージメントを行っている状況である。よって現在も自殺企図患者のみならず救命センターには精神科医の積極的な介入が求められている。

2．合併症について
1）当科の合併症統計

全入院患者は平成9年が127名に対し，平成14年には268名と約2倍になっている。合併症は，導入前の平成9年が35名だが，導入後の平成14年には101名と約3倍に増加した。その結果，平均在院日数も平成9年が123日から平成14年には55日へと減少した。これは合併症治療で転院・転科してきた患者の急性期病棟算定が1カ月と限定されていたことや，身体科での各疾患に対するクリニカルパス導入による平均在院日数の短縮効果の影響もあると思われる。また合併症予約の増加に伴い，転院元や転科先との綿密な連携が行われ，手術などの処置後に安定すると同時に早急な転院や退院を行っているためであろう。これは転院元や転科先の積極的な協力や，退院後の身体科での十分な外来治療なしには実現不可能であったと思われる。当科は昭和4年から開設されており，歴史が古いため同門関係者が開設する単科精神科病院を多く抱えており，諸先輩からの合併症患者の依頼が多く，また転院に際してなど惜しまず協力をしてくださることも1つの要因と考える。

合併症疾患は導入後3年間には消化器系，脳・神経系や外傷・中毒・事故などの順に多く，角田ら[9]や木村ら[11]の報告とは異なっていた。しかしいずれにしても当科の合併症は身体疾患の数も増加し多岐にわたっている。できるだけ地域や患者のニーズに応じ，精神疾

患,老若男女,合併症のすべてを可能な限り引き受ける努力を行っており,徐々にその成果が現れているであろう。これらのことから合併症ベッドが60床中3もしくは4床しか使用できないことを踏まえると,主治医,指導医および看護師は合併症に十分対応してきたと思われる。当科での治療は薬物・精神療法に加え,1週間のスケジュールに組み込まれたスタッフミーティング,集団療法や作業療法なども行っており[7],スタッフは非合併症と合併症との仕事の質や量およびリズムの違いをうまくこなしてきたようだ。今後もスタッフが疲弊しないように,お互いを支え合うような職場風土を築いていく工夫が必要であろう。

　合併症分類では,手術目的の合併症に占める割合は導入前・後でほとんど変化はないが,内科的治療は若干増加した。内科的治療の増加の原因の1つとして,60歳以上の高齢者の入院の増加が考えられる。年齢別でみると,導入前3年間に比べ導入後3年間では60歳以上の合併症およびせん妄が2倍以上に増加しており,当科においても精神障害者の高齢化を反映していると思われる。せん妄は日々の外来診療やリエゾンにて治療を行っているものの,身体科では管理困難な興奮が激しいため身体疾患治療に影響を及ぼす患者が当科に入院してくる。この現象に対してさらに十分な対応ができるように研修医や看護師への教育もさることながら,身体科でせん妄の治療が行えるように診療し教育していくことが必要だと思われる。

　合併症の精神科疾患のうち統合失調症は導入前3年間が42.2％で導入後3年間が36.8％で,導入後には割合が低くなっていた。古塚ら[4]は33.3％,角田ら[9]は30.1％という報告と比べるとまだ若干高い傾向にある。

　2）入院形態

　入院形態から見ると,福井ら[3]の報告や当教室の木村らの平成5～7年のデータ[11]とは異なり,平成9～14年の導入前・後でも強制入院より本人の同意による任意入院が増加している。当科の近年の入院患者数の著明な増加をみれば,主病名が精神疾患名であり身体科で受け入れられないほどの精神症状を呈する患者のほかに本人の同意でも入院する合併症患者も受け入れているといえる。これは可能な限り時間をかけ本人の同意を得て閉鎖病棟に入院していただくように努めているためでもあろう。

　各入院形態別に合併症をみてみると,措置入院では医療保護入院や任意入院と比し合併症の比率が高い。また医療保護入院の合併症も増加している。これらは措置指定病床を許可されかつ合併症を診る病院が少ない現状と公的病院や総合病院などで合併症を診る十分な設備の整った病棟構造を持たないことやマンパワー不足も反映している可能性がある。

　3）合併症の入院経路および転帰

　入院経路と転帰においてとくに変化の目立った点について考察する。入院経路の当科に転

院した患者に関していえば，導入前3年間が27.9％（45名）に対して，導入後3年間は9.7％（26名）と減少した。しかし転帰で転院した患者は，導入前3年間が39.1％（63名）で導入後3年間が30.9％（83名）と導入後が急激に増加した。その理由は，自宅から入院した患者の28名と転科してきた患者の22名とすべての入院経路から転科に至った患者のうち19名の合計69名が転院したからである。自宅から入院した184名のうち131名が自宅へ退院したが，その他の28名が転院，25名が転科した。このことから自宅から入院した患者が合併症のために自宅へ帰れない現状が浮き彫りにされた。この背景に導入後3年間の合併症のうち60歳以上の高齢者が増加したことがあげられる。

入院形態別にみた合併症の比率で医療保護が導入後3年間に急増していることや，措置入院に占める割合も増加していることから考えると，当科で精神症状が重症で合併症を持つ患者を多く診ていることが容易に想像できる。導入前3年間には転院してきた患者45名のうち64.4％（29名）が，導入後3年間の26名中53.8％（14名）が転院元に帰っており，原則として紹介元へ転出させる約束事がどうにか達成されている。

転科してきた患者でも，導入前・後各3年間とも約40％が転院している。導入後3年間では転院および転科してきた患者を合計すると31.6％（85名）存在しており，精神科に入院しなければならない合併症患者はやはり転院せざるを得ない状況である。

手術患者の入院経路は，導入前3年間は転院してきた患者が41.5％（22名）と最も多かったが，導入後3年間には19.7％（15名）と減少し，自宅や転科からの入院が増加した。自宅からの入院患者が増加した理由として，当科外来受診中の患者とクリニックなどに通院中の患者も含まれていたためである。また転科にて入院した患者が増加した原因として，直接身体科に入院していた患者と術後に当科へ再転科した数も含まれていたためである。

手術患者の転帰では，術後に転院する患者が最も多く，導入前3年間が60.4％（32名）で，導入後3年間が61.8％（47名）であった。導入後3年間の入院経路の転院が15名であったのに対し，転帰では転院が47名に増加した原因として，転科してきた患者の31名のうち18名が転院し，手術後に当科に再転科し転院した患者14名も含まれていることも一因であろう。合併症の転院先が転院元に約60％前後もどっているのと同様に，手術のために転院してきた患者の約60％は転院元にもどっており，ある程度満足できる結果であろう。

4）合併症のまとめ

今回の調査から増加する合併症を考えると，ハード面において限界があり入退院を円滑にする工夫や，研修医やスタッフの合併症教育など山積している。当科での入院報告書や毎朝の師長が作成する入院状況一覧表をもとに外来入院担当医と病棟医長が連携をとり，合併症の治療状況を随時情報交換することで以前に比し合併症の入院が促進されている。しかし現時点ではときに合併症入院に2～3週間程度の待ち時間を要することもあり，やはり患者や

地域のニーズに十分応えられていないのが現実であろう。幸いなことに市内には当院と同規模の総合病院が1次救急を行っており，合併症治療は自然に役割分担ができているように思える。行政も合併症治療を充実させる努力はなされてきているが，全国的にみると不十分であるし今後の早急な行政の対応や医療体制の整備が必要であろう[4,9,12,13,18~20,22]。

VI．医療経済的視点

　急性期病棟は包括算定されるため，各種検査や薬物などはすべて包括に含まれる。平成14年4月の医療費改定で，手術，麻酔および放射線治療に係わる費用が別途算定できるようになった。しかし手術前後の検査や処置，画像診断を含めた各種検査は包括されたまま改訂されなかった。このような基準で行われる診療について考察してみた。

　入院稼働額および入院患者数は，導入前の平成11年を100％とすると，導入直後の平成12年の患者数は100.4％，稼働額が101.8％の微増にとどまり予想に反した結果となった。その要因には，新規入院患者ではない入院患者や3カ月を超える患者など急性期算定外の患者が多かったこと，次に合併症患者の術前検査，術後処置・検査等が包括医療に含まれており，ほとんどの場合高額なマイナスとなっていた。

　導入2年目の平成13年には導入前に比し患者数は約16％増で，稼働額は18.5％増であった。これは新規患者数の増加と入院期間が2カ月以上3カ月未満の患者が増加し効率よく治療が行われた結果，収入が増えたものと考えられる。

　導入3年目には，患者数は19.1％増だが稼働額は10.7％増にとどまった。これは表12-3に示したような検査入院や合併症の治療に加え，平均在院日数の低下がマイナス要因となったと思われる。

　急性期治療の1カ月目はすべての患者において検査や薬物投与するため出来高払いの方が高額になるという結果になった。労多くして功少なしの感が拭えない。急性期病棟では，合併症患者の手術のための術前検査や術後処置，さらに術後検査などの診療報酬が包括されている。このことについては石田らが，医療経済の視点から急性期病棟で合併症患者が増えることは赤字が増え，経営が成り立たなくなることを指摘した[6,7]。画像診断を含めた諸検査は急性期病棟に入院してくる患者の治療には不可欠であり，採算性を度外視しして検査されている。

　また，合併症が一般診療科の平均的な入院診療報酬に比し低額であることは，厚生科学研究でも報告されている[18]。これは総合病院などにおける急性期治療を促進させることに対してマイナス効果であり，急性期治療や合併症治療を行う総合病院にとって，濃厚な合併症医療に対する診療報酬の早急な是正が必要であろう。

Ⅶ．卒前卒後教育について

　大学病院は高いレベルの臨床，教育，研究機関である。急性期病棟を3年経過してもやはり入退院の回転が速いため，研修医や指導医は非合併症や合併症の治療に加え，心理教育ミーティングなどの集団療法，入退院カンファランスの準備，各種診断書や書類書き，レクレーションや検査などにおわれ多忙な日々を送っている。そのようななかで指導医とともに学生の指導も行っている。我々は厚生労働省のいう機能分化として急性期治療や合併症の機能強化を行ってきたものの，卒前卒後教育がどの程度行われるのかが危惧された。そこで平成13年に卒後研修マニュアル作成委員会を設置し平成15年春にバージョン1が完成した。これは当科の特性に準じたものであり，精神科の基本的理念，急性期医療，入院時の対応・検査・薬物療法などにはじまり，危機管理，各疾患の診断治療，心理・社会的アプローチ，精神科リハビリテーション，精神保健福祉法，虐待やドメスティック・バイオレンスに関する法律，福祉を含めた広範囲な構成になっている。できるだけすべてを網羅するために上級医師，看護師，作業療法士，臨床心理士，精神科ソーシャルワーカーで分担して作成した。今後は平成16年度から開始される卒後臨床研修制度により研修医が精神科を短期間ローテートするが，教育する側の内容について充実したシステム作りが必須であり，そのためにもこの当科独自の卒後臨床研修マニュアルのバージョンアップが随時必要となる。

　卒後臨床研修期間に精神科で急性期治療を体験し合併症に関わることは，精神科患者に対する偏見のない治療ができる医師を育成する機会であり，精神医療にとって大きな前進になる[1]。

　また当科では合併症の知識を習得する努力と他科との円滑な連携をとることができるスタッフを育成する必要がある。大学病院は総合病院のなかでも"充実した診療ができる"ことが大前提であり，今後さらに研修医教育も含め，合併症治療に積極的に取り組むことが重要な課題であろう。

Ⅷ．精神医療改革の動向

　厚生労働省の精神保健福祉対策本部は，普及継発，精神病床等，在宅福祉・地域ケア等の3つの検討会を立ち上げた[12,13]。その中間報告において精神医療改革では，「精神病床等に関する検討会」での重要施策として，ア．精神病床の機能分化を図り，急性期医療の充実，専門病床の整備等を進めることにより，入院医療の質を向上させる，イ．精神科救急体制を含めた地域ケアの体制整備を進める，ウ．病床の機能強化を推進し，より良い精神医療を確保するため，人員配置の見直しを含めて精神病床数の減少を促す，の3つを掲げている。こ

の報告書に照らし合わせると，大学病院を含めた総合病院のあり方は，急性期医療，救急体制，合併症を含めた専門病床と機能強化などのいずれかを取り入れる必要があることは容易に想像できるであろう。とくに急性期医療と合併症治療においては地域での大学病院としての役割を再認識させられた。しかし従来の精神疾患を急性期から慢性期やリハビリテーションまで学ぶことも重要であり，合併症治療や精神科救急とのバランスのよい教育が必要になってくるであろう。

IX．むすび

　精神科において合併症治療を積極的に行おうとすると未だ身体科との折衝を必要とする場合が多く，精神科患者への偏見がいまだ根深く残っていることは否めない。平成5年度の厚生科学研究におけるアンケート調査では，単科精神科病院入院中の精神障害者に重度の合併症が併発したさいの精神科医の苦労が読み取れる[14]。合併症治療を各病院任せにしてきた現在，どの程度合併症医療が改善したのであろうか。

　今回の報告のように合併症は多岐にわたっており，それらに十分対応できる病棟構造や人材育成も必要である。実際，当科も含め全国の大学病院や総合病院の既存の病棟構造では，どの程度合併症治療を積極的に取り組めるか疑問である。総合病院である大学病院が積極的に急性期治療や合併症治療に取り組むためには，構造上の問題と医療経済的問題を早急に改善しなければ機能強化は望めないであろう。

　当病棟の入院患者が，老若男女，各種疾患が混在するなかで合併症も診ている特性から，当科での合併症治療を野村ら[15~17]や山梨ら[22]の報告しているMPUと単純には比較検討はできなかったが，わずかでもMPU化してきつつあるのは事実であり，今後は当院での合併症治療の方向性をMPUも視野に入れて模索する必要がある[19]。

　今回の結果から，精神疾患，合併症，地域医療，リハビリテーションなども含めた医学教育を充実し，今後も求められる地域での大学病院の役割を再認識しなければならない。これらを踏まえ新病棟建築に向けて設計中であるが，合併症病床や個室の酸素や吸引などの設備を充実させたいと考えている。

　本論文の一部は第56回九州精神神経学会（2003年11月，久留米）のシンポジウムにて発表した。

文献

1) 飛鳥井望：コミュニティ精神医療を支える精神科救急・急性期医療，精神科治療学，11 (12)；1245-1251, 1996.

2) Fava, G.A., Wise, T.N., Molnar, G. et al.：The Medical Psychiatry Unit： a novel psychosomatic approach. Psychother. Psychosom., 43；194-201, 1985.
3) 福井靖人，桂川修一，黒木宜夫ほか：精神障害者の合併症医療―精神科を有する総合病院調査より―，総合病院精神医学，7；95-0102，1995.
4) 古塚大介，栗岡政典，小出誠司，鍵本伸明，大石聡，勝元栄一，尾崎宣洋，切池信夫，山上榮：大学病院精神科に入院中の身体合併症患者，39 (3)；327-331，1997.
5) 堀川公平，中村純，上妻剛三，他；久留米大学病院におけるコンサルテーション・リエゾン精神医学の実際―「御用聞き」的発想に基づく試み，精神経誌，87；282，1995.
6) 石田重信，田中みとみ，丸岡隆之，野瀬巖，前田久雄：大学病院における急性期病棟をめぐる諸問題，臨床精神医学，30 (10)；1183-1190，2001.
7) 石田重信，恵紙英昭，田中みとみ：大学病院における精神科急性期治療病棟のインパクト，こころの臨床ア・ラ・カルト，22 (1)；31-36, Mar. 2003.
8) 恵紙英昭，田中みとみ，丸岡隆之，後藤直樹，小鳥居望，大江美佐里，近間浩史，前田久雄：久留米大学病院における急性期治療病棟の運営，精神科救急，(8)；70-77，2005.
9) 角田貞治，中島節夫，三浦貞則：精神科合併症医療の現状と問題点，Jpn J Gen Hosp Psychiatry (JGHP), 7 (2)；186-193，1995.
10) Kathol, R.G., Harsh, H.H., Hall, R.C.W., et al.：Categorization of types of medical/psychiatry units based on level of activity. Psychosomatics, 33；376-386,1992.
11) 木村義則，向笠浩貴，前田正治，橋爪祐二，中山祐，前田久雄：久留米大学病院精神科入院統計―身体合併症患者の入院状況を中心に―，精神科治療学，13 (4)；485-490，1998.
12) 厚生労働省「精神病床等に関する検討会」議事録，2003年9月.（http：//www.mhlw.go.jp/shingi/2003/09/txt/s0909-2.txt）
13) 厚生労働省　精神保健福祉対策本部中間報告，2003年5月.
14) 黒木宜夫，守屋裕文：精神科における身体合併症の現状，日精協誌，13；935-945，1994.
15) 野村総一郎，中村誠，松平順一：我が国におけるMedical Psychiatry Unit（MPU）の経験から，精神医学，34；1129-1135，1992.
16) 野村総一郎，重村淳，桑原達郎，木村淑恵，三賀史樹，横山章光：身体合併症治療困難例からみたMPUの意義と問題点，精神医学，40 (4)；375-380，1998.
17) Nomura S., Shigemura J., Nakamura M.：Evaluation of the first medical psychiatry unit in Japan. Psychiatry Cli. Neurosci., 50；305-308, 1996.
18) 佐藤茂樹：総合病院における精神障害者の身体合併症医療の現状と今後のあり方に関する研究，精神障害者等が快適に安全に生活するためのインフラの整備に関する研究―身体合併症，アメニティ，身体的健康度とQOLについて―，主任研究者：渡邊能行厚生科学研究，平成13年総括・分担研究報告書，2002年3月.
19) 重村淳，野村総一郎，上村秀樹，桑原達郎：日本におけるmedical psychiatryの現状と課題，精神科治療学，7 (12)；1493-1498，2002.
20) 武田龍一郎，三山吉夫：精神障害者の身体合併症への対応―医科大学精神科の現状―，精神医学，41 (5)；547-552，1999.

21) 辻丸秀策, 向笠広和, 中村純, 前田正治, 中村桂, 有吉祐, 児玉英資, 恵紙英昭：久留米大学病院における「御用聞き」的リエゾンの現状と動向, 精神科治療学, 17 (5)；551-555, 1992.

22) 山科満, 馬場元, 川又大, 井上雄一, 荒井稔, 新井平伊：東京都精神科患者身体合併症医療事業に参加して―大学附属病院における精神科病棟の一役割―, 精神科治療学, 17 (7)；897-903, 2002.

第13章

大学病院の精神科急性期治療病棟における時間外電話対応及び受診状況

恵紙　英昭　　金原　伸一　　鮫島　達夫　　田中みとみ　　小鳥居　望
後藤　直樹　　大江美佐里　　丸岡　隆之　　本岡　大道　　橋爪　祐二
前田　久雄

キーワード：時間外電話対応，時間外受診状況，時間外対応綴り

I．はじめに

　精神科急性期治療病棟（以下，急性期病棟）の算定対象となる患者の基準のなかに，「入院する前3月間において保健医療機関の精神病棟に入院したことがない患者」，つまり新規患者の規定がある。病棟を運営するにあたり重要なポイントは，いかにこの新規患者を確保することにある。言い換えれば，現在退院して通院中の患者が，最低でも3カ月間は外来通院可能な精神状態にすること，つまり再燃させない努力が必要になる。

　退院して間もない患者が夜間に病棟に電話したり受診したりすることも多い。図13-1に示すように，患者本人・家族・救急隊などからの電話は時間外には直接病棟に電話が転送される。看護師が電話の取り次ぎを行うが，状態によって当直医が対応をする。治療やアドバイスの判断に迷った場合には宅直している精神保健指定医に連絡をして対応している。しかし当直医は，患者が電話相談や受診したことを当直日誌には記載しているものの，その内容は簡単すぎる場合が多い。また医局員全員が毎日当直日誌を確認することは不可能である。各医師が日常の診療におわれて，当直医が前日に受診した患者の状況を外来主治医に説明し損なう可能性がある。

　実際著者が経験したのは，退院直後の患者が夜間に電話し翌日に受診したときに，主治医である著者が前夜の状況をまったく知らなかったことである。主治医が状況を把握していなかったことから，連絡不行き届きによる不信感を招き，その後の治療に支障をきたした苦い経験があった。このような体験から，実際に時間外にどれだけの患者が当病棟に連絡または受診しているかなどについて，外来主治医，病棟主治医や看護師などが情報を把握し，日々の診療に生かす必要がある。

　予備調査で，当病棟での時間外電話及び受診状況について調査した結果，日常診療のあり

138　II部　入院治療

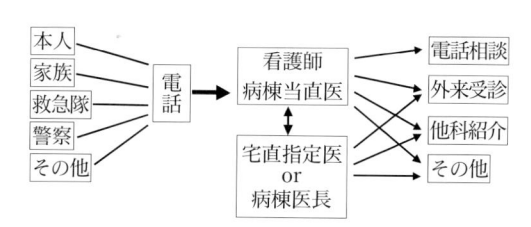

図13-1　当科における夜間・休日対応

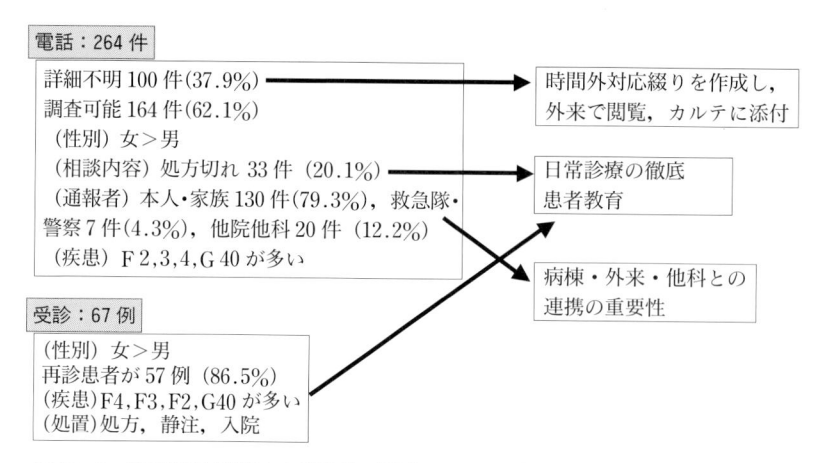

図13-2　「時間外対応綴り」導入前（平成14.4.1〜平成14.9.30）の結果と改善点

方について反省する点が見いだされ，病棟・外来・他科間のより密接な連携作りが必要と考えられたため「時間外対応綴り」を作成した。そこで「時間外対応綴り」導入後に，どの程度の患者が電話をして受診後にどのような対応をしているかなどを把握し，日々の診療に活かすようにした。

II．過去の実態調査
「時間外対応綴り」導入前（以下，導入前）6カ月間の調査

　平成14年4月1日から同9月30日の6カ月間における当病棟での時間外電話及び受診状況について，当直日誌をもとに後方視的に実状調査を行った。

　図13-2に示すように，把握できた時間外電話対応総数は264件であったが，内100件（37.9％）は身元を特定することができない不明例であった。詳細が明らかな残り164件については，本人・家族からの通報が130件（79.3％）を占め，救急隊・警察からが7件（4.3％）であった。また当院他科からの依頼が20件（12.2％）と多かった。

　相談内容の内訳では164件中医療相談が128件（78.0％）で，処方切れに関するものが33件（20.1％）を占めた。これらの相談に対して97件（59.1％）は電話のみでの対応で

月／日（曜日）時間　：	外来Dr	対応処置	
外来　氏名　　　　　　才	当直Dr		
電話　ID（　　　）　M F	担当Ns		
月／日（曜日）時間　：	外来Dr	対応処置	
外来　氏名　　　　　　才	当直Dr		
電話　ID（　　　）　M F	担当Ns		

図13-3　時間外対応綴り

終了しているが，67件（40.9％）はさらに受診を必要とし，当科外来受診中である再診患者の割合は86.5％という結果となった。

また男女別では女性が約70％を占め，疾患別では男女合計でICD-10診断カテゴリーではF3，F2，F4に該当する患者からの問い合わせが順に多く，F4，F3に該当する患者の受診が順に多かった。

以上の結果から，当直医や看護師が電話の内容を詳細に記載しておらず，外来診療に十分に生かし切れず，その場しのぎの対応になりがちであること，また患者からの簡単な電話内容で，病棟内業務におわれている状況であれば当直医が当直日誌に記載していない可能性もあり，日常診療のあり方について反省し，病棟・外来・他科間のより密接な連携作りが必要と考えられた。

Ⅲ．時間外対応綴りの作成

導入前の結果から，夜間の病棟でのその場での対応は行っているものの，情報収集，記載，連絡といった一連の情報伝達が十分機能していないことがわかった。そこでこの実状調査の問題点を踏まえ，当直日誌とは別に図13-3のような「時間外対応綴り」を作成し平成15年10月より導入した。

記載内容は，氏名，患者ID，年齢，性別，日時，曜日，外来主治医，当直医，看護師，対応・処置内容を記載し，より詳細な患者情報の把握を行うようにした。このように電話対応時，診察時の状況も併せて記載し，迅速に外来主治医に伝達するようにした。病棟では「時間外対応綴り」をファイルに蓄積し，翌朝には医局，外来およびデイケアにコピーを送付し各部署全員で把握できるようにした。外来では「時間外対応綴り」を外来担当医，看護師，受付や検査技師も閲覧できるような所定の場所に掲示し，コピーを1例ずつそれぞれのカルテに添付するようにした。

140　II部　入院治療

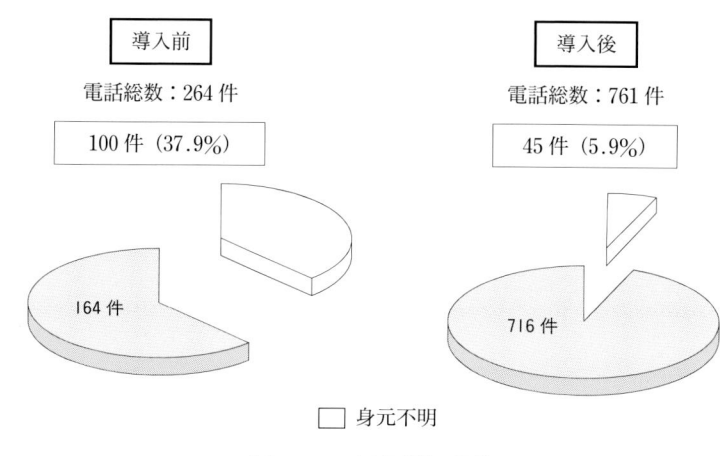

導入前　　　　　　　　　　　　　導入後
電話総数：264件　　　　　　　　電話総数：761件
100件（37.9％）　　　　　　　　45件（5.9％）

164件　　　　　　　　　　　　　716件

□ 身元不明

図 13-4　身元不明の件数

IV.「時間外対応綴り」導入後（以下，導入後）6カ月間の調査

　導入後の7カ月目の平成16年4月1日から同9月30日の6カ月間における調査を行い，「時間外対応綴り」導入前と比較し述べてみたい。この期間は導入前と時期を一致させること，および導入して6カ月過ぎておりスタッフ全員が時間外対応綴り記載に定着していると思われたためである。

　1）電話総数を図13-4に示す。電話総数は，導入前が264件に対し導入後は761件であった。「時間外対応綴り」を記載しなければならないという意識が全スタッフに認識されたため，努力して記載するようになったことから，夜間にかなりの電話連絡が入っていることが明確になった。そのうち身元不明件数は，導入前が100件（37.9％）であったのに対し，導入後は45件（5.9％）まで減少した。

　　ここでいう身元不明とは，名前や当院を受診中かの問いに明確に答えなかったものであり，男女，本人・家族など分かるものは記載しており，以下の統計では把握できたデータを示す。

　2）男女比を図13-5に示す。導入前は男性が66件（25.0％），女性が185件（70.1％），不明が13件（4.9％）であったが，導入後は男性が264件（34.7％），女性が481件（63.2％），不明が16件（2.1％）であった。導入前ごとも女性が多いことが分かった。

　3）電話内容について図13-6に示す。導入前後とも医療相談が最も多く，導入前が228件（86.4％），導入後が449件（59.0％）であった。処方切れは導入前が33件（12.5％）で，導入後には68件（8.9％）となり，件数は増えているものの電話総数

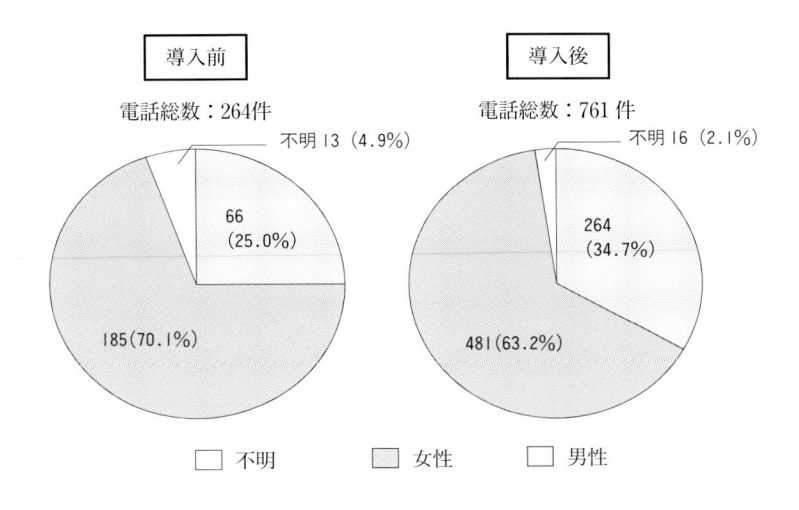

第13章　大学病院の精神科急性期治療病棟における時間外電話対応及び受診状況　141

導入前	導入後
電話総数：264件	電話総数：761件
不明 13 (4.9%)	不明 16 (2.1%)
66 (25.0%)	264 (34.7%)
185 (70.1%)	481 (63.2%)

□ 不明　■ 女性　□ 男性

図13-5　男女比

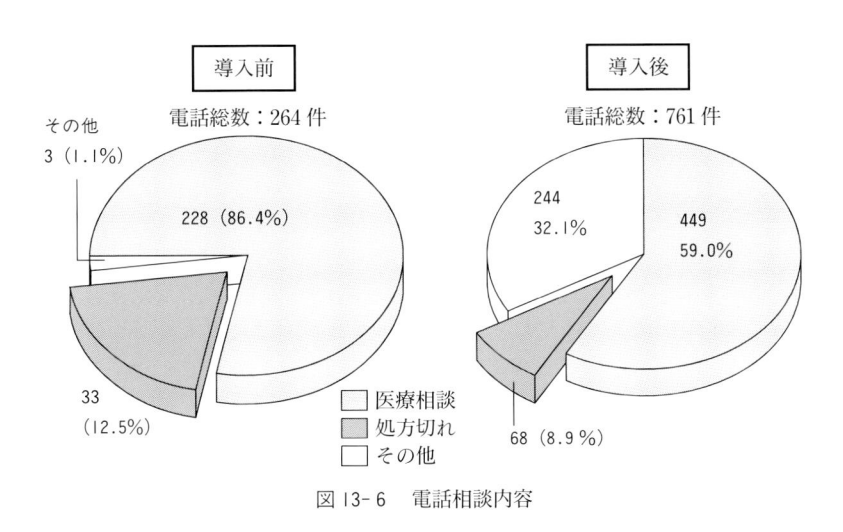

導入前	導入後
電話総数：264件	電話総数：761件
その他 3 (1.1%)	244 32.1%
228 (86.4%)	449 59.0%
33 (12.5%)	68 (8.9%)

□ 医療相談　■ 処方切れ　□ その他

図13-6　電話相談内容

に対しての割合は減った。休診となる当院の創立記念日が平日であったため，外来主治医が休日と意識せず処方した可能性があり，今後はきちんと外来で説明し処方切れをなくすことが求められる。導入後にはその他が244件（32.1％）もあり，相談以外に話し相手として電話してくる可能性が多いことが分かった。

4）電話者について図13-7に示す。電話をかけてきた人は導入前には本人が95件（57.9％），家族が35件（21.3％），救急隊が5件（3.0％），警察が2件（1.2％），他科からが20件（12.2％），他院からが3件（1.8％）であった。導入後には本人が604件（79.4％），家族が91件（12.0％），救急隊が17件（2.2％），警察が1件（0.1％），夜間受付からが19件（2.5％），薬局が5件（0.7％），他科からが5件

142　II部　入院治療

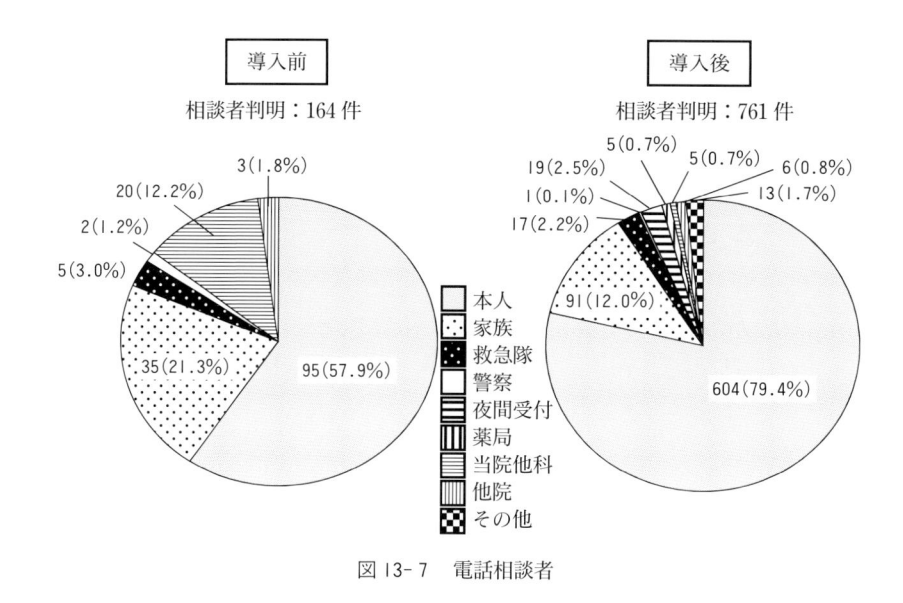

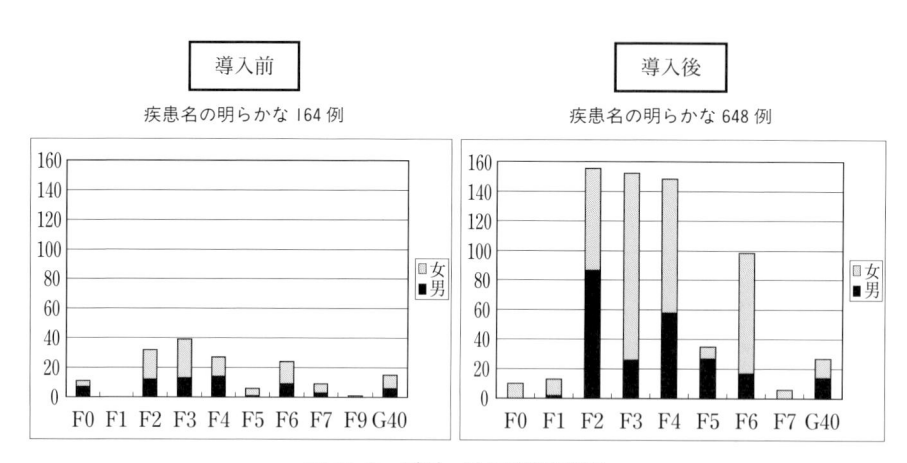

図13-7　電話相談者

図13-8　電話・男女別疾患内容

(0.7％), 他院が6件 (0.8％), その他13件 (1.7％) であった。

5) 疾患名について図13-8に示す。導入前がF3, F2, F4, F6の順で多かった。また導入後にはF2, F3, F4, F6の順で多く, とくにF2, F3, F4の件数が各140件以上あり約7割を占めた。導入前のF0, F9と導入後のF2, F5は男性が多く, 導入前のF5と導入後のF2, G40は男女ほぼ同数で, これら以外はすべて女性が多かった。

6) 電話連絡後の受診数を図13-9に示す。導入前が受診した者が67件 (25.4％), 導入後は150件 (19.7％) であった。受診者の疾患を図13-10に示す。導入前はF4, F3, G40, F2の順に多く, 導入後はF4が最も多く, F2, F3, F6, F1, G40

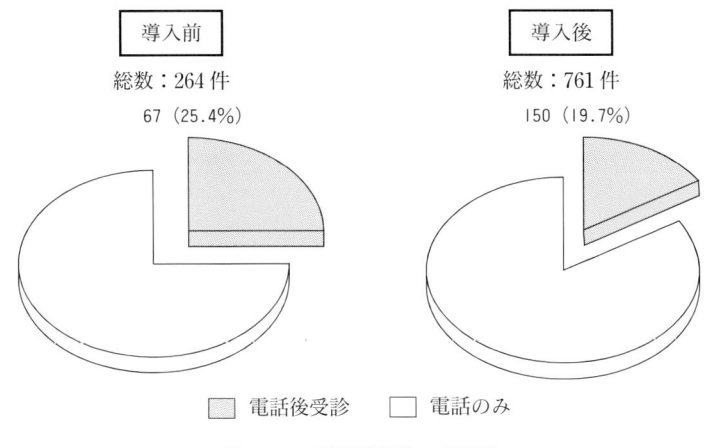

第13章 大学病院の精神科急性期治療病棟における時間外電話対応及び受診状況　143

導入前　総数：264件　67（25.4％）
導入後　総数：761件　150（19.7％）

■ 電話後受診　□ 電話のみ

図13-9　電話連絡後の受診数

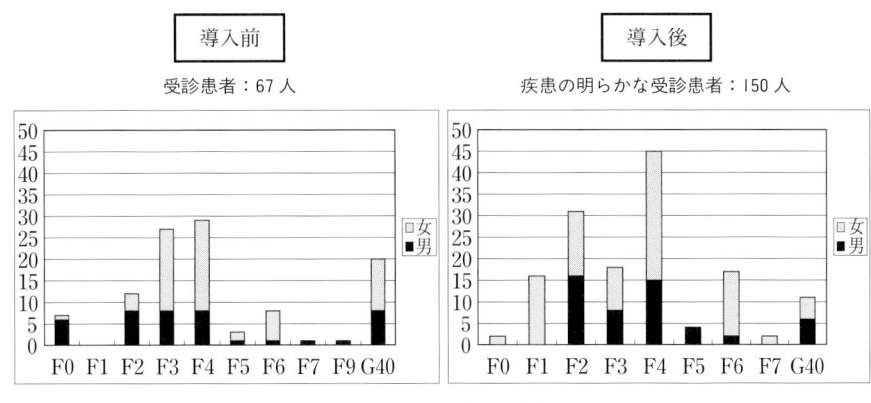

導入前　受診患者：67人
導入後　疾患の明らかな受診患者：150人

図13-10　受診者の疾患

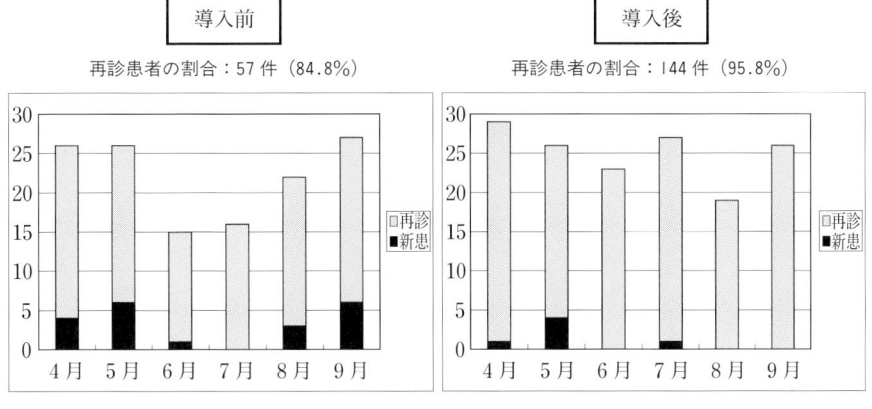

導入前　再診患者の割合：57件（84.8％）
導入後　再診患者の割合：144件（95.8％）

図13-11　月別・新患，再診患者数

の順に多かった。

7）月別の新患および再診患者数を図13-11に示す。導入前は再来診察が57件（84.8％）で新患数が10件（15.2％），導入後では再来診察数は144件（95.8％）で新患数は6件（4.2％）となった。新患数は導入後には各月とも減少していた。

8）受診理由を表13-1に示す。導入前には身体症状を主訴に受診する者が多かった。導入後に明確になったものは，処方切れが58件と最も多かった事である。次いで抑うつ状態が32件，過換気が31件，身体症状が15件，不穏・興奮が14件であった。受診理由として処方切れが最も多かったのは，次回の受診日が休診となる当院の創立記念日であることを，主治医が患者へ説明していなかったことが考えられた。

9）受診者の処置を表13-2に示す。導入前には67件受診し，注射と処方がほぼ同数であったが，導入後には処方が74件と最も多く，そのうち58件が処方切れであった。図13-6に示す電話内容では導入前の処方切れの問い合わせが33件（12.5％），導入後が68件（8.9％）であり，導入前は受診者のなかで1件のみ，導入後は58件が処方を取りに来た。導入後に創立記念日が休診になることを外来担当医に認識させていたことから，導入後に処方切れで受診した件数が増えたのではなく，導入前にも多かったが，当直医が当直日誌に記載していなかったと思われる。また診察のみは導入前が1件，導入後が17件で，当直医が時間外であろうが診療を十分に行っているものと考える。

入院は導入前には9件あったものの導入後は1件であった。これは外来での診療の充実，患者教育や電話での的確なアドバイスの効果もあるのかもしれない。

表13-3に上記の結果を簡潔に示す。

表13-1 受診理由

理由	導入前	導入後
大量服薬	4	6
けいれん	3	3
自傷行為	3	2
抑うつ状態	4	32
不穏・興奮	9	14
幻覚・妄想	1	1
せん妄	4	2
不眠	1	6
過換気	2	31
食思不振	1	1
身体症状	23	15
処方切れ	1	58
その他	2	7

表13-2 受診者処置内容

処置	導入前	導入後
筋注・静注	26	53
処方（処方切れ）	25 (1)	74 (58)
入院	9	1
他院紹介	2	0
他科紹介	4	5
診察のみ	1	17
合計	67	150

表 13-3　まとめ

導入前
電話総数：264 件
　詳細不明の症例：100（37.9%）
　　（性別）女＞男
　　（理由）医療相談＞処方切れ
　　（通報者）本人（57.9%）＞家族＞他科
　　（疾患）F3，F2，F4，F6 で多い
受診患者数：67 件（25.4%）
　　（性別）女＞男
　　（再診率）86.5%
　　（疾患）F3，F4 で多い
　　（処置）注射＞処方，入院 9 例

導入後
電話総数：761 件
　詳細不明の症例：45（5.9%）
　　（性別）女＞男
　　（理由）医療相談＞処方切れ
　　（通報者）本人（79.4%）＞家族＞他科
　　（疾患）F2，F3，F4，F6 で多い
受診患者数：150 件（19.7%）
　　（性別）女＞男
　　（再診率）95.8%
　　（疾患）F2，F4 で多い
　　（処置）処方＞注射，入院 1 例

V．まとめ

　時間外対応綴りの導入によって，電話総数とその背景などが明確になった。つまり導入前後で急激に患者数が増加しているとは考えにくく，導入前の時間外に連絡してくる患者の状況を詳細に把握していなかったことが明確になったことも事実であろう。

　導入後には，時間外対応綴りに記載するという作業で外来主治医などに情報を伝達するという意識化によって，病棟・外来・他科間の連携が密になり，患者ひとりひとりへの対応の充実が図られ，日常診療の改善につながったと考えている。

　今後は患者数の増加に伴い，相談内容もますます多様化すると予想される。当直医，宅直指定医，看護師などの病棟業務としての枠組みを明確にするとともに，対応の仕方や情報伝達のあり方など治療スタッフのスキルアップも重要になる。今後もひとりひとりの患者への診療を充実させるために業務の改善を行っていく必要があると思われる。

第14章

大学病院急性期治療病棟における看護の取り組み

田中みとみ

キーワード：急性期治療病棟運営，チーム医療，看護の組織化

Ⅰ．はじめに

 平成12年7月から急性期治療病棟（以下，急性期病棟）運営が開始され，大学病院としては全国で初めての試みというプレッシャーの中で，効率的な運営方法を模索し続けてきた。6年が経過しその方法や方向性が見えてきたことから，大学病院の特性の中で運営をしてきた状況や，試行錯誤しながらチーム医療の充実と看護の組織化に取り組んだ内容を中心にまとめた。

Ⅱ．急性期病棟運営の模索

1．大学病院精神科病棟（以下，当科）の状況

 年間入院患者数は，平成9年までは130名前後であったが，平成12年の急性期以降は約2倍の260名前後に増えた。その結果，総合病院の役割である合併症治療目的の患者が増えるとともに，急性期の様々な精神症状を呈する患者・対応困難な患者も増えてきた。これらの患者に対応して行くためには，ハード・ソフト両面での視点の変革が必要であり，年間計画を立てながら，取り組んできた。

 その中で，医師の体制が1～2年ごとに変わることや看護師も毎年3回の勤務交代があるという大学病院の特性が，急性期病棟運営上に影響を与えることが分かってきた。つまり，医師の体制が変わる毎に病棟の運営方針や病棟規則も影響を受けることや，リーダー的存在の看護スタッフもいつ交代となるか分からないという条件の中で運営していくには，看護を組織化し，スタッフの役割を強化していく必要があった。

2．病棟体制（図14-1）

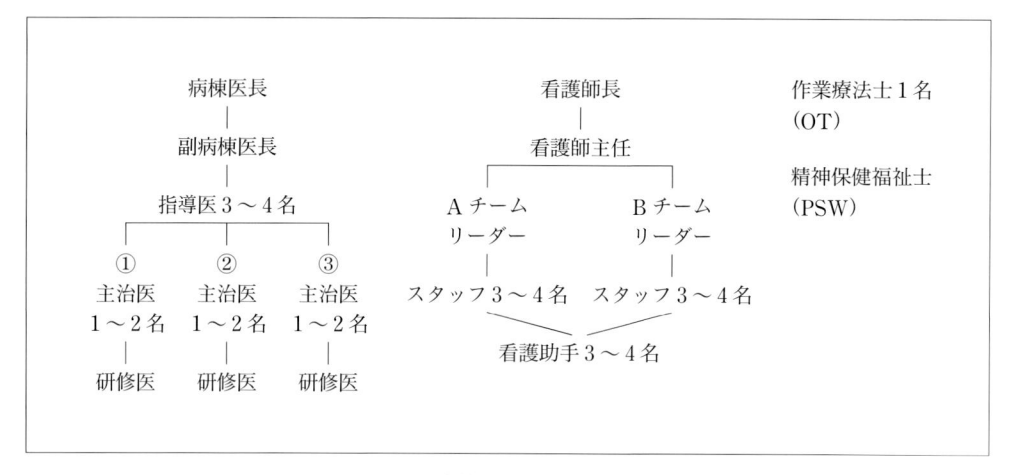

図 14-1　病棟スタッフ体制（日勤）

1）医師の体制：指導医を中心に3～4班に分かれる。病棟医長・副病棟医長・指導医・主治医は1～2年ごとに交代し，研修医は3カ月ごとに交代する。
2）看護体制：看護方式は，固定チームナーシング・継続受持方式で，Aチーム（主に男性患者）・Bチーム（主に女性患者）の2チーム制である。
　平成18年3月現在の看護体系は，看護師2.5：1，看護助手10：1で，男性看護師は5名（1名はデイケア専従）で，看護師の経験年数は平均12.6年，精神科の経験年数は平均3.9年である。
3）病棟専属として，作業療法士（以下，OT）と精神保健福祉士（以下，PSW）が各1名ずつ配置されている。

3．看護の組織化（図14-2）

　慢性期から急性期への変遷の中でスタッフも視点の変換が必要であったことから，最初に3年目以上の看護師を対象に，他病院の急性期病棟の見学実習を行った。同時に効率的な運営をしていくための検討事項を整理・検討して，看護全体を組織化し，全スタッフに責任・役割を分担した。委員会として「教育委員会」，「集団療法委員会」，「パス委員会」，「記録委員会」，「業務委員会」，「安全対策委員会」を立ち上げた。
　病棟の年間目標を，①急性期病棟の効率的な運営，②安全な医療の提供と看護の質の向上，と設定し，それに基づいて各委員会は年間計画をたて活動する。月1回のナーススタッフ会議（以下，NS会議）を決議機関として位置づけ，各委員会（最低月に1回は会議を行う）で話し合った内容を，NS会議で報告・提案して決定する。
　集団療法委員会・パス委員会は，チーム医療充実のために，医師・OT・PSW合同の委員会とした。

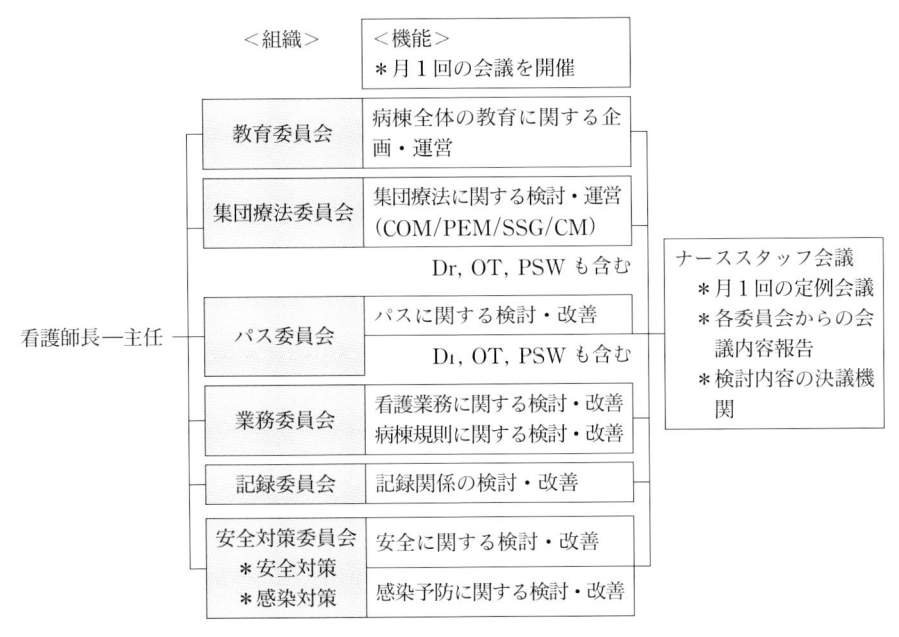

図14-2 看護の組織と機能

　教育委員会は，病棟全体の教育に関することに責任を持ち，年間の病棟目標に沿った学習会，各委員会から要望された学習会，精神保健福祉法や看護倫理に関する学習会，事例検討会などの企画運営に当たった．

4．スタッフへの啓蒙

　急性期病棟が開始されたものの，医師も含めほとんどのスタッフはその意味が理解できていなかった．また，経営に対する関心も当然低かった．そのため，急性期病棟運営前後の患者状況の比較と，急性期病棟運営状況後のデータ分析を提示[2,5,12,14]しながら，スタッフミーティング（以下，SM）や指導者会議，NS会議の場や日常の関わりの中で繰り返しスタッフに啓蒙していった．これらのことから，3カ月の入院治療が意識化されはじめ，スタッフ全体に浸透していった．

Ⅲ．集団療法委員会の活動[7]

　急性期入院治療に対応するために，集団療法を核とした3カ月入院治療の枠組みで病棟が構造化され，医師やコメディカルスタッフ合同の集団療法委員会が発足した．集団療法は当科では初めての試みであり，特に看護師は集団を扱うことに対し苦手意識が強かったことから不安も強かった．そのために，他院の見学実習を行いながら学習会を重ね，委員会活動を

通してマニュアル作成を行ってきた。集団療法の内容や方法がスタッフの交代で揺らがないように，看護師やコメディカルスタッフを中心とした運営ができるように計画を進めた。そして長期計画に基づいて，集団療法委員の教育から開始し，段階的に他のスタッフを育成しながら，徐々にスタッフの中に集団療法における看護の役割を定着させていった。

＜集団療法の実際＞

1．新入院患者ミーティング（COM）[10]
　1）目的：入院自体に伴う内的・外的問題について話し合い，入院治療を受け入れる過程（不安，不満，疑問など）を援助する。
　2）参加者：入院後4週目までの患者が対象で全員参加が原則ではあるが，合併症患者や精神症状が激しい患者については，主治医と相談し出席を決定する。
　3）方法：毎週月曜日に行い，患者は4回出席。入院に伴う不安や疑問などについて話し合う。COM担当スタッフ（医師・看護師・PSW）が関わり，参加状況をカルテに記載し，SMで情報を共有する。
　4）COMの場面での看護師の役割
　　①できるだけそのときに生じた素直な感情を表出する。そのことで患者も感情表出しやすくなり，入院に伴う不安や怒りなどについて取り扱うことができる。
　　②COMの場面で不安や不満が表出され，参加中や参加後に反応して不安定になる患者もおり，スタッフ間で連携してサポートする。

※COMに参加することで，現在の苦しい体験は自分だけではないと感じられたり，対人交流の場面を通して自分の気持ちに折り合いをつけるなど，入院治療を受け入れていく機会となる。COM参加の有無や参加状況などは，入院後治療方針を検討する際に反映される。

2．心理教育ミーティング（PEM）
　1）目的：自分の疾患についての理解を深め，自己管理能力を高めることにより再発・再燃を予防する。
　2）参加者：入院2カ月目の，うつ病と統合失調症患者が対象。参加者についてはSMで検討する。2カ月目のうつ病や統合失調症患者でも，状態に応じて参加時期を検討する。決定後は，主治医とPEM担当スタッフから説明する。
　3）方法：毎週火・水曜に1時間ずつ医師による講義と，看護師とPSWによるディスカッションを行う。8回出席のクローズドグループ。PEM担当スタッフ（医師・看護師・PSW）が関わり参加状況や反応などをカルテに記載し，SMで情報を共有する。

4）PEM 場面での看護師の役割
　①1人ひとりの反応を大切にし，肯定的・支持的コミュニケーションを通して相互交流がはかれるように働きかける。
　②対処法や生活上の工夫点などについて，患者の視点に立って情報提供する。
　③患者がより自由に感情を言語化・表現できるように雰囲気作りをする。

※急性期の患者がグループに入ることは，緊張感や刺激が強い為に，PEM 終了後のフォローが重要である。理解の程度や参加時の反応・症状の変化に応じて，主治医や受持看護師が個別にサポートする必要がある。

3．退院準備グループ（SSG）[1]
　1）目的： 症状悪化の注意サインを見つけ，退院に伴う内的・外的問題について話し合うことにより退院後の生活に繋げる
　2）参加者：入院約2カ月経過した患者。参加者については SM で検討する。決定した患者には，主治医や SSG 担当スタッフから目的や日程（毎週月曜日，4回出席）について説明し，以下の札を自室に上げる。
　　　＊参加中は SSG 参加中 の札
　　　＊終了後は SSG 終了 の札
　3）SSG 担当スタッフ（医師・看護師・PSW）が関わり，参加状況や退院後の問題などをカルテに記載し，SM で情報を共有する。
　4）SSG における看護の役割
　　①1回目の SSG 終了後次の SSG 迄に，主治医・受持看護師・患者とで再発の兆候である注意サインについて話し合い，主な兆候3点を抽出する。
　　② SSG 参加中 や SSG 終了 の札が下がっている患者に対しては，随時看護師や主治医が注意サインについて話題にする。
　　③退院後も注意サインのチェックを行い，外来受診時に利用することや調子を崩したときに注意サインを活用して受診や電話するように指導する。
　5）退院時に注意サインチェック表をカルテに綴じ，外来主治医と連携するために外来カルテにも注意サインのラベルを貼る。

※ SSG で取り上げた症状の自己管理，およびその具体的な対処法を患者自身が学ぶことは，症状悪化に対する漠然とした不安の軽減と，再発防止のための有効な手段となっている。退院後の治療意欲を喚起させるためにも，周囲の援助者と「注意サイン」を共有していくことが必要である。

4．スタッフミーティング（SM）

1) 目的：全スタッフが病棟全体の情報を共有し効率的なチーム医療を行う。
2) 参加者：医師全員，日勤看護師全員，OT，PSW，CP（心理療法士），デイケアスタッフ。
3) 方法：毎週火曜日に1時間行う。病棟医長が進行し，各集団療法やスタッフからの報告．問題提起を受け，必要に応じて治療方針や対応の検討をする。
   ① COM・PEM・SSG・CM担当からの報告
   ② OT・PSW・CP・デイケアスタッフからの連絡，報告
   ③ A・Bチームリーダーからの患者状況の報告・問題提起
   ④ 保護室内，拘束中，観察室，入院3カ月目の患者の検討
   ⑤ 自殺・離院の危険性のある患者の検討
4) SMにおける看護の役割
   ① 治療方針との関係や日常の看護場面における患者情報，対応困難な患者についての対応，全員で検討して欲しい内容など，看護カンファランスで検討して提案する。
   ② 報告内容，検討事項や課題などについてCM記録用紙に記録し，各チームに関する情報は当日のリーダーがミーティングノートに記録する。
   ③ 終了後，医師・看護師間の話し合い，P—Sミーティング，看護計画の追加修正などに反映させる。

※毎週行われるSMは，当科におけるチーム医療の核となっている。この中で，病棟全体に起きている状況や各患者への影響，個別の患者の状態などを，全員で情報共有する。それが，各個別の患者に対して治療方針を検討する際に反映される。

5．指導者会議

1) 目的：病棟全体の情報を共有することで効率的なチーム医療を行う。行動制限最少化委員会も兼ねる。
2) 参加者：病棟医長，副病棟医長，指導医，師長，PSW。
3) 方法：毎週金曜日に1時間行う。指導医班毎に，以下の①〜⑤に沿って患者状況の報告検討と今後の入院計画について検討する。
   ① 退院予定
   ② 3カ月目にはいる患者・以上になる患者
   ③ 医療保護・措置入院患者
   ④ 危険度の高い患者（自殺念慮，離院，隔離・拘束中）

⑤検討が必要な患者

※指導医班毎に，治療方針の検討や入退院の全体調整をする。終了後，必要な情報については指導医から各主治医に，看護スタッフには師長から伝達して，治療や看護に反映させる。全体で討議する内容や情報共有することについてはSMで報告する。

6．コミュニティミーティング[13,15]
 1）目的：病棟の患者・スタッフ全員が集まり，病棟全体の運営に関わる問題について，双方合意の上で方針を話し合う。この中で，「希望の声」を取り扱う。
 2）参加者：基本的に患者全員参加（出席率6～8割）。スタッフはOTと師長が中心となり当日勤務の医師・看護師・看護助手が参加する。
 3）方法：毎週金曜日に30分間行う。「希望の声」と，CMでの発言内容から，患者の背景にある心理状態を捉えることで，治療的に活用できる。また，「個人の問題」と「病棟全体の問題」を関係づけることで，スタッフがより多面的な視点を持つことができる。

※行動化や急性期精神症状を呈する患者は，医療スタッフを巻き込んだり，患者同士の対人関係トラブルなどの問題を引き起こすことが多い。このような患者の病理に振り回されないためには，病棟全体を俯瞰できるような体制が必要であり，対人関係の学習や成長の機会となるような交流の場を意図的に築いていくことが大切である。そういう意味においても，入院治療という構造枠の中でCMにおける情報や希望の声を有効活用する意味は大きい。

Ⅳ．業務委員会の活動

業務委員会は，看護業務の検討と改善を推進する役割と，病棟規則に関する検討・改善の役割がある。内容によってはCMの中で患者と一緒に検討する。看護の標準化のためのマニュアル作成などを行い，より効率的な看護業務・病棟運営につなげる役割がある。

1．急性期の看護方針と看護の役割
平成12年看護業務マニュアルを作成するにあたり，宮崎[8]の「入院生活―自立とコントロール」（表14-1）を参考に，「患者の人権尊重と自己決定を支える看護の提供」を目標とした3ヵ月間の看護基本方針（表14-2）を検討した。

表14-1　入院生活―自立とコントロール

急性期	◇生活環境に適応できない急性状態の患者には，行動の制限や日常生活など治療者によるコントロールが必要
安定期	◇患者の状態に応じて開放的に処遇し，入院生活の中で患者自身が考え判断し行動できる環境にする。 ◇閉鎖的処遇の中にも，開放的な雰囲気を感じられるような治療的環境を作り最小限のコントロールにする
回復期	◇社会復帰に向けて患者個々の問題点を修復し，残存機能を伸ばし生活レベルを高める。 ◇入院生活の管理・制限された治療的コントロールを緩め，自分の意思で生活をコントロールできるような能力を身につけることができる環境を提供する。

表14-2　当科における3ヵ月間の看護方針と看護の役割

	急性期（入院～1ヵ月）	安定期（2ヵ月目～）	回復期（3ヵ月目～退院）
看護目標	＊精神症状の安定と休息確保	＊患者自身で考え・判断・行動できるような環境の提供	＊退院を考えた社会生活への適応調整
	＊治療者によるコントロール	＊治療的コントロール最小限	＊治療的コントロールの緩和
看護の役割と視点	精神症状・身体症状および行動面の観察	日常生活リズムの修正 セルフケア能力の評価 服薬コンプライアンス	退院に伴う問題点の検討 注意サインの話し合い
	治療方針の共有と評価（Dr/Ns/PSW/Pt/Fa）		
	家族への介入：不安と疲労度	家族支援：病状の理解	家族支援：教育指導
集団療法的関わり	COM CM→→→→→→→→	PEM（うつ病，統合失調症） →→→→→→→→→→	SSG →→→→→→→→→
看護監査	1週間目，1ヵ月目	2ヵ月目	3ヵ月目

＜急性期：精神症状の安定と休息確保＞

1）急性期における観察の視点

　　①精神症状と身体面への影響　②抗精神病薬による作用,副作用
　　③身体合併症の有無　　　　　④行動面への影響

2）入院時患者は不安・苦痛・怒り・不満など様々な思いを抱えている。患者のその思いに寄り添いながら，日常の生活場面や集団療法の場面などで意図的に関わる。スタッフ間で情報共有し，患者が自分の問題を理解できるように方向付けを行いながら治療方針を検討する。

3）安心できる入院環境の工夫

　①入院時情報収集

　　　患者・家族に与える負担を軽減するためにも，情報収集は医師と重複する部分は省

き，精神状態が日常生活にどのように影響しているかを中心にした情報枠に記録する。
②入院時オリエンテーション
「入院のしおり」を全員に配布する。入院時は患者の状態を見ながら最低限必要な内容にし，段階的に入院のしおりに沿って受持看護師が説明する。
③部屋調整
病室は6人部屋主体で，3人部屋・2人部屋が1部屋ずつ，保護室2床・観察室4床である。急性期精神症状の不安定さによる患者同士の関係や，合併症治療目的入院の患者との関係などから生じるトラブルも多い。
　a．原則として部屋替えも治療方針の1つと考えて行う。患者の希望で安易に行わず，介入のタイミングをはかる。
　b．患者の治療にとって必要なことかを，スタッフ間で検討する。
　c．必要に応じて患者―スタッフ（医師や看護師）ミーティング（以下，P-Sミーティング）を行う。
4）家族への介入
入院時には，家族の抱える不安や疲労度に焦点を当て，相談できる人が身近にいるかどうかについて必ず声をかける。必要に応じて介入する。

<安定期：患者自身で考え，判断・行動できるような環境の提供>
1）生活リズムの修正
　①生活上の制限が多かった急性期から脱した後は，少しずつ行動範囲を広げるように，OT活動や買い物・散歩などを促し，看護師もできるだけ時間を共有できるよう関わる。
　②症状が安定してからは，自分で気づかずに無理をする患者もいるため，休息と活動のバランスを一緒に考えながら進める。
2）セルフケア能力の評価，服薬コンプライアンス
　①閉鎖病棟という特殊性や急性期の精神症状などから，スタッフは代理行為を優先しがちである。患者の状態をみながら，治療的コントロールと自己コントロールとのバランスを意識して関わる。
　②自己管理へのサポート
　　a．内服薬（基本的に主治医指示）
　　　患者の自己管理能力や内服コンプライアンスなどから判断して進める。
　　　＊3段階ステップアップ方式で行う。
　　　　全てスタッフ管理

　　　　　→1日〜3日分の自己管理
　　　　　→1週間分全て自己管理
　　　b．金銭（主治医の指示と家族の了承を得てから開始）
　　　　患者の状態をみながら，1日〜1週間分ずつの自己管理や全額の自己管理などの方法を検討する．必要に応じて，P-Sミーティングを利用する．
　　　c．これらの過程において，常に患者の人権尊重と発達段階をふまえた関わりを意識する．
　3）治療方針の評価
　　主治医・看護師とで（必要に応じてPSWも），定期的に治療方針についての評価をする．その結果に応じて患者・家族との話し合いも計画していく．

＜回復期：社会生活への適応調整＞
　1）退院に伴う問題点の検討
　　①主治医と受持看護師が連携して，患者が自分の意志で行動でき，課題に取り組めるように働きかける．
　　　a．治療方針・看護計画に沿って，問題点が解決できたか，できなかったことは何かについて話し合い，今後の対応について一緒に考える．
　　　b．退院後も問題が残ることについては，家族との話し合いやPSWの介入，外来主治医との連携などの調整を行う．
　　②再発・再燃で入院してきた患者は，退院に伴う不安が特に強くなりやすい．再発から学ぶという姿勢でスタッフが接していくことで，患者も学習を積み重ねていくことの大切さに気づく機会となる．
　2）注意サインの話し合い
　　1回目のSSG終了後，患者と主治医・受持看護師で，入院のきっかけとなった症状が出る前のサインについて話し合う．その後，SSGの中で学習していく過程を支援する．

2．看護カンファランスと看護監査
　1）看護カンファランス
　　毎朝申し送り終了後30〜45分間，A・Bチームに分かれ行う．リーダーが進行し，日勤スタッフ全員参加する．主に看護監査を行うが，COM参加者の評価や，SMでの報告内容の検討なども行う．
　2）看護監査
　　「看護監査」とは，提供した看護が患者にとって適切で，効果的かつ安全であったの

第14章 大学病院急性期治療病棟における看護の取り組み 157

表14-3 監査用紙

患者氏名（　　　　）　　　受持看護師（　　　　）
入院年月日：平成　　年　　月　　日

入院1週間目	データベース	看護計画	看護記録	生活指示
月　日 師長(主任)印 日付： 監査者印 日付： 担当Ns印 日付：	◇入院に対しての受け入れ ◇日常生活習慣 ◇ADL ◇ストレスコーピング	◇プロブレムリスト ◇身体面 ◇心理面 ◇社会面 ◇評価 ◇転倒・転落アセスメント ◇危険度表示 ◇入院生活のしおりの評価	◇プロブレムリストの活用 ◇アセスメント ◇パスの記録 ◇アセスメント ◇空欄なく記入されている ◇記入基準に統一されている ◇バリアンス 無・有(/)	◇薬 ◇金銭 ◇外出・外泊 ◇OT活動 ◇電話・面会 ◇集団療法
入院1カ月目	今後の方針	看護計画	看護記録	生活指示
月　日 師長(主任)印 日付： 監査者印 日付： 担当Ns印 日付：	＊記述式	◇追加・修正 ◇評価 ◇患者と共有目標 ◇転倒・転落アセスメント ◇危険度表示 ◇入院生活のしおりの評価	◇プロブレムリストの活用 ◇アセスメント ◇パスの記録 ◇アセスメント ◇空欄なく記入されている ◇記入基準に統一されている ◇バリアンス 無・有(/)	◇薬 ◇金銭 ◇外出・外泊 ◇OT活動 ◇電話・面会 ◇集団療法

表14-4 入院後経過表

Aチーム　　　4月分

患者	Dr	Ns	1	2	3	4	5	6	7	8	9	10	11	12	13	14	15	16	17	18	19	20	21	22	23	24	25	26	27	28	29	30	31
A					6M																												
B				4M																													
C													4M																				
D														3M																			
E																3M								3M									
F												3M																					
G																				2M						2M							
H														2M																			
I						1M																											
J				1M																													
K													1M																				
L								1W																									
M				1W																													

かを調査することである。久留米大学病院では，定められた方法や用紙に沿って看護監査を行っているが，精神科では使用しづらく，独自の監査用紙（表14-3）を使用している。急性期病棟であることから，3カ月の入院治療の中で必要な時期に必要な看護介入が行われているか，患者の人権に配慮した看護援助が行われているか，を監査できるように項目を検討した。

①監査用紙に沿って，入院後1週間目，1カ月目，2カ月目，3カ月目の患者について監査する。不十分な内容については，赤字でチェックしコメントを記入する。受持看護師はそれを見て，責任もって追加修正や検討を行う。

②入院後の経過が見える入院1週間目・1カ月目・2カ月目・3カ月目を記載した一覧表（表14-4）を監査時に使用する。

③監査内容

　a．今後の方針：1カ月目からは，具体的な内容について記述式でコメントを記入。

　b．看護計画：1週目は情報追加の有無，転倒・転落アセスメントスコアシート（以下，ASS）の評価の有無，1カ月目から3カ月目は追加修正と評価，転倒・転落ASSの評価見直し，3カ月目は退院準備プランの監査。

　c．看護記録：プロブレムリスト・アセスメント・パスの記録状況を中心に監査。

　d．生活指示の検討：薬・金銭の自己管理，外出・外泊，電話・面会の制限，OT活動・集団療法への参加などについて監査。

※定期的に監査することで，受持看護師のチェック忘れや不足している援助などについてチームで補い合い，効率的かつ安全な援助につなげることができる。

3．患者情報の有効活用

＜睡眠日誌（表14-5）の活用＞[3]

精神科では睡眠に問題を抱える患者が多く，睡眠状況を把握することは，病状を知る上でも重要である。睡眠日誌は，日常の睡眠週間や生活リズムを把握することを目的に，毎日行う自己記録法であり，平成14年から導入している。改訂を重ね，平成17年からは表14-5の睡眠日誌を使用している。

1）記載内容：「睡眠状態」，「起床時の気分」，「一日の気分の変化」，「食事摂取量，排便・排尿回数」

2）入院時全員に説明し患者自ら記載してもらうが，自分でできない患者には看護師がサポートする。

3）訪室時にコミュニケーションの手段として活用できるように，バインダーに挟んで

表14-5　睡眠日誌

表 14-6 外出・外泊許可願

	院　長	病棟医長	主治医	師　長		
						外出・外泊許可願

精神神経科・西10病棟					氏名：			
外　出 外　泊	自：H　年　月　日　時　　分から 至：H　年　月　日　時　　分まで						泊　日間	
欠食期間	自：H　年　月　日　朝　昼　夕 至：H　年　月　日　朝　昼　夕						欠食に○印を つけて下さい	
行き先						Tel		
理　由	□自立への準備　　　　□入院生活を整える □自宅での適応を図る　□退院の準備 □その他（　　　　　　　　　　　　　　　　　　　　　　　）							

久留米大学病院長　殿
上記の通り，外出・外泊を許可下さいますようお願いします。
　　平成　年　月　日　氏名

＊＊＊＊＊スタッフ記入欄＊＊＊＊＊

生活指示	出棟時：□単独　　□同伴（続柄　　　　）	確認印
	帰棟時：□単独　　□同伴（続柄　　　　）	確認印
単独時	□家族へ連絡（医師）	確認印
	□到着後の連絡	確認印
長期外泊	□外泊途中での電話連絡（　　／　　）	確認印
集団療法	□参加していない　□参加中で出席可能　□不参加	確認印
外泊時	□オーダリング入力	確認印
持参薬 指示受	□無　□有［　　　　　　　　　　］	確認印

全員ベッドに下げる。

4）それを基に，スタッフ（医師，看護師，OT，PSW他）は，睡眠と気分や行動との関係，薬との関係，1カ月間の変化など，積極的に話題にする。退院迄には，睡眠日誌を基に患者自身が症状の悪化や異変に気づけるように意識して関わる。

5）退院時には，コピーして患者に渡し，原本はカルテに綴じる。外来受診時にも利用するように指導する。

＜外泊日誌（表14-7）の活用＞[6]

表14-7(a) 外泊日誌 No.1（患者用）

		回数	1回目	2回目	3回目	4回目	5回目
		出発日					
		帰院日					
日常生活	入浴	3．いつも自らする 2．時々しない 1．促すとする 0．しない					
	歯磨き・洗面						
	着替え・身支度						
活動性		3．自発的に活動した 2．時々自発的に活動した 1．促すと活動した 0．全く活動しなかった					
食事		3．よく食べる 2．あまり食べない 1．勧めると食べる 0．食べない					
睡眠	睡眠全般 (熟眠状態など)	3．よく寝ていた 2．まあまあ寝ていた 1．あまり寝ていなかった 0．寝ていなかった					
	昼寝	3．しない 2．横になるが寝ない 1．時々する 0．寝てばかりいる					
内服		3．自分で飲む 2．時々忘れる 1．勧められて飲む 0．飲まない					
その他	態度	3．自然 2．ややぎこちない 1．ぎこちない 0．ころころ変わる					
	会話	3．自らする 2．自ら少しする 1．声をかけるとする 0．しない					
外泊の全体評価		A．とても良い B．良い C．普通 D．少し悪い E．悪い					

表14-7(b) 外泊日誌 No.2 (家族用)

	治療者(医師)へのご要望・ご意見	スタッフへのご要望・ご意見	心配事(症状・経済面など)	その他
1回目				
2回目				
3回目				
4回目				
5回目				

　急性期病棟では，入院早期から退院後の生活を意識した計画を立てる必要がある。中でも外泊は社会復帰へのリハビリテーションであり，精神科では治療の一環として重要な役割を担っており，外泊日誌の患者および家族による評価を治療や看護に有効活用できる。

1）外泊届け用紙：独自に作成し，指示内容や家族との連携がチェックできるようにした。(表14-6)
2）外泊日誌の内容：日常生活，活動性，食事，睡眠，内服，その他を各々点数化し，全体評価を5段階で評価する。5回分が記入でき，その変化が比較できる。
3）外泊時に，患者用と家族用の外泊日誌を渡し，外泊時の状態を記入してもらう。帰棟後，外泊日誌はカルテに綴じる。
4）外泊時の状況や，患者と家族の評価の相違に焦点を当て，患者・家族との面談に利用する。
5）外泊時の問題が退院後にどう影響するか，入院中から関わっていく必要性はあるかなどPSWも含めて介入する。

※睡眠日誌は患者の状態の変化が見え，治療に活用できる情報源であり，当科では重要な役割を果たしている。また，外泊日誌は外泊時の状態や患者と家族との評価のずれを把握でき，それらを治療的に取り扱うことができる。このように，あらゆる患者の情報をスタッフ間や患者と共有することで，治療的に活用できる。

V．クリニカルパス委員会の活動

　平成12年から久留米大学病院全体での，クリニカルパスへの取り組みが始まった。しか

第14章 大学病院急性期治療病棟における看護の取り組み　163

表14-8　うつ病パス

パス名：うつ病　　　DPCコード：　　　　診療科：精神神経科
ID：　　　　　　　　患者名：　　　　　　性別：　　年齢：　　病室：　　　　　症状評価
主治医：　　　　　　受持Ns：

4：いつもある　3：しばしばある　2：時々ある　1：まれにある　0：なし

月日		/	/	/	/	/	/	/
曜日		月	火	水	木	金	土	日
症状評価	4							
	3							
	2							
	1							
	0							
	4							
	3							
	2							
	1							
	0							
	4							
	3							
	2							
	1							
	0							
薬剤変更								
医師サイン								
作業療法士		CA（　） （　）	CA（　） レク（　）	カラ（　） 革（　）	レク（　） 陶（　）	CA（　） 書（　）		
精神保健福祉士								
清潔		入浴・清拭・更衣	入浴・清拭・更衣	入浴・清拭・更衣	入浴・清拭・更衣	入浴・清拭・更衣	入浴・清拭・更衣	入浴・清拭・更衣
内服		朝・昼・夕・寝	朝・昼・夕・寝	朝・昼・夕・寝	朝・昼・夕・寝	朝・昼・夕・寝	朝・昼・夕・寝	朝・昼・夕・寝
観察・記録								
バリアンス		有（　） 無	有（　） 無	有（　） 無	有（　） 無	有（　） 無	有（　） 無	有（　） 無
署名								

表 14-9 うつ病患者パス

様の入院治療について

	入院～1ヵ月目（ / ～ / ）	2ヵ月目（ / ～ / ）	3ヵ月目（ / ～ / ）
目標	①「心身共に休息が取れる」 ②「十分な睡眠が取れる」 ③「入院環境に慣れる」 ことを目標とします。	①「活動・休息のバランスを整え，生活のリズムをつける」 ②「うつ病についての知識を深める」 ことを目標とします。	①「退院後の具体的な不安や生活について考える」 ②「再発予防について対処法を知る」 ことを目標とします。
治療	薬物療法 ―――――――――――――――――――→ 集団療法　COM　4回（ / ～ / ）　　PEM　8回（ / ～ / ）　　SSG　4回（ / ～ / ） 作業療法　Dr指示にて参加　　　　　　自主的に参加　　　　　　　　自主的に参加 家族面談　1～2回/月程度の家族面談を行います。治療上，家族の方との面談も重要なことですので，面会の際にスタッフに声をかけて下さい。よければ，主治医との日程調整を行って下さい。 （ / ）（ / ）（ / ）（ / ）（ / ）（ / ）		
検査	採血・心電図・レントゲン・頭部CT 脳波・症状の評価（1回/2週）	採血・その他の検査や他科紹介は適宜行われます。症状の評価（1回/2週）	採血・心電図 症状の評価（1回/2週）
生活上の制限について	症状に応じて制限されますが，その場合主治医・スタッフがその都度説明します。具体的な制限については主治医と話し合っていきましょう。		
スケジュール	1日のスケジュール	週間スケジュール |					
---	---	---	---	---	---
午前	CA	CA	カラオケ	屋外レク	教授回診
午後	SSG COM スタッフ 同伴外出	PEM 屋外レク	PEM 革細工 スタッフ 同伴外出	陶芸 スタッフ 同伴外出	コミュニティミーティング CA | COM・PEM・SSG・OT活動については，入院生活のしおりをご参照下さい。 ＊詳細についてはスタッフにお尋ね下さい。		
スタッフ役割	あなたの担当は，主治医（　　　）受持看護師（　　　）作業療法士（　　　）精神保健福祉士（　　　）です。 医師（Dr）は，話し合いを持ちながら，あなたにあった治療をします。 看護師（Ns）は，生活全般に渡って手助けをします。 作業療法士（OT）は，作業療法を通じて治療の手助けをします。 精神保健福祉士（PSW）は，経済的なことや仕事，住居などについて相談に乗り，社会復帰に向けての手助けをします。		

久留米大学病院　西10階病棟

し，当初は精神科におけるクリニカルパス導入には，スタッフ全体消極的な姿勢であった。医師を含めたパス委員会を発足させ，はじめに委員会内での学習会を重ね，委員の理解が深まってから，スタッフ全体に学習会を実施して啓蒙した。医師の協力と理解を得るために，医師主催での学習会を行い，スタッフミーティングでも再三働きかけていった。現在は，OTやPSWも委員会に参加している。

表 14-10(a)　入院時のアセスメント（医師用）

患者氏名（　　　　　　　　　）

希死念慮・自殺企図	無，有
主症状	幻覚（幻聴・幻視），妄想（被害・誇大・その他） 不安，抑うつ，精神運動興奮，昏迷（亜昏迷） 緊張，敵意，情動の平板化，情動的引きこもり
睡眠障害	無，入眠困難，中途覚醒，早朝覚醒
禁忌薬物または副作用の出た薬物	無，有（種類，量，摂取頻度を記入）
病歴上効果のあった薬物	無，有（薬物，内容）
身体合併症	DM（無，有），高脂血症（無，有），その他 BMI＝体重（kg）÷身長（m）^{2}
心血管系の異常	無，有
便秘	無，有
脱水症状	無，有
居住環境	独居，家族同居，施設入所中
統合失調症のタイプ	妄想型，緊張型，解体型，鑑別不能型，残遺型
明らかな誘因	無，有（内容）

I．クリニカルパスの実際

＜睡眠検査パス＞

1）最初に睡眠検査入院のパス作成を試みた。スタッフにアンケート調査しながら修正を加え，平成13年からパスを使用開始した。しかし，現在検査入院は少なく，利用率は低い状況である。

＜うつ病パス＞

1）うつ病パス（表14-8），患者説明用パス（表14-9），入院時アセスメント（医師・看護師）（表14-10），うつ病パス運用プロトコール（表14-11）作成
2）これらを作成するまでに2年間を要し，平成14年から使用開始した。
3）症状評価についての経緯

　最初はハミルトンをベースにした評価基準を使用していたが，評価が難しいという理由から，モントゴメリー（Montgomery）らにより作成されたMADRSに変更した。これに，自殺危険度（過去5年間の入院中のうつ病既遂者の調査からチェック項目を作成）と，臨床的印象（看護師の印象など）を追加した。MADRSを2年使用後，症状の変化が見えにくいという意見が多かったことから，主治医と受持看護師で，医師のアセスメントシートの主症状について話し合い，その中から1〜3項目を決めて評価していく方法に変更した。

表 14-10(b)　入院時のアセスメント（看護師用）

	患者氏名 [　　　　　　　　]
\[入院に対しての受け入れ\]	
本人	家族
\[病気についての理解\]	
\[入院目的\]	
\[入院に対しての不安・心配事\]	
\[閉鎖病棟についての受け入れ\] 　　　納得している 　　　抵抗あるが納得している 　　　納得していない	納得している 抵抗あるが納得している 納得していない
\[入院している事を知っている人・知られたくない人\]	\[ストレスコーピング\]
\[日常習慣\]	
\[平均した1日の過ごし方\] 　　　　　朝型タイプ 　　　　　夜型タイプ 　　　　　その他	\[清潔\] 　入浴（　　／週）　最終（　／　） 　洗髪（　　／週）　最終（　／　） 　洗面・歯磨（　　／日）
^	\[排泄\] 　排尿（　　／日）　排便（　　／日） 　失禁：尿（　　／日）　便（　　／日） 　下剤使用（有・無）
^	\[ボディイメージのとらえかた\] 　　肥満　・　中肉　・　痩せ
\[睡眠\] 　平均時間（　　　　hr）熟眠感（無・有） 　入眠困難・中途覚醒・早朝覚醒・浅眠 　覚醒困難・日中の眠気・過眠 　午睡（　　　　hr）	\[薬について\] 「薬を飲むことについて」 「薬の管理」 （本人・家族・その他　　　　　　　） 「服薬状況」
\[食事\] 　回数（　　／日）時間（規則的・不規則） 　食欲（無・有）偏食（無・有）間食（無・有） 　水分摂取（多・普通・少）	
\[ADL 評価スケール\] 1．移動：徒歩・杖歩行・車椅子 2．更衣：自力・一部介助・全介助 3．食事：自力・一部介助・全介助 4．排泄：自力・一部介助・全介助 5．入浴：自力・一部介助・全介助 6．内服：自力・一部介助・全介助	\[面接者のコメント\]

表14-11 うつ病パス運用プロトコール

```
1．適応基準：主要な診断，大うつ病
2．退院基準：症状が緩解する
3．パスの使用基準：うつ病の治療目的入院であること。他のパスとの併用はしない（ECTパスは併用可）
  〈アウトカム〉   患者用パスの目標に準じる
  〈バリアンス〉   ①隔離・拘束した場合
                 ②診断の結果，大うつ病ではなかった場合
                 ③身体症状がメインになった場合
                 ④治療拒否，強い退院要求・退院があった場合
                 ⑤躁状態に転じた場合（＊必ず躁転チェックを行う）
記入基準
1．入院時のアセスメントシート（医師用）は医師が記入
2．ナーシングデーターベース（パス用）は看護師が記入
3．熱型表・生活指示・頓服指示表は通常通り記入
    ＊熱型表，パスシートの観察・記録の欄にECTパスへの印を押す
    ＊うつ病パスの症状評価は必ず行う
4．症状評価
    ＊症状評価の項目は，医師のアセスメントシートの主症状の中から，主治医と話し合い，1～3項目決める。
    ＊症状評価の欄に，看護師が記入する。
    ＊日勤で評価を行い，5段階評価の中のあてはまる点数の段の真ん中に黒字で●印をつけ，折れ線グラフにする。
    ＊夜勤で症状変化時のみ，上記と同様赤字で●印をつけ，折れ線グラフにする。
    ＊症状が0：なし が続くようであれば，受持ち看護師が主治医と話し合い評価を続行するかどうか決める。
5．薬剤変更
    ＊主剤のみ，主治医が記入する。変更があった場合にも主治医が必ず記載する。
    ＊医師のサインを必ず記載。（主治医がいる時は必ず行う）
6．作業療法士    ＊参加したOTに時間を記入し，コメントを記入する。
7．精神保健福祉士 ＊介入した時のみ記入。
8．清潔         ＊入浴・清拭・更衣が行われているかチェックを○で記入する。特記事項があれば（ ）内に記入。
9．内服：通常通り
10．観察・記録   ＊SOAPで記入。特記事項があれば経過記録へ記入。（＊カルテへ）
11．バリアンス，署名は通常通り
```

4）平成18年から使用しているパスシートは，熱型表と重複するためバイタルサインの表は削除した。その代わりに症状評価の変化を記録するようにした。また，医師との連携がはかれるように薬剤と症状変化の関係が見える枠を設け，OTやPSWの記録枠も設けた。

＜統合失調症パス＞

1）統合失調症パス，患者説明用パス，入院時アセスメント（医師・看護師），統合失調症パス運用プロトコール作成。

2）パス委員会発足当時から作成の予定ではあったが，症状評価についての方向性が定

168　II部　入院治療

表 14-12　隔離・拘束パス

パス名：隔離・拘束パス　　DPC コード：　　　　　診療科：精神神経科　　　　病棟：西 10 病棟
ID：　　　　　　　　　　患者名：　　　　　　　　性別：　　年齢：　　　　　病室：
主治医：　　　　　　　　指示医：　　　　　　　　指示受 Ns：　　　　　　　受持 Ns：
体重：　　kg（　　kg）

月日		/	/	/	/
病日					
アウトカム	他の患者との人間関係を著しく損なうおそれがなくなる 自殺企図又は自傷行為を認めなくなる 暴力行為や著しい迷惑行為，器物破損行為を認めなくなる 精神運動興奮等による不穏，多動，爆発性などが目立たなくなる 身体合併症の検査及び処置等のための隔離が必要なくなる		▶ ▶ ▶ ▶ ▶		
説明・指導	□隔離・拘束のお知らせ □本人への告知 □家族への告知 ※2枚目以降チェック不要	隔離・拘束/制限・解除 ・患者診察 年　月　日　時　分	隔離・拘束/制限・解除 ・患者診察 年　月　日　時　分	隔離・拘束/制限・解除 ・患者診察 年　月　日　時　分	隔離・拘束/制限・解除 ・患者診察 年　月　日　時　分
医師	サイン				
バイタル	体温				
	脈拍				
	□血圧				
	□（　　）				
	□（　　）				
栄養	食事量				
	□（　　）				
	□水分量　制限（有・無）				
排泄	尿／便	/	/	/	
	□（　　）				
清潔	入浴・BB				
	更衣				
睡眠覚醒リズム					
内服	定期薬内服	○朝 ○昼 ○夕 ○寝	○朝 ○昼 ○夕 ○寝	○朝 ○昼 ○夕 ○寝	
	頓服薬内服				
処置					
検査					
申し送り	□タバコ本数				
	□おやつ量				
	□部分開放時間				
	□（　　）				
	□（　　）				
観察・記録	自傷行為				
	衝動行為				
	粗暴行為				
	不安・恐怖				
	疎通性				
	治療拒否				
	幻覚・妄想				
	□（　　）				
	□（　　）				
安全	○転倒危険度（　）	転倒・転落　有（　）・無	転倒・転落　有（　）・無	転倒・転落　有（　）・無	
	○褥瘡対策（要・不要）	褥瘡　　　　有（　）・無	褥瘡　　　　有（　）・無	褥瘡　　　　有（　）・無	
バリアンス		有（逸脱・脱落）・無	有（逸脱・脱落）・無	有（逸脱・脱落）・無	
看護師	サイン				
作業療法士					

まらず，うつ病のパスを使用しながら検討した。パス全体の方向性が見えきたことから，平成18年2月より使用開始した。
3）基本的にはうつ病パスと同じ形式で，主治医と受持看護師で，医師のアセスメントシートの主症状について話し合い，その中から1～3項目を決めて評価していく方法とした。

＜隔離・拘束パス＞
1）隔離・拘束パス（表14-12），隔離・拘束パス運用プロトコール，症状・状態評価基準，隔離・拘束観察記録（30分ごとの巡回チェック表）作成。
2）隔離・拘束時の治療や看護について，法に基づいた記録・対応・書類などの標準化が必要であると考え作成した。
3）隔離・拘束時に挿入パスとして使用する。
4）隔離・拘束時に必要な書類や医師の記載の枠と，制限の内容や観察項目・安全管理面の項目などを設けた。

＜m-ECTパス＞
1）m-ECTパス（表14-13），患者・家族説明用パス，m-ECTパス運用プロトコール作成。
2）最初，2泊3日のm-ECT入院治療患者に対し，外来で行う検査や手続きと，入院で行う検査・治療と看護の標準化目的に作成予定であった。しかし，その後継続的な治療が行われるようになったため，挿入パスに変更した。（現在週に8～10例の治療が行われている）
3）指示の方法については麻酔科と医師，看護については手術室と看護師の話し合いを行って，麻酔科や手術室との連携により作成した。
4）パスシートは，治療前日，治療当日前，治療当日後の，2日間の挿入パスとして使用する。

2．パス使用によるメリット・デメリット
＜メリット＞
1）記録の簡素化と記録時間の短縮。
2）症状の変化が見えやすい。
3）インフォームドコンセント（IC）がしやすくなった。
＜デメリット＞
1）大学病院では診断確定入院も多く，バリアンスになりやすい。

表14-13 m-ECT パス

ECT クリニカルパス　施行予定回数　　回

ECTの種類	□急性期 m-ECT　□continue m-ECT　□maintenance m-ECT				
治療対象	□緊張病　□うつ病　□昏迷状態　□自殺念慮　□他（　　　　　　　　　　）				
本人への説明	□未　□済　□本人には伝えていない（m-ECT は　　　　　　　　　と説明）				
家族への説明	□未　□済　（承諾書受領　□未　□済　平成　年　月　日）				
	（　　）回目	（　　）回目	（　　）回目	（　　）回目	（　　）回目
日時	月　日	月　日	月　日	月　日	月　日
開始時間	時　分	時　分	時　分	時　分	時　分
●術前管理					
経口摂取停止	食事　時　分から	食事　時　分から	食事　時　分から	食事　時　分から	食事　時　分から
	水分　時　分から	水分　時　分から	水分　時　分から	水分　時　分から	水分　時　分から
薬物停止	□朝薬　□昼薬	□朝薬　□昼薬	□朝薬　□昼薬	□朝薬　□昼薬	□朝薬　□昼薬
前投薬(30分前)	□	□	□	□	□
点滴	□ヴィーンF 500ml	□ヴィーンF 500ml	□ヴィーンF 500ml	□ヴィーンF 500ml	□ヴィーンF 500ml
●術後管理	麻酔・術後2時間までは麻酔・手術記録に記載				
術後2時間後	時　分	時　分	時　分	時　分	時　分
状態観察	状態:不良12345良	状態:不良12345良	状態:不良12345良	状態:不良12345良	状態:不良12345良
	歩行:□可　□不可	歩行:□可　□不可	歩行:□可　□不可	歩行:□可　□不可	歩行:□可　□不可
	BP:　／	BP:　／	BP:　／	BP:　／	BP:　／
	HR:　／　min	HR:　／　min	HR:　／　min	HR:　／　min	HR:　／　min
	言動:	言動:	言動:	言動:	言動:
術後3時間後	時　分	時　分	時　分	時　分	時　分
状態観察	状態:不良12345良	状態:不良12345良	状態:不良12345良	状態:不良12345良	状態:不良12345良
	歩行:□可　□不可	歩行:□可　□不可	歩行:□可　□不可	歩行:□可　□不可	歩行:□可　□不可
	BP:　／	BP:　／	BP:　／	BP:　／	BP:　／
	HR:　／　min	HR:　／　min	HR:　／　min	HR:　／　min	HR:　／　min
	言動:	言動:	言動:	言動:	言動:
術後6時間後	時　分	時　分	時　分	時　分	時　分
状態観察	状態:不良12345良	状態:不良12345良	状態:不良12345良	状態:不良12345良	状態:不良12345良
	歩行:□可　□不可	歩行:□可　□不可	歩行:□可　□不可	歩行:□可　□不可	歩行:□可　□不可
	BP:　／	BP:　／	BP:　／	BP:　／	BP:　／
	HR:　／　min	HR:　／　min	HR:　／　min	HR:　／　min	HR:　／　min
	言動:	言動:	言動:	言動:	言動:
経口摂取開始	水分　時　分から	水分　時　分から	水分　時　分から	水分　時　分から	水分　時　分から
	固形　時　分から	固形　時　分から	固形　時　分から	固形　時　分から	固形　時　分から
	誤嚥:□あり□なし	誤嚥:□あり□なし	誤嚥:□あり□なし	誤嚥:□あり□なし	誤嚥:□あり□なし
薬物再開	□夕薬　□眠前	□夕薬　□眠前	□夕薬　□眠前	□夕薬　□眠前	□夕薬　□眠前
記録者名					
●翌朝					
m-ECTの合併症	□無　□有（　）	□無　□有（　）	□無　□有（　）	□無　□有（　）	□無　□有（　）
継続の有無	□継続　□終了	□継続　□終了	□継続　□終了	□継続　□終了	□継続　□終了
全身状態	状態:不良12345良	状態:不良12345良	状態:不良12345良	状態:不良12345良	状態:不良12345良
精神症状の変化	□改善傾向 □変化なし □悪化傾向	□改善傾向 □変化なし □悪化傾向	□改善傾向 □変化なし □悪化傾向	□改善傾向 □変化なし □悪化傾向	□改善傾向 □変化なし □悪化傾向
	言動:	言動:	言動:	言動:	言動:
記録者名					
バリアンス					アウトカム □著効□有効 □無効□判断保留

2）患者の言葉が反映されにくい。
   3）記録が看護師のみであり，同一カルテの意義が希薄になる。
   4）毎年医師の交代があり，理解と協力が得られにくい。
＜パス利用率＞
   1）利用率：うつ病と統合失調症パスは，50〜60％，隔離・拘束パスとm-ECTパスは100％。
   2）うつ病と統合失調症パスで3カ月の枠内で使用できたのは50％前後。
   3）バリアンスとなったパスは15％。

 3．今後の課題
　医師と話し合いながらパスを作成し啓蒙もしてきたが，毎年医師の交代があり，理解と協力の継続が得られにくいのが現状である。医師とOTやPSWも記載する枠を作ったものの，パスは看護師の記録というイメージがなかなか払拭できず，医師にはあまり活用されていない。また当科では従来共同カルテでチーム医療を実践してきた経緯があり，共同カルテの意義が希薄になっていることも問題だと考えている。今後，パスのメリットを生かし，他職種と連携したパスをどのように作成していくかが課題である。

Ⅵ．記録委員会の活動

　看護記録に関しては様々な問題点があり，記録委員会の中で数年間取り組んできた。特に急性期病棟運営開始以降は，時間の効率化を図るためにも記録時間を短縮する必要があり，記録委員会が積極的にアプローチしてきた。

＜看護記録の改善＞[4]
   1）平成16年電子カルテに向けて，病院全体で3N導入の動きが始まった。
      3Nとは
      NANDA（North American Nursing Diagnosis Association）の看護診断
      NOC（Nursing Outcomes Classification）看護成果分類
      NIC（Nursing Interventions Classification）看護介入分類
   2）当科での記録上の問題点。
      「記録時間が長い」，「問題リスト・看護計画と経過記録が連動していない」，「アセスメントが書けていない」
   3）記録検討委員会活動。
      ①定期的な学習会や啓蒙活動

②マニュアル作成

③毎月の記録チェックと個別指導

④看護監査によるチェック

　など1年間を通して，積極的に行ってきた。

4）NANDAの看護診断，看護目標の設定にNOC，看護介入にNICを導入した結果。

→NOCの5段階評価を用いたアセスメントの記録，問題リストと看護計画と連動した毎日の記録ができるようになってきた。

→記録時間の短縮

※以前の看護計画は，看護問題や対策が，時間を費やして数多く記載されていた。その内容は個別性がなく，ほとんどのスタッフは見ることもなく，まさに絵に描いた餅でしかなかった。また，毎日の記録は，主観的情報と客観的情報の羅列が多く，アセスメントが書けていなかった。

　しかし，3N導入後は，NANDAの看護診断により問題点が明確となり，成果目標NOCで客観的評価がしやすくなった。そして看護介入も必要最低限に絞るようにしたことで，看護介入や患者の状態把握がしやすくなった。現在の残る問題点として，看護師の理解に差があることや患者と話し合った看護計画立案ができていないことなどがあり，定期的な学習会や個別指導・啓蒙を継続していく必要がある。

Ⅶ．安全対策委員会の活動

　安全対策委員会は，「安全管理」と「感染対策」の役割がある。今回は，「安全管理」の中で取り組んだスタッフへのサポートについて述べる。

　＜スタッフのサポート＞

　急性期病棟では，多忙な日常業務，暴言・暴力行為・攻撃的・幻覚・妄想のある患者への対応など，スタッフの身体的・精神的疲労はかなり大きい。自殺に遭遇したときや直接的暴力など表面化した問題については，個別に対応し，状況に応じて勤務上の配慮をすると同時に，SMの中で情報共有しながら全体で支援体制をとっている。しかし，一方で表面化しない問題も多く，それらについては，十分な対応ができていないと考えた。また，ある男性患者との対応の中で感じた陰性感情について，スタッフ間で意識しあうようになり，病棟全体で取り組む必要があると考えた。

　そこで，暴言・暴力などの実態とその対応の中で生じる陰性感情について調査し，スタッフへのサポート体制について検討した。

I．精神科スタッフが体験した衝撃的出来事の実態調査[11]

＜目的＞

精神科スタッフが受けた「衝撃的出来事の実態調査」や「対処法」の調査から，「ストレスレポート」と「衝撃出来事対応マニュアル」を作成する。

＜結果＞

精神科スタッフの97％が，何らかの衝撃的出来事を複数体験しており，最も衝撃的な出来事は，「患者の自殺・自殺未遂・自殺行為を身近に体験」26％であった。7％がPTSD反応を呈し，GHQの結果でも54％が心身への負担がかかっていた。また，28％が暴力・暴言対応策に満足していないという結果であった。

＜考察＞

1）精神科スタッフのほとんどは，何らかの衝撃的出来事を複数体験していた。その中でも自殺に遭遇した体験が最も衝撃的で，次いで身体的・言語的暴力に対する精神的苦痛も大きかった。現在，自殺や暴力に遭遇するなど表面化した出来事については，出来事が起きた直後からチーム医療の中で情報共有しながらサポートを行っている。しかし，言語的暴力などの直接的でないものは暴力としての認識は低く，個別に気持ちの整理をしていたと思われる。心の傷を負っていながら，そのことに気づかないまま患者と関わることで，却って心身への負担がかかることになる。

そこで，まずストレスレポートを作成して現状把握に努め，衝撃的出来事対応マニュアルを使用しながら，各自が自己の感情に気づき，効果的な対処法が見出せるように働きかけていくことにした。

2）ストレスレポート作成（表14-14）

患者からだけでなく，スタッフ間の対応でも精神的苦痛を味わったときに生じる感情を意識できるように項目を検討した。出来事の具体的な内容，そのときどのように対処したか，どのような感情が生じたか，その感情にどう対処したか，今後の対応上の注意点などを記載するようにした。その取り扱いかたについては，個人的に取り扱うか，ミーティングで取り扱うかなど記入してもらい，プライバシーに配慮したものである。

3）衝撃出来事マニュアル作成

①「衝撃出来事に遭遇」→「ストレスレポート」提出の呼びかけ

②ストレスレポート提出方法と取り扱い方

③有効なコーピング対処法の紹介

④ストレスを実践に利用するには…

⑤状況に応じたサポート体制の紹介

⑥暴力防止プログラムの提示

表14-14 ストレスレポート

ストレス レポート　　　　提出日　平成　　年　　月　　日		
報告者の職種	経験年数　　年　　カ月	部署年数　　年　　カ月
患者　　歳（男　・　女）　病名		精神状態
患者以外の対象者：（男　・　女）　職種		年齢
場所	時間帯　　　　　時頃	対応：　単独　・　複数
レポートの取り扱い　：　ミーティングで使用可　・　個人的な取り扱いを希望		
衝撃的出来事の種類		
1．直接的暴力：殴る・蹴る・首をしめる・ひっかく・髪を引っ張る・かみつく・その他		
2．間接的暴力：威嚇行動（投げつける・振り上げる・物を投げる）・器物破損・その他		
3．セクシュアル・ハラスメント：言葉によるもの・行動によるもの・その他		
4．不気味な体験：恋愛感情・妄想の対象・その他		
5．感染症患者への接触：感染した・感染しそうになった		
6．死の身近な体験：自殺・自殺未遂・自傷行為		
7．同僚の衝撃的出来事の経験に遭遇・内容を聞く		
8．陰性感情体験：いろいろしつこく言ってくる・こちらの意見を聞かない・怒りをぶつけてくる・無視 　　または拒絶・アピール的・治療に乗ってない・他者に迷惑をかける問題行動　その他		
9．その他（　　）		
具体的な内容		直後の対処方法
^		1．自分で対応した
^		2．相談した
^		3．割り切った，我慢した
^		4．対応を代わってもらった
^		5．距離をとった
^		6．どうしていいのかわからず何もできなかった
^		7．その他 （　　　　　　　　　　　　　　　　　　　　　）
その時生じた感情		その後の対応
不安・緊張・イライラ・怒り・はがゆさ・悔しさ 無力感・空しさ・不全感・拒否された感覚 気分の落ち込み・自責感・不快感・嫌悪感 疲労感・困惑・混乱・恐怖 身体感覚：胃が痛い・血の気が引くなど その他（　　　　　　　　　　　　）		1．関わらないようにした
^		2．聞こえないふりや見て見ぬふりをした
^		3．部屋に行かない
^		4．必要時以外は関わらないようにした
^		5．呼ばれれば行くが自分からは足を運ばない
^		6．しなければならないことはきちんとする
^		7．仕事で関わる時にはそういう感情はない
^		8．積極的に関わる
^		9．他者と同じように接した
^		10．その他 （　　　　　　　　　　　　　　　　　　　　　）
今後の対応上の注意点		ミーティング後の意見

2．「陰性感情」の取り扱いに関する今後の方向性[9]

「陰性感情」とは嫌悪・怒り・憎しみ・不信感など否定的な特徴を帯びた感情のことである。

＜目的＞

当病棟スタッフに起きている陰性感情を調査し，その結果から治療や個々の成長に生かせるよう陰性感情の取り扱いに関する今後の方向性を検討する。

＜結果＞

陰性感情が生じた状況は，「しつこさ」や「自分勝手な態度」「怒りをぶつける」などで，全体の63％であった。そのとき生じた感情は，「患者に対するイライラ，怒り」が60％で最も多かった。対処後の感情は「納得・あきらめ」が44％，反省として「患者を理解する必要がある」「他の人に相談する」「冷静に対応すべきである」などであった。対処法として有効だと考えていることは「チームで共有し，支え合う」「患者の言動を何か理由があるからと考える」であった。

＜考察＞

患者の不安の防衛として現れる症状が刺激となって，看護師は陰性感情を引き起こされることが多い。スタッフに分かって欲しいという思いの表現でもあると分かってはいるものの，イライラや怒りの感情が先行してしまい，患者への対応が希薄になりがちである。

しかし，看護者には，「困った患者」「嫌な患者」でも怒ってはいけない，プロだから我慢するのが当たり前，患者が困らせることをするのは看護が未熟だから，などの「感情規則（看護師が感情的になることを禁じ，感情を抑制することを求める規則）」の存在がある。つまり，情動の制御はできているが，治療的な関わりにつながっていないのであり，患者との関係を作ることが難しくなる。患者―看護師関係を進展させるには，できるだけ本来のその人らしさを見出そうとするポジティブな視点を持つことが必要である。自分の陰性感情とうまくつきあいながら，それを患者との対応に治療的に活用できればお互いの成長につながっていく。感情を取り扱うためには，まず自分の体験している感情に気づくことが大切であり，嫌なことに遭遇したときの感情を識別する能力や，感情の意味を把握できる能力を，体験を重ねながら磨いていくことである。看護者が感情を言葉に置き換えながら関わることによって，患者は自分の感情に気づいたり，表現できるようになると考える。

※患者から身体的・精神的暴力などを受けたときにストレスレポートを提出してもらい，それを基に毎週水曜日の朝，対応に困った状況についてミーティングを行う。定期的なカンファランスや学習会を行いながら，感情を出し合う場を提供している。以前は自分の感情に

ついて意識化されていなかったが，現在はその感情について意識的に話し合いができるようになってきた。

Ⅷ．まとめ

以下のことを大切に大学病院の急性期病棟運営における看護に取り組んだ．
1．スタッフ間の連携を強化したチーム医療を充実させる．
2．看護師も急性期病棟運営に関わっているという意識がもてるように，看護の組織化と役割分担を行う．
3．あらゆる患者情報をスタッフ間で共有し，治療的に有効活用する．
4．患者対応の中で生じる陰性感情を，治療的に取り扱えるようにスタッフをサポートする．

Ⅸ．おわりに

唯一の大学病院急性期治療病棟として運営を始めて6年が経過した．単科の精神病院とは運営上の異なる問題があり，それを克服するために試行錯誤の連続であった．軌道には乗ってきたものの，運営スタッフが毎年交代するという問題は大きく，今後どのように連続性を維持していくかが課題である．

文献

1）赤司英博，片江奈生子，坂本明子ほか：「退院準備グループ」の試み─急性期治療病棟の出口として─．精神保健，48；148，2003．
2）恵紙英昭，田中みとみ，丸岡隆之ほか：大学病院精神科急性期治療病棟における合併症治療の現状と課題．九州神経精神医学，50（1）；24-40，2004．
3）遠藤亜希子，廣田伸子，小路純央ほか：効果的な睡眠日誌の活用に向けての検討．精神保健誌，51；121，2006．
4）平田恭子，遠藤亜希子，田中みとみ：NAND−NOC−NIC導入による看護記録の改善─記録検討委員の活動を通して─．第12回日本精神科看護学会精神科救急・急性期看護学会誌；124-128，2006．
5）石田重信，恵紙英昭，田中みとみ：大学病院における精神科急性期治療病棟のインパクト．こころの臨床ア・ラ・カルト，22（1）；31-36，2003．
6）楠本真由美，吉山昌代，最所亜希子ほか：急性期治療病棟における外泊日誌の有効活用．精神保健，49；132，2004．
7）丸岡隆之，山内今日子，前田正治ほか：治療導入期における入院集団精神療法─急性期病

棟での試み—．精神科治療学，19（12）；1453-1460，2004．
8）宮崎和子，川野雅資：看護観察のキーポイントシリーズ精神科Ⅱ「入院生活—自立とコントロール」．中央法規出版，74-102，1994．
9）中島純子，境理恵，田中みとみ：陰性感情の取り扱いに関する今後の方向性．第36回日本看護学会誌看護学会論文集（精神看護）；6-8，2006．
10）中島香織，添田道子，田中みとみほか：集団療法における看護師の治療的役割を考える．精神保健，48；82，2003．
11）高田智佳，中島純子，田中みとみ：精神科スタッフが体験した衝撃的出来事の実態調査—衝撃的出来事対応マニュアル作成に向けて，第12回日本精神科看護学会精神科救急・急性期看護学誌；109-113，2006．
12）田中みとみ，恵紙英昭，丸岡隆之：大学病院における急性期治療病棟の運営—第2報．精神保健，48；25，2003．
13）田中みとみ，丸岡隆之，恵紙英昭：コミュニティミーティングで病棟規則を変えた—集団療法を核とした病棟改革—，精神看護，7（31）；17-25，2004．
14）田中みとみ，丸岡隆之，野瀬巌ほか：大学病院における急性期治療病棟の運営．精神保健，47；121，2002．
15）富野佳紀，中島純子，境理恵ほか：「投書箱（希望の声）」が看護の視点を変える．日本精神科看護学会（精神科救急・急性期看護）；253-257，2004．

第15章

急性期治療病棟におけるコミュニティミーティングの運営
―「希望の声」の治療的活用―

田中みとみ　　中山　理恵　　丸岡　隆之

キーワード：急性期治療病棟，コミュニティミーティング，投書箱「希望の声」

I．はじめに

　久留米大学病院精神神経科病棟（以下，当病棟）では，平成5年頃から患者懇談会が行われていたが，平成12年5月までは長期入院患者の入院生活を維持する視点で行われ，治療的な意味としては認識されていなかった。平成12年7月から急性期治療病棟となり，慢性期から急性期への変遷の中で治療に対する姿勢と共に，患者懇談会についてもその意義や方法について検討した。その結果，意見の交流は活発になってきたものの，患者の精神状態によって変化する苦情や意見に翻弄され，意見する患者に対してスタッフはネガティブな感情を抱き，その対応に四苦八苦することも多かった。

　そこで，グループの取り扱い方や介入方法などの再検討を行い，平成15年4月からは，入院集団療法[1]の1つとして位置づけた。名称を「患者懇談会」から「コミュニティミーティング」（以下，CM）に変更し，この中で投書箱の意見「希望の声」を取り扱い始めた[4]。試行錯誤しながら実践してきた結果，CMの運営と「希望の声」をうまくリンクさせることで，治療的に活用できることを実感できるようになってきた。

　当病棟におけるCMの実際について述べ，2事例を通して急性期病棟におけるCM運営の意義について考察する。

II．CM運営の実際

1．定義

　病棟の患者・スタッフ全員が集まり，病棟全体の運営に関わる問題について，双方合意の上で方針を話し合うミーティングのことである。

2．目的
1）入院環境の中で生じる様々な問題を病棟全体で共有し解決していく。
2）反映される日々の病棟の雰囲気を理解する場とする。
3）患者とスタッフが対等な立場で話し合える場を提供することで，過度に依存的にならない入院生活を送る手段とする。

3．対象：患者全員
参加するか否かは，本人の選択。全員に声をかけるが，原則として強要しない。

4．構造
1）日時：週1回（金），13時から30分。
2）場所：デイルームで行い，オープングループとする。
3）固定スタッフ：師長，作業療法士（グループリーダー）。
4）非固定スタッフ：書記Ns，医師2～3名，看護師2～3名，看護助手1名。

5．プレミーティング（開始前15分間）
1）参加者：師長，作業療法士，書記Ns。
2）以下の内容について話し合う。
①1週間の病棟全体の評価。
②患者全体の評価（問題となっている患者，欠席が続いている患者，病状との関係など）。
③意見箱「希望の声」の意見について検討。
④その日の進行方法やテーマについて検討。
⑤スタッフの役割を確認しあう。

6．希望の声の取り扱い
1）投書箱と用紙を設置し，師長が週2回開封しその内容の取り扱い方を検討する。
2）取り扱い方：病棟運営の工夫や治療・看護方針に反映させる。
①病状からと思われる内容
②個人的な内容
③患者への苦情
④スタッフへの苦情
⑤施設や規則に関する内容

第15章　急性期治療病棟におけるコミュニティミーティングの運営―「希望の声」の治療的活用―　181

①→主治医・受持看護師と共に検討し，CMで扱える内容があればCMの場に出す。氏名の記載がある場合は患者とも話し合う。

②③④→氏名の記載がある場合はまず患者と話し合う。個人的に解決できる内容はその場で解決する。CMで扱える内容については，差し支えない範囲で扱う。

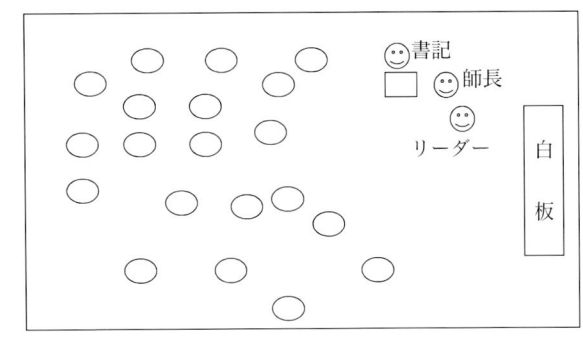

図15-1　CMの風景

⑤→検討が必要か，現状のままで良いのかなどCMの中で患者と一緒に話し合う。病院全体に関わる内容は事務部門に確認をとり，病棟で検討が必要な内容はスタッフミーティング（以下，SM）で検討する。

7．セッション（30分間）[3]

＜会場準備＞（図15-1）

1）スタッフと患者と一緒に行う（雰囲気作りのために）。
2）白板を準備し，①先週の検討事項，②希望の声，③患者からの意見，④スタッフからの連絡・報告，に沿って内容を板書する。
3）書記用の机のみ準備し，他は円陣になって座る。

＜CM開始＞

1）「時間になりましたので始めます」で開始する。
2）最初に，目的・時間の枠・進め方などを説明する。月初めには集団生活に必要な病棟の主な決まり事などのオリエンテーションを行う。
3）進行に沿って進める。
4）進行上の留意点。
　①患者が自由に発言できるような雰囲気作りを心がける。
　②患者の意見を制止せずに聞く。
　③発言している人だけでなく発言していない人達の表情や動作を観察する。
　④自分達に起きている感情体験を，素直に表現する。
　⑤患者の持つ力を利用する。
　⑥希望の声やその場での発言内容にとらわれない。
　⑦観察したことをすぐ意味づけずに，その場で起きている出来事に関連させる。
5）時間になったら「では時間になりましたので終わります」で終了する。

①興味ある話題が出ていても，定刻に終了する。
　　②時間が過ぎて出た話題や途中になった話題は，次回に検討することをCMの中で確認しあう。
　6）片づけも患者とスタッフで行う。

8．スタッフの役割[3]

<グループリーダー：OT>
　1）始めと終わりを告げ，枠組みを示すことで安全なグループの場を保証する。
　2）患者が主体的にグループに参加できるよう，共に考える場を作る。
　3）意見を聞きながら，雰囲気を見ながら，感じながら，考える。

<師長>
　1）対等な立場で，グループリーダーと責任を分かち合う。
　2）必要に応じて，その場で決定・解決ができるように助言する。

<書記>
　1）全体の流れと発言内容をその場で記録する。
　2）参加者をチェックする（検査・外泊などの欠席理由も記入する）。

<他のスタッフ>
　1）各部屋を回り患者を誘導する。
　2）患者の出欠席をチェックする。
　3）輪の中に参加して患者の状況を観察し，必要に応じてサポートする。

9．レビュー（終了後15分間）[3]

　1）参加者：師長，作業療法士，書記Ns。
　2）以下の話題を中心に話し合う。
　　①全体の雰囲気
　　②1人ひとりのメンバー
　　③周囲の状況
　　④スタッフの介入の仕方
　　　※CMで何が起きたのか，どのような感情が流れていたのか，見過ごしたり，扱わなかったことはないか，起きなかったことはないか，なぜ起きなかったのか，その意味は何か，スタッフの関わりはどうかなどについて話し合う。
　　　※グループ自体の力動・経過を跡づけ，その意味を理解し合う。
　　　※自分達に起きたいろいろな感情体験を分かち合い，その意味を検討する。
　2）それらをCM記録（表15-1）に記載し，治療的に取り扱う必要がある患者につい

表15-1 コミュニティミーティング記録

平成　年　月　日	司会	書記	患者参加数	スタッフ参加者名	師長
プレミーティング	一週間の評価	希望の声	スタッフより	確認事項	
患者名	議事内容（患者の意見・反応・氏名）				
レビュー	全体の雰囲気		スタッフ介入		
	患者個人		決定事項		
	周囲の状況				

ては診療録にも記載する。
3) スタッフミーティングで報告する。話し合われた内容だけでなく，患者個人に焦点を当てて報告し，治療方法や対応の検討などにつなげる。

Ⅲ．事例紹介

CMや希望の声を治療的に取り扱えた2事例を紹介する。

1．事例A
＊40歳代男性，双極性感情障害
＜現病歴＞
　X－3年から入退院を繰り返している。X年2月職場の人間関係からストレスが増大し，飲酒の機会が増える。易刺激的で情動不安定な状態となり，男性2名に因縁つけ暴行をはたらき医療保護入院となる。
＜経過＞
1) Ⅰ期：急性期保護室使用
　　入院当初は躁状態が顕著であり保護室入室。大声・ドア蹴り・トイレを壊すなどの躁状態が3～4日続いた。以後もナースコール頻回で，スタッフに対する不満や脱抑制的発言などが持続し，毎日個人の特徴を捉えた絵手紙を書いては医師や看護スタッフに渡してその反応を楽しんでいた。第3週に入って躁状態が少し安定してきたためにCMに参加したが，場にそぐわない発言や他患の意見に対して1つひとつ口を出すな

ど，依然として易刺激的な状態であった。

2）II期：安定期

希望の声に「消灯時間とテレビ視聴時間の延長」「寝ている人を起こしてまで眠前薬を飲ませる必要があるのか」「入院時の説明が不十分」などと投書し，CM の中でもスタッフへ不満を並べ立てたり，会話に一貫性がなく他患の意見に対して1つひとつ口を出していた。しかし，先輩患者から「我々は治療のために入院しており，スタッフも協力してくれている」などと諭されると，「すみません。支離滅裂なので撤回してください」など冷静になる一面も見られた。

治療が進展するにつれ，CM の中で，新たに入院した患者に対して，かつて自分がされたように治療に協力的な意見を述べたり，「それではスタッフが大変ですよ」などスタッフの気持ちを代弁するまでになっていった。またゴミ分別を自分の役割として引き受け，スタッフと責任を分担して管理するようになり，他の患者も A 氏の貢献を認めているようだった。

3）III期：退院準備

現実的な問題と向き合い，軽度のうつ状態となる。CM での発言は少ないものの，安定した様子で場を見守り，たまの発言は先輩患者としてのものであった。

日常生活や CM の中では，先輩的役割で他の患者の相談を受け信頼されていた。スタッフは退院間近なこともあり，不安定さへの配慮や現実への歩み出しへのサポートをしていった。退院が近くなり自分の問題に向き合うことができるようになった。

2．事例 B [5)]

＊40歳代男性，難治性身体疾患で抑うつ状態

＜現病歴＞

30歳代に職場の人間関係からうつ病発症し入院。40歳代で難治性身体疾患の診断受ける。化学療法が開始されたのと同時に反応性うつ病の診断で外来通院。仕事は続けていたが，勤務サイクルになじめず，抑うつ状態が強くなり 2 回目の入院。

＜経過＞

1）COM（新入院患者ミーティング）参加時期

入院当初抑うつ気分を訴えほとんど就床して過ごしていた。COM ではリーダーシップをとり，死についての話題を積極的に語った。SM でその報告がなされ，入院時の目的が抑うつ症状の改善であったために，当初は難治性身体疾患のことには触れずに治療を行う方針となった。

2）PEM（心理教育ミーティング）参加時期

2カ月目に入り PEM に参加して「うつ病は完全に回復する」という内容に反応し，

「うつになる原因は人それぞれにあると思うが，その原因がなくならない場合も完全に回復するというのか」とスタッフに攻撃的に反応し，その後からPEMに欠席するようになった。そして，毎日のように外出するようになり，日中はほとんど病棟にいない状況であった。精神科ではあまり遭遇しない特殊な身体疾患を有するこの患者に，看護スタッフはどう対応してよいかわからず，食事や睡眠などの日常の基本的な援助以外に関われずにいた。

3）退院への揺れが明らかとなった時期

入院11週目になり，主治医から退院の話が出始めた。12週目，消灯後10代の患者の相談にのっていた際看護師に注意され，「看護師に寝なさいと言われ，怒られた気がした」「全員に10時に寝るというルールを守らせるべきではないか」と攻撃的に訴えた。そして翌日「希望の声」に日常の中での不満などびっしり書いた投書を5枚された。確かにもっともな内容で全てスタッフの管理・対応への不満を示していた。投書の内容は間違ったことではなかったが，いつものB氏と違うことに当惑し，何かあったのかと問いかけたが全く受け付けず，「CMで返事をください」とのみ返した。

4）チーム医療での関わり

B氏の投書内容が非常に事細かであり，退院が近いのにどうして入院生活のことに対して投書をするのかと，内容でなくその豹変ぶりに疑問を感じ，何らかの心の揺れがあるのではないか，SOSではないかとSMで話し合った。そこで，患者本人，医師，看護師を含め早急に患者—スタッフミーティングを開催した。最初は無言の抵抗を示していたB氏であるが，スタッフから「見捨てているわけではない」「何か力になれることはないか」と問いかけると，徐々に重たい口を開いて，「スタッフに当たったのはたまたまで，はけ口を探していた」「今仕事のことをどうするか決められない」と，何も解決していないうちに退院させられることに対する心細さや不安を語った。そして，入院継続とそれまで拒否していた特殊な治療やカウンセラーの介入の提案に同意した。

その後も日中の外出は続いていたが，CMには参加し，スタッフを気遣う発言が聞かれるようになった。退院準備グループ（以下，SSG）においては，「死ぬのが怖い」と自らの不安も語られた。そしてカウンセラーとの調整やケースワークが進み，職場との話し合いで配置転換となり安心され，退院の運びとなった。

Ⅳ．考察

事例Aでは，スタッフに対する攻撃や病棟に対する不満を多弁的に発言する患者の対応に戸惑っていた。しかし，構造的なCMの場を提供したことや先輩患者から諭されたことを

きっかけに現実的となり，治療が展開されていったことが観察された例である。

事例Bでは，患者の苦しみや辛さに焦点をあてることができず，スタッフは違和感やジレンマを感じて接していたことを，B氏のスタッフに対する攻撃的な発言・投書によって思い知らされた。この投書というワンクッションがあったおかげで，今までのB氏への対応や経過を省みる機会を得ることができた。

以前は，意見・希望に対して解決策を提示しなければならないという思いが優先し，「希望の声」やCMの場の発言内容にとらわれて，患者とスタッフ間の相互交流もないまま，「検討します。確認します」などと対応していた。つまり，その意見の背後にある患者の感情に目を向けることができず，却って患者の不満を助長する結果になっていたと思われる。

1対1の関係の中では，看護師の説明や対応に対し患者は反発を抱きやすい。一方，スタッフも責められているように感じ，そのことによってさらに患者は反応することになる。集団内で生じる相互交流や対人関係場面での現象を治療的に取り扱うことで患者との関係も変化し，CMの運営がスムーズになってきたと考える。

平成15年4月から，それまでは有効活用されていなかった「希望の声」を入院集団療法の中で取り扱い始めた。大集団の中では自主的に意見を出しにくいが，「希望の声」は患者が思ったときにいつでも使える手段であり，それを題材にすることでCMの場での話題が発展し，視点の広がりにつながる。他の科ではクレームを入れる箱に過ぎない投書箱であるが，精神科ならではの治療的活用も可能である。「希望の声」に患者の状態や集団の雰囲気が反映されていることも多く，「希望の声」とCMをうまくリンクし，患者さんの「声」をできるだけ見逃さないようにしていくことが大切である。投書の内容自体に注目するのではなく，投書の時期や内容から推察される背景の心理状態を観察することで，治療的介入につなげていくことが重要である。

CMでの話題は病棟生活や治療プログラムと関連して多種多様である。決定を急がず時間をかけて意見や感情を聞く過程に集団精神療法の可能性がある。1人ひとりの感情には違いがあり，それは個人が抱く葛藤や問題と結びついており，さらに現在の対人関係のあり方や治療に対する考え方とも密接に絡み合っている。CMの場は，患者が自分達の問題を自分達の力で解決できることを学ぶ機会でもあり，また集団に受け入れられるという体験や，自分も他者の力になれることを発見し，自分の価値を再発見することができる機会ともなっている。一方，スタッフも患者自身に力があることに気づかされ，CMの場をうまく利用することで病的退行を防ぐことにつながる。主治医や受持看護師との二者関係だけに埋没せず，スタッフ集団や患者集団の中で回復していくという体験は，様々な病態により社会集団から排除され傷ついた患者にとって貴重な修正体験となる。

急性期病棟では，医療スタッフを巻き込んだり，患者同士の対人関係トラブルなどの問題を引き起こすことも多い。このような患者の病理に振り回されないためには，病棟全体を俯

瞰できるような体制が必要である。患者全員を集めて行うCMの中では，病棟全体の動きが個人に反映され，個人の動きが全体に反映されることから，個人と全体を関係づけてみてみることでスタッフがより多面的な視点を持つことができる。入院治療は外来治療と違い，24時間の入院治療という構造枠の中であらゆるものを治療に活用できる。特に急性期における治療のスピードを考えると，CMにおける情報や希望の声を有効活用する意味は大きいと考える。

Ⅴ．おわりに

急性期では患者の病理性を受け止めつつ，主体的に管理しながら患者の自己効力感を扱うという矛盾をはらんでいる。その1つの解決策としてのCMの位置づけは重要であり，患者の主体性を重視しながら，如何に運営していくかということを今後も課題にしながら効率的な運営をしていく必要がある。

文献

1）丸岡隆之，山内今日子，前田正治ほか：治療導入期における入院集団精神療法—急性期病棟での試み—．精神科治療学，19（12）；1453-1460，2004．
2）天笠崇：急性期開放病棟における集団精神療法の基本と実際．精神科臨床サービス，3；306-308，2003．
3）武井麻子：グループという方法．医学書院，34-98，2004．
4）田中みとみ，丸岡隆之，恵紙英昭：コミュニティミーティングで病棟規則を変えた．精神科看護，20；13-18，2004．
5）富野佳紀，中島純子，境理恵ほか：「投書箱（希望の声）が看護の視点を変える」．日本精神科看護学会，第10回精神科救急・急性期看護学会誌；253-257，2004．
6）近藤喬一，鈴木純一：集団への実際的アプローチ～集団精神療法の実践～，集団精神療法ハンドブック，金剛出版，143-159，1999．

第 III 部

卒後研修プログラム

第 16 章

精神医学における科学性，知性，倫理性

前田　久雄

キーワード：こころの癒し，知性，倫理性，科学性

　精神医学を科学たらしめようとする試みは，それが前世紀末に現在につながる形で呱々の声をあげて以来，精神医学が抱える大きな課題であるが，まだ，その階段をいくらも昇っていないというのが現状のように思われる。確かに神経科学や分子生物学の目をみはるような発展の恩恵に浴し，抗精神病薬，抗うつ薬，抗不安薬などの薬理作用や薬物代謝などは動物実験レベル，さらには一部は人を対象とした研究でも詳細に解明されている。アルツハイマー病，統合失調症，感情障害など多くの精神疾患の遺伝子解析も精力的に進められ，ある程度の知見の集積がなされてきている。MRI や PET など画像診断の技術革新もめざましく，認知症性疾患の鑑別などに大きな威力を発揮しており，機能性精神疾患や神経症でもさまざまな所見があることが報告されている。

　しかし，それでは抗精神病薬によるドーパミン伝達の遮断が，どのような機序で幻覚・妄想や精神運動興奮に奏効するのであろうか。マクロ的にみても，単一のドーパミン受容体の遮断だけでは抗精神病作用そのものを説明できないことは既に明らかにされており，複数のドーパミン受容体やセロトニン受容体の遮断を考慮にいれたとしても，その受容体での作用が臨床効果を現すにいたる経路は明らかにされていない。薬理学上の特徴だけで効率的な薬剤選択ができるわけでもない。抗うつ薬や抗不安薬においても，その間の事情は同様である。たとえば，セロトニンの再取り込み阻害作用がなぜ抗うつ効果を発揮するのであろうか。勿論，それ以外の薬理作用をもつ薬剤の抗うつ効果がセロトニンへの作用単独では説明できないのも衆知の事実である。メジャーな精神疾患で遺伝子診断ができるものはまだ存在しない。また，機能性精神疾患で画像が診断の有力な補助となったり，さらには確定診断がもたらされるものもない。DSM-IVでも明らかなように，ほとんどの精神疾患では，いまだに症候群モデルとしての診断体系が用いられている。

　このように，科学的手法が成果をあげているのは基礎的ないしは前臨床的研究分野においてであり，診断や治療との間には，まだ相当の距離があるのが現状である。臨床の世界で一定の成果をあげているのは，疫学，薬の相互作用や治療法の効果の評価ぐらいに限定されて

いるといえよう。しかるに，精神医学の世界でも，「科学的」という言葉が必要以上に跳梁跋扈しているように思われる。先にもいくつかの例を示したように，少なくとの治療や患者の福利に還元できるものとして，具体的に臨床に貢献できている科学的成果というものは極めて限られているという実状に，まるでそぐわない現象のようにみえる。それは，あたかもこの現実が正しく認識されておらず，幻想として膨らんだ科学的貢献に依拠しているかのようにみえる。あるいは，科学信仰とでもいうべき視野狭窄に陥っているかのようでもある。そこでは，患者さんの感情の動きとか癒しの雰囲気といった定量化できないものは，非科学的であるとして省みられず，むしろ軽蔑の眼差しすら向けられかねない。デジタルな情報だけに依存し，アナログな情報は捨て去ることが科学的であると信じられているかのようである。はたして，このような態度は知的といえるであろうか。私には知的怠慢であるように思われる。それは，生きた膨大な情報を無視し，限られた僅かな情報のみを考慮にいれて，見立てや治療方針などが決められることを意味しており，その際に援用され処理される情報量が大幅に減少していることになる。このような作業傾向がまず知的な怠慢であるといえよう。

さらに，精神医学における治療では，挫折し傷ついたこころの癒しが不可欠である。人のこころを癒すには，治療者が情緒的に関わることが要請される。このような関わりなしに，薬物療法や論理的治療法だけを試みようとするならば，こころが癒されることがないことは素人目にも明らかである。逆に，情緒的に関わることなく治療者側の論理にしたがって機械的に治療に導入することにより，患者さんのこころをさらに傷つけることも少なくない。精神科治療におけるこのような不可欠な要素を無視することがあるとしたら，それは治療の本質が視野にはいっていないことになり，ここにも知性の欠如がうかがえる。くわえて，治療者に求められる倫理性にももとることになろう。

要するに，精神医学においては科学的であろうとするあまり，逆に知性を見失ってしまうというパラドックスに陥りやすいといえるのではなかろうか。さらには倫理性まで踏み外してしまいかねない。私たちには，科学性＝知性ではないことを十分認識し，科学性を少しでも本来の知性に近づける努力をすることが求められるであろうし，さらには，科学性を知性の枠内に留めておく見識も必要とされよう。このような意味での知性には，当然倫理性も内包されるものと思われる。

私たち大学人は，特にこのような陥穽に陥りやすいように思われる。それは，狭い科学の分野に留まることが，論文の評価や研究費の獲得，さらには大学での昇進に有利であることも大きな要因となっている。心ある多くの精神科医は，このことにとっくに気づいており，それが既に大学精神医学にも直接，間接に影響を与えているが，私たちも自ら十分に認識を深めることが求められている。それは，とりもなおさず日々の診療や研究の営みを，科学性という基準だけで評価するのではなく，病態の理解や治療への貢献といった臨床的視点から

厳しく問いなおすことであろう。そうすることが知性の府としての大学の使命であり，社会的信頼を回復する唯一の道であるように思われる。卒後研修において身につけるべき基本理念でもある。

第17章

精神科での卒後研修で求められるもの

前田　久雄

キーワード：患者―医師関係，診察・面接方法，初期対応，救急，社会復帰訓練，チーム医療，精神保健福祉法

I. はじめに

　平成16年度から実施された卒後臨床研修制度で，精神科も原則3カ月の研修が必修化されたことの意義は極めて大きい。しかし，一方では，プライマリケア研修に必須なものとして精神科的素養が必要であることを，研修医1人ひとりに実感させ，さらには全体的な評価にも耐えうるものにしなければならないという重大な責務を担っていることにもなる。極論すれば，これまで，どちらかというと特殊な診療科であった精神科が，基幹科目の1つとして認知されるかどうかという試行期間を与えられたと見なすこともできよう。
　医学界や医療政策上から求められている，このような要請に応えうる研修の質を精神科が提供できているかどうかが，今，内外から厳しく問われていることになる。

II. 医師になる者が持つべき精神医学的素養

1. 良好な患者－医師関係を確立するための診察・面接方法

　まず自己紹介から面接を始める。家族が同伴している場合は同席のもとで面接することが原則である。主訴をしっかり受け止め，来院するに至った動機や経緯，精神医療への期待，戸惑いや不信，病気に罹ることを巡る諸々の不安，家族構成や家族の対応などを，目線の高さを同じにした共感的態度で傾聴し，開放型質問を基本とした面接で具体的に明らかにする。
　その際，会話の内容だけでなく，言葉のトーンやテンポ，表情，姿勢，立ち居振る舞いなどの非言語的な面も注意深く観察する。これらの所見が，面接の開始から終了までに，どのように変化するかを観察することも重要で，そこには，その面接が患者にとり満足すべきものであったかどうかが端的に現われる。

2．基本的な精神症状の捉え方

厚労省の「新たな医師臨床研修制度の在り方について（案）」（以下ガイドライン）[1]では，経験すべき精神科関係の症状として，不眠，けいれん発作，不安・抑うつが挙げられている。まず，これらの具体的な症状を聞き出し，そのタイプや重症度を判断できるようにならなければならない。精神科救急の対象となる意識障害，精神運動興奮，昏迷，自殺念慮（企図）についても的確に診断できることが求められよう。さらには，躁状態，幻聴や幻視などの幻覚や妄想についても，それらの特徴や内容を把握できるようになることが望ましい。

3．精神疾患に対する初期対応及び治療

救急的処置を要しない通常の初診患者に対する初期対応のあり方や治療を始めるに当たっての要領を身につける。まず，多くの患者は疾患の如何にかかわらず精神科を受診する際，世間体への懸念，まともに相手にされず更に傷つくことへの恐れ，どのような治療を受けるのかという不安などのさまざまな不安を抱いている。医師は，まず，これらの不安を察知し，それを話題に取り上げるなどして解消をはかることが求められる。診断は原則として患者本人にも説明し，治療法についても主治医として勧めるものと複数の他の選択肢を呈示し，本人の希望も入れて納得が得られものとする。本人の理解が得られなかったり，統合失調症や認知症など本人に告げることでショックが大きいと判断される場合には，家族に十分説明する。投薬する場合には，その効能や副作用，服用すべき期間なども予め説明しておく。

通院加療になるときは通院間隔，次回の予約，予期しない事態が起こったときの連絡方法や相談先などを伝えておく。入院に際しては，精神保健福祉法に準じた説明と告知がなされるべきこと，及びその背後にある人権への配慮のあり方を理解しておく。

4．主要な精神疾患の診断と治療

統合失調症，うつ病及び認知症（血管性を含む）は入院患者を受け持ち，診断，検査，治療方針について症例レポートを提出することが義務づけられている。従って，これらの疾患の診断に必要な診断基準（DSM-IV, ICD-10）や鑑別診断，心理検査や症状評価尺度（Hamiltonうつ病評価尺度，Beckうつ病自己評価尺度，改訂長谷川式簡易知能評価スケール，MMSEなど），脳波，脳画像（CT, MRI）や脳機能画像（SPECT, fMRI）などの適用，判読，読影，意義などを理解できることが求められる。頻用される抗精神病薬（第1世代，第2世代），抗うつ薬（三環系，四環系，SSRI），睡眠薬，抗認知症薬（ドネペジル）などの使い方の基本についても知っておく必要がある。さらには，それぞれの疾患に対応した支持を中心とする適切な精神療法，心理教育，家族介入，ケースワークなども包含した心

理・社会的アプローチの必要性を体験することも必須である。

経験することが求められている身体化障害，転換性障害，疼痛性障害，心気症などの身体表現性障害，PTSDなどのストレス関連障害の臨床症状や治療法の概要も理解する。さらには，アルコール依存症やパニック障害の臨床症状や治療法についての知識も身につけることが望ましい。

ガイドラインでは触れられていないが，てんかんの概念と分類の概要，主な発作型，抗てんかん薬による治療法の概略を知っておくことも望まれる。

5．精神科領域の救急

先にも触れたように，意識障害，精神運動興奮，昏迷，自殺企図に対する救急治療に参加し経験することも求められている。まずは，これらの診断であるが，前三者では，注意，了解，記銘力，見当識，刺激への反応性などとともに脳波の診断的意義を知っておくことが求められる。自殺企図では，精神的・身体的救急処置だけでなく再度の企図の徴候を見逃すことなく，それを予防できることも要請される。

治療法としては，せん妄に対する抗精神病薬やミアンセリンの使用，精神運動興奮や昏迷に対する抗精神病薬（ハロペリドール注，リスペリドン液など）や修正型電気けいれん療法の適応や使用法を経験しておくことが必要であろう。

6．社会復帰訓練や地域支援体制

主に，慢性化した統合失調症を対象としたデイケア，SST，作業療法などの社会復帰訓練の実際を経験し，その理念を理解することも求められよう。さらには，生活支援センターやホームヘルプサービスなど，新しく展開されつつある地域支援体制についても理解することが望まれる。

7．チーム医療

精神医療はチーム医療なしでは成立しない。医師，看護師，臨床心理士，作業療法士，精神保健福祉士など，医療・保健・福祉の幅広い専門職からなるチームで患者中心の医療を行うことの重要性を認識し，その意義を理解することが求められる。

8．精神保健福祉法

非自発的入院（医療保護入院，措置入院）や拘束に際し，人権に十分配慮すべく精神保健福祉法が制定されていることや具体的な法的手続き，精神保健指定医の役割などを理解しておく必要がある。

9．その他の関連法規

新たに制定された心神喪失等の状態で重大な他害行為を行った者の医療及び観察等に関する法律（医療観察法）や障害者自立支援法，さらには精神上の障害により判断能力が不十分な者について民法上の権利を保護する制度である成人後見制度（後見，保佐など）の概要も理解しておくことが望ましい。

Ⅲ．研修方策

1．研修施設

医療保護入院の受け入れ可能な病床（閉鎖病棟）を有し，幅広い疾患の急性期治療がなされている病院（病棟）が望ましい。医師，看護師だけでなく臨床心理士，作業療法士，精神保健福祉士などの職種も配属され，チーム医療が実践されていることも必要である。活発なリエゾン活動が行われており，さらに，デイケア，援護寮などが併設されていれば理想的である。

精神保健・医療の現場での経験も必修なものとして求められている。実際のプログラムの内容に応じて，精神保健福祉センター，精神科病院や生活支援センターなどでの研修も組み入れる必要がある。

2．研修期間

ガイドラインでは3カ月の研修が求められている。少なくとも2カ月の研修期間を確保しなければ，先に述べた精神医学的素養の主要な部分さえ身につけることは不可能であろう。さらに，精神保健・医療の現場での経験も視野に入れると，是非，3カ月の研修期間を確保したいところである。

3．研修方法

先に述べた条件を備えた病院（病棟）で，指導医による指導のもと，担当医として統合失調症，うつ病，認知症の診療を担当することが望ましい。担当医としてチーム医療を実践し，症例検討会や研究会などの病棟活動や，リエゾンやデイケアにも参加することで，上に挙げた身につけるべき素養の主要部分は研修できると思われる。オリエンテーション・レクチャーなど必要最小限の講義で補足することも必要であろう。

文献

1) 厚生労働省：新たな医師臨床研修制度の在り方について（案），2002．

第 18 章

久留米大学病院精神神経科における卒後研修システムの紹介と現状

安元　眞吾　　恵紙　英昭　　前田　久雄

キーワード：卒後臨床研修システム，精神科研修，プライマリ・ケア，チーム医療

I．はじめに

久留米大学病院精神神経科（以下，当科）は一般外来，専門外来，カウンセリング室，急性期治療病棟，さらにデイケアを運営している。このような環境のなかで私どもは，未曾有の体験をした患者さんが受診し外来，入院，そして社会復帰へのステップを踏んでいく治癒と回復過程を目の当たりに体験できる。この点が研修医のみならず精神科に携わる医師，看護師，作業療法士，精神保健福祉士（以下，PSW）や臨床心理士にとっても貴重な経験となっている。そこで以下に当科のシステムを紹介し，研修内容について述べる。

II．特徴・方針

当病棟は全病床数1,210床のうち60床の閉鎖病棟であり，現在のところ，大学病院の特定機能病院では唯一「精神科急性期治療病棟」の認可を受けている施設である。入院期間は施設基準に定められた原則3カ月を目標に診療を行い，平成15～17年の3年間の平均在院日数は68.2日で，平成17年4月の病床利用率は93.0％であった。主治医や指導医による精神療法や薬物療法の他に，作業療法士，PSWが配属されており，作業療法や集団療法として新入院患者ミーティング，心理教育，退院準備グループを行う。退院前になると，ケースによってはデイケア医が病棟へ出向きデイケアへの導入を円滑に図るデイケア・リエゾンを行い，家族面接や退院に向けてのケースワークにも力を入れている。そして図18-1に示すように全スタッフが毎週1回火曜日に参加するスタッフミーティングに情報を持ち寄り，チームで患者情報や病棟運営に関するすべての情報を共有するという集団療法の視点から作り上げた治療構造を有している。集団療法は1カ月目に新入院患者ミーティング，2カ月目に心理教育ミーティング（統合失調症圏および気分障害圏），3カ月目に再発予防のための

退院準備グループを行っている。平均在院日数が短縮化しておりそれぞれのミーティングを重複させるか，退院後外来通院しながら参加する状況である。

入院カルテは全スタッフが経時的に同一カルテに記載する統一カルテ方式を採用しており，カルテを読むことで各スタッフからの情報が一目瞭然に把握できる。

外来には，統合失調症，気分障害，神経症性障害などを診察する一般外来の他に，睡眠障害，児童思春期，てんかん，PTSDなどの専門外来も設けている。その他には内科総合外来において精神神経科，歯科口腔医療センター，耳鼻咽喉科，呼吸器内科，循環器内科，内分泌内科，消化器内科，小児科，脳外科，外科，放射線科，麻酔科の12の診療科と栄養部およびリハビリテーション部が連携して睡眠医療外来を行っている。また心療外来のほか，高次脳疾患研究所と当科を兼務する医師が痴呆性疾患を物忘れ外来で診療している。

コンサルテーション・リエゾンサービス（以下，リエゾン）は，昭和58（1983）年5月から大学病院全体を対象とした「御用聞き」方式をとり，せん妄の治療のみならず合併症を円滑に治療できるようなコミュニケーションを脈々と続けている。

大規模デイケアも併設し社会復帰のためにメンバー（患者）に社会資源を有効に活用してもらえるように多方面の方々と交流するなど工夫をしている。平成17年度からは週5日のスケジュールで運営している。平成17年9〜12月までの1日平均通所者数は24.6人であった。

さらにカウンセリング室も週4日運営している。スタッフは常勤1名，非常勤4名，研修生3名，PSW研修生1名で，36名の患者がカウンセリングを継続中である。

このように，当教室は「チーム医療」を中心に据えた幅広い臨床活動に全力を注ぎ，これらの活動に参加することで身体・心理・社会的な視点を持った臨床家を育てる事に最大の力点を置いている。精神科での卒後研修（2カ月）の目標はこのような治療環境下で担当医として機能することにより，プライマリ・ケアに必要とされる基本的な技能や知識を身につけることである。

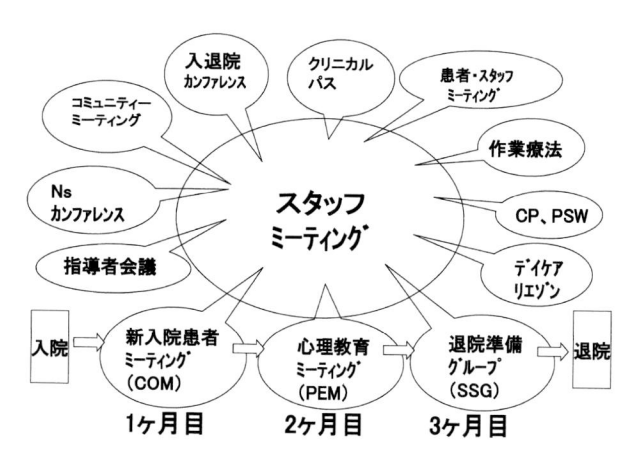

図18-1　久留米大学病院精神神経科の治療構造

精神科急性期治療病棟であるため入院期間は原則3カ月間を目標にしており，1カ月目に新入院患者ミーティング，2カ月目に心理教育ミーティング（統合失調症圏および気分障害圏），3カ月目に再発予防のための退院準備グループを行っている。各治療スタッフからの情報を持ち寄り集団療法的視点で情報を共有している。CPは臨床心理士，PSWは精神科ソーシャルワーカーを示す。

本学での教育システムは，いわゆる「協力病院集中管理方式」といわれる卒後研修方式をとっており，精神科の研修も他の優れた特徴をもつ精神科病院でも行っている。協力病院におけるプログラムの一般目標や到達目標は以下に述べるものと共通したものとなるが，具体的なプログラムは協力病院の実情に応じたものになっている。

Ⅲ．研修内容

1．一般目標（GIO）

　すべての研修医が，各科日常診療の中でみられる精神症状を正しく判断し，適切に治療でき，必要に応じて適宜精神神経科への診察依頼ができるように，指導医とともに担当し治療する。

2．到達目標（SBO）

1）習得すべき基本姿勢，態度

①プライマリ・ケアに求められる，精神症状の診断と治療技術を身につける。
- 患者，家族から病状，病歴を正確に聴取し，精神症状の評価と記載ができるようになる。
- 診断のための検査法を適切に選択し，その結果を適切に理解する。
- 診断，状態像の把握と重症度，及びリハビリテーション過程の客観的評価法を習得する。
- 向精神薬を適切に選択できるように臨床精神薬理学的な基礎知識を学び，臨床場面で自ら実践できるようにする。
- 適切な精神療法，集団精神療法，心理教育ミーティングの基礎を学び，実践する。

②医療コミュニケーション技術を身につける。
- 初回面接の技術を身につける。
- 患者，家族の心理理解のための面接技術を身につける。
- 患者及び家族の心情に配慮した，適切なインフォームド・コンセントについて理解し，診断や治療計画についてわかりやすく説明することができる。
- メンタルヘルスケアの技術を身につける。
- リハビリテーション段階の患者が直面する生活上の困難を理解し，相談業務を行う上で必要となる基本的態度を身につける。

③身体疾患を有する患者の精神症状の評価と治療技術を身につける。
- 対応困難者の心理・行動理解のための知識と技術を身につける。

- 精神症状への治療技術（薬物療法・精神療法・心理社会療法・心理的介入など）を理解，実践できる。
- コンサルテーション技術を身につける。
- 緩和ケアの技術を身につける。

④チーム医療に必要な技術を身につける。
- 他職種の役割を理解し，連携が取れる。他科及び他の医療機関との連携の方法を理解し，基本的な技術を身につける。

⑤地域支援体制について理解，利用できる。
- 病院診療連携室の役割について理解し，適切に相談できる。
- 保健所の役割について理解し，適切に紹介できる。
- 訪問看護師，PSWの役割について理解し，地域支援体制に結びつける。
- 社会福祉施設などの役割について理解し，実践できる。
- 社会資源を理解する。

⑥社会における精神科医の役割を理解する。
- 精神保健福祉法，制度を理解する。司法精神医学についての知識を理解する（措置鑑定，簡易鑑定など）。成年後見人制度についての基本的知識を理解する。

⑦精神障害に対する社会的障壁（偏見，スティグマ）について理解する。
- 精神障害者がリハビリテーションを進めていく上で障壁となる社会的な現状について理解する。
- 社会的障壁によって生じる臨床的な課題（精神科的な治療への障壁，医療現場での身体合併症治療における障壁など）を理解する。
- 社会的障壁が当事者や家族にもたらす影響について理解し，その理解に基づいた適切な援助を習得する。

2）経験すべき検査・手技・治療法

①臨床検査

頭部CT・MRI・SPECTなどの読影ができる。脳波を判読できる。おのおのの心理検査を理解し，結果を正しく評価できる。

②基本的治療

指導医のもとで，次の治療法を修得する。

a．薬物療法：薬物の作用・副作用を理解し最適な選択ができる。
b．精神療法：支持的精神療法や認知行動療法などの個人精神療法や，心理教育などの集団精神療法の必要性を理解する。
c．通電療法：症例によっては全身麻酔下での通電療法が必要なことを理解する。

③デイケア
　SST（Social skills training）などの社会復帰訓練の実態を理解する。
④リエゾン
　患者の精神症状に対処するだけでなく，患者・医師・看護師間の心理的問題点を解決することの必要性を理解する。
⑤精神科救急
　福岡県精神科救急システム（以下，救急システム）に参加しており，救急システムを介して来院する精神科救急患者の対処にあたり，その際に必要とされる基本的な態度や対応，治療法を理解する。

3）経験すべき症状・病態・疾患
- リエゾン症例で頻度が高い症状は，①不眠，②せん妄，③不安・抑うつである。その中でも緊急を要する症状・病態として興奮，昏迷，自殺企図などがあり，しばしば経験できる。特に救命救急センターでピックアップされ，精神科病棟に転科となるケースが多い。外来や救急システムでの来院に際してもしばしば遭遇する
- 基本的な疾患として以下のものについて研修する。
①器質性および症状精神病，②認知症，③精神作用物質による精神障害，④気分障害，⑤統合失調症，⑥不安障害，⑦身体表現性障害，⑧ストレス関連障害，⑨睡眠障害
　当科は，新規の患者が毎週入院するため，これらの症例についてほぼ満遍なく経験することも可能である。

3．学習方略（LS）

1）基本知識を習得
　統合失調症，気分障害，認知症などの各疾患及び精神療法，リエゾン精神医学，司法精神医学，スティグマ，リハビリテーションなどについて助教授，講師，助手が分担して行い，急性期機治療病棟のオリエンテーションについては看護師長が担当する。

2）病棟研修
　主治医・指導医の下で担当医になるとともに，治療段階に応じて行われている集団精神療法に参加するまた毎週火曜日に退院カンファランス，金曜日には入院カンファランスと教授回診があり，受け持った患者のプレゼンテーションをする。更には診察場面のロールプレイを行い，面接技術を身につける。
　クリニカルパスでは，うつ病，統合失調症，睡眠障害，修正電気けいれん療法，隔離室などに使用するパスシートを作成しており，それに準じた記載方法を学ぶ。

3）外来およびリエゾン研修

一般外来での予診，陪診及び他科からの紹介患者の陪診を行う。金曜日の午後に行われる御用聞き方式のリエゾンに参加し，各科における問題点を取り上げ適切な対応や薬物療法を行う。

4）デイケア

活動は，創作活動，スポーツ，料理教室，社会技能訓練，就労準備グループ，新入所者グループなどを行っており，実際に各活動に参加してもらう。その際，課題を与え，治療に関わってもらう。また当科では急性期治療病棟という機能上の限界もあり，認知症患者の診療に関しては，協力病院において週に半日研修してもらうシステムとなっている。研修の評価は指導医による実習評価と自己評価により行う。

4．指導者会議

1グループが2カ月サイクルで研修するため，2カ月目の最後の週に指導者（助教授，教育連絡主任，正副病棟医長，指導医，外来医長，デイケア医長，看護師長，臨床心理士，協力病院指導医など）による指導者会議を開催し研修医評価および研修システムの再検討，指導医としての反省を行い，次のグループへの対応を検討し，適宜研修システムを修正している。

Ⅳ．終わりに

私ども精神神経科では以上のようなプログラムに基づき，卒後研修システムを行っているが，精神神経科での研修制度が平成17年度からスタートしたばかりで，実際のところ試行錯誤の状態である。その中で経験したこととして，最初のうち研修医には主治医の補助的な役割をやってもらっていたが，その後治療の中心的な役割に変えていくことで責任を持ち，積極的に診療に関わるなど研修の姿勢に変化が現れてきたように思う。

2カ月間という短い期間で基本的な治療技術などを身につけるのは困難ではあるが，少しでも偏見をなくし，将来精神科医にならなくても精神疾患を病む患者の診療に積極的に関わり，医師，看護師，その他のコメディカルスタッフと少しでも円滑なコミュニケーションができるようなチーム医療の重要性について認識を持つことを切に願う。今後も臨床研修医が効率よく研修できるように創意工夫を行う必要がある。

第19章

急性期治療病棟における心理教育ミーティング
―研修医の参加意義について―

丸岡　緑里

キーワード：入院治療，集団精神療法，心理教育，急性期治療病棟，研修医

I．はじめに

　久留米大学病院精神科病棟（以下，当科）では，現在十数種類の入院集団精神療法を導入している。その詳細については，すでに丸岡[3]らによって報告されているので，ここではごく簡単に触れるにとどめておく。即ち，初回入院患者が60％を超える当科の中での入院集団精神療法の役割の1つは，統合失調症をはじめとする，今後長きにわたり精神科医療に関わらねばならないであろう患者にとっての，治療の導入部としての配慮である。

　さて，2004年度から新卒後研修制度の開始となり，研修医への教育に関する提言が散見されだした。心理教育とは，もちろん患者及びその家族へのアプローチではあるものの，初学の徒である研修医への教育においても非常に有用に思われる。しかしながら，それについて言及されているものは，寡聞ながら未だ目にしない。

　本論文では，当時研修医であった筆者が主治医となった統合失調症患者の入院経過を提示する。そして，当科入院集団療法の中の，ことに心理教育ミーティングに触れ，研修医の参加する意義について考察を試みたい。

II．当科での心理教育ミーティングについて

　心理教育とは，患者及び家族に対して行われる，症状の再発予防，社会生活技能向上のためのアプローチである。統合失調症治療に関するエキスパートコンセンサスガイドライン[4]によれば，「患者と家族に対する教育」は，ほとんどすべての時期において，1次選択治療と推奨されている。中でも初発エピソードの症状消失早期において，最も必要性が高いとされている。

　当科での心理教育ミーティング（Psychoeducational Meeting：以下，PEM）[5]は，入院

2カ月目から1カ月間，精神病圏とうつ病圏の患者を対象にした学習のグループワークである。1セッションを60分以内とし，4週間で計8セッション行う。適応は原則として患者の希望と症状安定度に合わせて判断している。講義内容は疾病理解，服薬理解，再発予防に限定し，テキストは当科で独自に作成している。

また，当科では研修プログラムの一環として，研修医は病棟研修中に，上級医の指導のもとで「心理教育講師」としてミーティングに参加することを義務付けられている。

Ⅲ．症例

A子：20歳，統合失調症。

1．生活歴・現病歴

共稼ぎの両親の元，3人姉妹の第2子として出生した。元来おとなしく手のかからない，いわゆるしっかりした良い子で，忙しい母を助け，家事を黙々とこなしていたという。また，不仲な両親の仲裁役でもあった。

小中学校では，超然とした風貌が一見落ちついているようにみえていたために同級生の人望厚く，中学2年生の時に運動部のキャプテンに選ばれた。その頃一時的に，音への過敏な感覚や集中困難を生じたが，部活の引退に伴い次第に解消されていったという。高校の時は，その「独特な雰囲気」によって一目おかれ，卒業後には短大に進学し，寮長に抜擢された。同時期に不仲な両親は別居となり，その時は姉妹から相談の電話が相次いだという。

その後，A子は，寮内での小さないざこざをうまく収められないという理由で寮長を辞退し，かねてから憧れていた一人暮らしを始めた。しかしながら，徐々に被注察感を生じるようになり，携帯電話のいたずらメールをきっかけに幻覚妄想状態を呈し，入院となった。

2．入院経過

A子は，当初から，治療への拒絶や猜疑心を臆面もみせずに，言動の全くまとまらないなりに，精一杯協力的に振る舞っているようにみえた。新入院患者ミーティングでは「家族みんなで仲良くしたい」と語った。

一方研修医であった筆者にとって，A子は初めて受け持つ統合失調症患者であった。主治医はA子に，あたかも仲の良い友人に接するかのような，即ち「できるだけそばにいる」という主治医の日常のスタイルそのままに接していた。保護室内の寂しさを訴えるA子に頻回に会いに行き，入浴介助や洗髪を手伝い，A子の隣でカルテを書いた。

約1カ月後に急性期症状を脱したために隔離解除とし，外泊を行った。しかし予想に反し，家族は「動きが緩慢で目が死んでいる」と，主治医に医師としての責任を問い，「元通

りにしろ」と怒りをぶつけ，その後の外泊を断固拒否した。精神科医療への過剰な期待と娘への拒絶を示す両親に，主治医は怒りをおぼえ，A子に同情した。

　A子はやや過鎮静傾向にあり，錐体外路症状などの副作用が出現していた。主治医は指導医の指示を仰ぎながら薬物を減量し，母親への面接を重ねた。また，「プチPEM」と称する我流の心理教育を，A子に試みはじめた。

　A子は「プチPEM」を続ける中で，発病前後の心的内界を生き生きと語り，主治医は「精神病の世界」なるものを初めて知った。主治医には理解し得ない世界を語る彼女に触れ，自分と彼女は「治療者と患者（健常者と病者）」という異なった立場にあることを痛感した。

　一方，A子は母親との口論を機に症状が再燃した。母親は幻覚妄想状態のA子に直面し，「今の姿を世間にさらせば娘は不幸になる」と泣き，長期入院を望み，それを「親心」であると言った。この「親心」という言葉に主治医は動揺した。

　振り返れば，突然の発病に混乱しながらも，なんとか必死に振る舞おうとしているA子や家族に，主治医は病気についての適切な情報を提供できていなかった。そのために母親は，「子故の闇」に迷いこみ，「親心」という理由をもってA子の治療を拒んでいる状態に陥っているのではないかと考えた。主治医は，急性期という病気との出会いの時期での，客観的な指針である心理教育の必要性を感じた。

　主治医は，病棟でのPEMの講師を志望した。同時期にA子も参加し，その中で今まで「良い子」に振る舞ってきたことへの負担や疲労を語りはじめた。その後，退院準備グループで家庭内ストレスへの自己対処法をA子なりに学んだ。家族にも病気に関する情報を提供した後，A子はなんとか退院に至り，現在は近くの精神科病院での外来通院とデイケアへの通所を続けている。

Ⅳ．考察

1．研修医にとってのPEM

　心理教育は，患者やその家族に対して，病気に対する正しい知識と具体的な対処法を教えることによって，否認あるいは潜伏しやすい自分の疾病に対する恐怖心を取り除くことを目指している[1]。しかしながら，患者のみならず「治療者」として初めて病者に接する研修医にとっても，未知であるが故に「怪物」と化している精神科疾患の前に，非常なとまどいを抱いていることも，ともすれば少なくない。そこで，「疾病の概略を学習し，予後を予測し，対処手段を教示するグループワーク」であるPEMに参加することは，研修医自身の，当初に生ずる恐れをも克服させる可能性を持つであろう。

　また，研修医は初学であるという自覚はあるものの，薄学であることに少なからず羞恥心を抱くことがある。周囲からの，「医者ならば知って当然」というある種強迫的な雰囲気か

ら，ややもすれば独学や「ごまかし」を生じさせ，初学者の利点にもなりうるであろう「率直さ」までをも損ないやすい面をもつかもしれない。その点において，情報を共有することに配慮された当科集団療法の一貫として行われている PEM は，患者のみならず研修医にも統一された知識を伝達でき，研修医が主治医として機能している当科での入院治療の質の向上や均一化にも貢献している。

さらに，心理教育には，患者の知る権利の尊重を土台として，患者に対する一種の義務観念や責任を生じさせる[1]。研修医にとっても同様に，疾病へのある程度正確な知識の獲得をもってはじめて「治療者」としての主体的義務を負うことができるのではないだろうか。

いずれにせよ，患者の病気への知的欲求の存在を治療者が受け止めることは，心理教育によって例え十分な知的理解を生まなかったとしても，治療関係に反映されるものである。つまり，患者の知的欲求に応えようとする治療者側の一連の作業努力は，研修医の医師としての貢献感を養うと同時に，その後の患者とのよりよい治療関係を築く一助となるであろう。

心理教育は，統合失調症を患った者に対するリハビリテーションの成功の鍵をにぎる[4]。患者及びその家族の疾病への不十分な理解によって，治療は往々にして中断する危険性をはらんでいる。心理教育は，それを防止し，治療の長期成功や再発予防へ貢献するものであるが，そうであるならば，患者同様に，否，自らによって病気を経験している患者よりもはるかに理解の乏しいであろう研修医を心理教育に関与させることは，ともすれば研修医自身による恐れからの治療中断への危険を防止し，彼らの職業同一性の構築にも貢献するのではなかろうか。

2．PEM での研修の課題

心理教育は，いわば啓蒙運動であると，前田ら[2]は言う。確かに，18世紀の啓蒙主義運動と同じく，「社会的偏見や既成のドグマの排除」は，心理教育の重要な理念であろう。しかしながら，中途半端な「啓蒙主義」は，ともすれば「ドグマ」に容易に転ぶ可能性をはらんでいる。例えば，心理教育ミーティングで「うつ病は脳の機能障害」であると学んだある研修医は，幼少時に受けた暴力と抑うつ気分との因果を信じ，そこを共感されることによって治療関係を維持されていた患者に対して，その「思い込み」を無理に「正そう」とした結果，治療自体を拒絶されそうになった経験をしている。

そのような危険に対して，当科での入院集団療法は，より多面的なアプローチをもって対処しようとする[3]。即ち，当科でまず行われる新入院患者ミーティングでは，精神科病院への入院自体に伴う恐怖から疾病を否認する患者の心情を力動的に理解し，サポートすることによって治療関係を整え，ひいては治療者―患者相互において，その個人の疾病や障害を受容してゆく一端を担う。そのような新入院患者ミーティングでの心的プロセスを踏まえた上に，PEM は行われる。前述した研修医は，後に上級医の指導の元で力動的な理解を可能に

し，患者との治療関係は修復された。

3．症例Ａ子について

　Ａ子は幼少時より，家庭内では「しっかりした良い子」であり不仲な両親の「仲裁役」であった。そしてそのライフスタイルを反復するかのように，中学では部活のキャプテンとして，短大では寮長としての役割を励行していた。しかしながら，本来は負担であったその「良い子」「仲裁役」を放棄した時，即ち，寮長を辞退し，両親の反対していた一人暮らしを始めたことを機に，不幸にも同一性崩壊の危機，つまり「発病」に至り入院となった。

　入院中のＡ子は，新入院患者ミーティングや主治医との関係の中でも「良い子」に振る舞った。そのようなＡ子に対し，主治医はまず，彼女の「友人」として接しようとした。「医師は病気を診る前に，患者に対し人間として関われ」とは昔からいわれている箴言であるが，精神医学的知識や経験の未だ乏しい研修医にとっては，むしろ精神医療の場であることを自覚し，自身の主観的心情に気付くことも必要であろう。この症例の主治医（筆者）の場合は，今までの主治医自身の対人関係のパターンを反復することによって，精神医学的知識の乏しさ故の恐れを防衛していたように思われる。

　しかしながら，そのような自分の姿に主治医はまもなく不全感を抱いた。指導医の言われるままに動き，治療への貢献感を持てずにいる自分に我慢できずに，同じようになすすべなく振る舞っているＡ子の母に自らを投影し，母に容易に陰性感情を抱くことで，気持ちの折り合いをつけようとしていたのかもしれない。その後からＡ子と2人きりで始めた「プチPEM」であったが，「プチ」という若者の間での俗語と，「PEM」という専門用語からなる主治医自身によるこの造語は，この時期の，Ａ子の治療者としての姿勢の表れだったのではなかろうか。つまり，この時期に主治医は，医学部6年間という長きにわたるモラトリアムの時期の終結と，職業アイデンティティの獲得の間で煩悶していたのではなかったろうか。そしてこの「プチPEM」の中で，Ａ子は，いわゆる「精神病の世界」を生々しく主治医に語り，主治医はＡ子を「友人」としてではなく，「1人の患者」として接することの誠実さを自覚するのである。更には，Ａ子の母親の「親心」という言葉は，主治医の内省をより強めることとなり，結果として「プチ」のつかない「PEM」への導入を決心させる機会をつくった。いわば，それまでは「友人関係」という二者関係の中に埋没していた治療関係を，PEMはチーム医療へと解放する動機をつくったともいえよう。

　PEM導入後，Ａ子は少しずつ自己主張を始めだした。それまでの主治医との治療を，「友人関係」のみならず，主治医に対する母親転移的側面から考慮するならば，「自己主張」とは，「良い子」として一見安定していた主治医（母親）との関係から自立しようとするＡ子の再度の挑戦であったろう。たしかにこの時期のＡ子は，主治医にとっては，いわゆる問題患者であった。しかしながら，Ａ子と，彼女のみならず主治医や，更には「親心」という

美句のもとで娘の疾病を否認していた母親もまた，医療チームに支えられ，A子はなんとか退院できたのである．

V．むすび

今後，長きにわたり精神科治療に関わらざるをえない患者が，血の滲むような努力をもって患者としてのアイデンティティを受容してゆく過程に添いながら，研修医もまた（その努力は患者の足もとにも及ばないであろうが）医師としてのアイデンティティを築いてゆく．当科の構造化された治療プログラムに位置するPEMの講師を研修医が担うということは，それらの過程を支持する可能性をもつものと考える．

文献

1) 前田正治：なぜ精神分裂病患者に対して心理教育を行う必要があるのか？．臨床精神医学，26（4）；433-440，1997．
2) 前田正治，内野俊郎：2．分裂病患者および家族に対する心理教育．精神科治療学，15；247-251，2000．
3) 丸岡隆之，山内今日子，前田正治ほか：治療導入期における入院集団精神療法〜急性期治療病棟での試み〜．精神科治療学，19（12）；1,453-1,460，2004．
4) McEvoy,J.P., Scheifler,P.L. and Frances,A.：The Expert Consensus Guideline Series；Treatment of Schizophrenia, 1999. J. Clin. Psychiatry, 60（Suppl. 11）：4-80, 1999．（大野裕訳：エキスパートコンセンサスガイドラインシリーズ　精神分裂病の治療1999．ライフ・サイエンス，東京，2000）
5) 富田克，前田正治：精神科急性期医療における心理教育．臨床精神薬理，5（4）；409-414，2002．

第 IV 部

入院治療以外

第20章

デイケアにおける精神科急性期治療病棟との連携

坂本　明子

キーワード：デイケア，精神科急性期治療病棟，連携，デイケア・病棟リエゾン

I. はじめに

　久留米大学病院精神神経科病棟は，平成12年7月精神科急性期治療病棟の認可を受けて以降，急性期治療病棟のみで入院治療にあたっている。精神科急性期治療病棟における課題として，3カ月という限られた期間での短期の入院治療，および退院後の再発防止などが挙げられる。特に再発防止においてはデイケアも重要な役割が担えると考える。そのためにはまずは急性期を脱して間もない不安定な退院患者に対し，入院治療からデイケアへのスムーズな移行を可能にすることが求められる。次に再発防止のための積極的な治療的介入と社会参加のためのリハビリテーションを行っていくことが重要である。このような観点から当科では精神科急性期治療病棟（以下，病棟）とデイケアセンター（以下，デイケア）の連携が欠かせないと考え，さまざまな工夫を試みてきた。
　今回は，こうしたデイケアにおける病棟との連携の実際について述べたい。特に連携を図る上で，最も重要と思われる情報を共有する検討会議，デイケア・病棟リエゾンを中心に事例を提示しながら述べたいと思う。最後には同院内の連携に留まらず，他機関との連携を図る上で必要な視点や今後の課題について考察したい。

II. デイケアと病棟間の連携の実際

　当デイケアの概要について述べる。平成18年7月末現在のデイケア登録者は80名で，診断は約8割が統合失調症である。平均年齢は33.5歳で，最年少が17歳，最年長が61歳である。年齢層は幅広いが，20歳代，30歳代が多数を占めている。月に2〜4名の新規入所者がおり，入所依頼経路は，病棟以外に外来や他院と多岐にわたっている。スタッフは看護師（Ns），作業療法士（OT），精神保健福祉士（PSW）各1名，医師（Dr）5名であり，

その他多数の院外講師，研修生で構成されている。

特に連携を考える上で注目すべき点は医師の構成である。研修医を含めた医師数は民間病院に比すると圧倒的に多い。デイケアも同様に医師の数は多いものの，毎年病棟，外来，デイケアといった院内での異動のみならず関連病院への派遣といった異動も避けられない。さらに病棟主治医は経験年数の少ない研修医であることも大きな特徴といえよう。

そのため，患者・主治医・デイケアスタッフ間において長年の馴染みの関係で治療方針などを決定することは難しい。こうした状況の中で，急性期を脱して間もない患者をデイケアで支えていくためには，病棟とデイケアにおいて，連携を効果的に行うための体制作りは必至のことであった。

表20-1 デイケア導入の流れ

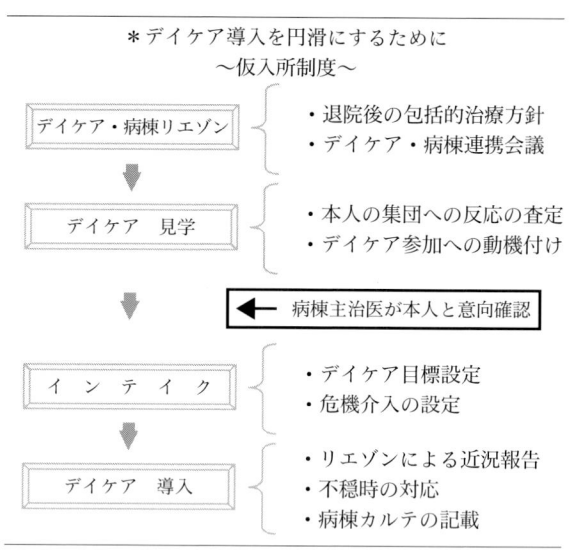

*デイケア導入を円滑にするために
～仮入所制度～

デイケア・病棟リエゾン
・退院後の包括的治療方針
・デイケア・病棟連携会議

↓

デイケア 見学
・本人の集団への反応の査定
・デイケア参加への動機付け

↓ ← 病棟主治医が本人と意向確認

インテイク
・デイケア目標設定
・危機介入の設定

↓

デイケア 導入
・リエゾンによる近況報告
・不穏時の対応
・病棟カルテの記載

次に病棟とデイケアにおける連携の実際について述べたい。まず情報の共有化としては，①文書による報告とスタッフからの報告，②会議，治療プログラムへの参加による連携に分けられる。具体的には①については毎朝デイケア看護師が病棟に行き，デイケアの状況を報告する。また夜間外来受診，電話相談のあった患者についての文書報告もデイケアに届けられる。②については，デイケアスタッフが病棟で実施されている集団療法に参加し，退院間近な患者との関係作りを行っている。また，週に1回病棟スタッフ一同が会する病棟会議にデイケアスタッフも参加し，デイケアスタッフからの報告も行っている。この他デイケア，病棟間での検討会議であるデイケア・病棟リエゾンも実施している。病棟における情報の共有もさることながら，病棟とデイケア双方のプログラム等の相互参加も行っている。これは文書による情報共有以上に，各部署のスタッフの関わりを重視したためである。

当科では退院後のデイケアの導入が円滑に行われるように仮入所制度を設けている。この仮入所制度は，退院後デイケア導入を考えている患者に対して，無理なくデイケアへ移行できるよう入院中からデイケアプログラムに参加するものである。

デイケア依頼から導入までの流れは表20-1の通りであるが，この経過においてもデイケア，病棟間において密な連携が図られる。

まず病棟からデイケア導入の希望があった際には，デイケア・病棟リエゾンで紹介，報告

がなされる。そして，患者に主治医同伴でデイケアを見学してもらい，デイケアの説明を行う。見学は主にデイケア参加の動機づけを図る目的で実施される。これは患者自身が実際のデイケアの活動の様子を見て，デイケア参加を決められるように配慮し，患者の希望を尊重してデイケア利用を決定するためである。次に本人のデイケア参加の意向が主治医によって確認された時点で，インテイク面接を行う。インテイク面接は家族同伴で実施される事が多い。これはデイケア利用にあたっての家族の意向や要望を確認するとともに，デイケア利用および退院後の安定した生活の維持に向けて協力体制を構築するためでもある。インテイク面接では，これまでの経過を簡単に尋ね，今後の目標やデイケア利用目的などを確認し，デイケアで提供できる支援について話し合う。デイケア利用にあたっての不安を尋ね，最も負荷のかかるデイケア導入期，言い換えれば入院から退院そしてデイケアへの移行期における危機介入方法について具体的に話し合い，デイケア参加頻度を決める。

　こうした経過を経て，いよいよ仮入所，すわなちデイケア導入となるのである。仮入所後もデイケア・病棟リエゾンにおいて患者が退院するまで経過が報告される。なお，外来からのデイケア依頼についても，デイケア・病棟リエゾン以外は同じ手順でデイケア導入を行っている。また新規入所者はデイケア開始時は脱落防止のために，スタッフが保護的に関わる小集団活動，導入グループのみの参加となっている。

Ⅲ．デイケア・病棟リエゾンの機能について

　次に，病棟との連携を図るために，最も重要と思われるデイケア・病棟リエゾンの機能について述べたい。デイケア・病棟リエゾンは平成元年12月より入院患者のデイケア脱落防止を目的に開始された。その当時，病棟から紹介されたメンバーがことごとく脱落していたため，デイケアスタッフが週に1回定期的に病棟を訪問し，病棟治療とデイケア支援の不連続性の改善を図るためにデイケア・病棟リエゾンは実施された。現在は，デイケア導入を含めた今後の包括的治療方針の検討の会議として，病棟，デイケア関係者が参加している。病棟からは副病棟医長，師長，主治医，指導医，作業療法士，精神保健福祉士，が参加し，デイケアからも各職種が参加して行われている。なお，平成17年から病棟で毎週実施されている。

　このデイケア・病棟リエゾンも少しずつその機能が変化してきた（表20-2）。開始当初はデイケアスタッフが病棟を訪ね，デイケア利用の相談に伺うという御用聞き方式で行われていた。デイケア・病棟リエゾンを開始することで，入院患者のデイケア脱落防止に関しては一定の効果は見られた。しかし定刻に病棟を訪ねても，多忙な主治医と話をするのが難しいことも多々あり，情報の共有が必ずしも円滑に行われているというわけではなかった。また，病棟主治医の殆どは先にも述べたように研修医であり，外来主治医とは異なるために，

表20-2 デイケア・病棟リエゾン機能の変化

期間	場所	参加者	機能の変化
Ⅰ期 (平成1年12月〜13年1月)	病棟医師室	デイケア（Dr） 病棟主治医	デイケアと病棟治療の連続性の維持 デイケア文化の普及御用聞き的態度
Ⅱ期 (平成13年2月〜15年3月)	病棟休憩室	デイケア（Dr, PSW） 病棟 （Dr, Ns, OT, PSW）	デイケア導入に必要な病棟治療アセスメントの確立およびその教育指導
Ⅲ期 (平成15年4月〜現在)	デイケア	デイケア（全員） 病棟 （Dr, Ns, OT, PSW）	リハビリテーション視点に基づいた包括的治療方針の確立およびその教育指導

　入院治療は薬物療法が中心で，退院後の治療方針も含めた包括的な治療計画を考慮することは難しく，デイケア利用という発想に及ばないことすらしばしばあった。その結果デイケア利用の効果が期待できる患者に対しても，デイケアを紹介する機会さえ逃していた。

　また，精神科急性期治療病棟としての運営が開始されると，急性期を脱して間もない退院患者の今後の社会参加を考える上で，これまで以上にリハビリテーションの必要性，つまりデイケア利用が求められるようになった。しかし入院期間の短縮化はこれまでのように患者が体調を崩すことなく，ゆっくりとデイケアに馴染む為の期間，つまり仮入所期間を充分に持つことの難しさを意味していた。

　こうした状況の中で，患者の円滑なデイケア導入を図るためには，病棟スタッフのデイケア利用におけるアセスメントの力量が求められた。当然，主治医以外の病棟スタッフ，看護師，作業療法士，精神保健福祉士といった多職種の協力も必要である。そこで，デイケア・病棟リエゾンはそれまでの御用聞き的病棟訪問から，関係職種が一堂に会して行う，デイケア利用における検討会議として実施されることなった。表20-2に挙げたⅡ期がこれにあたる。この時期のデイケア・病棟リエゾンの機能は，こうしたデイケア導入時に必要な病棟治療アセスメントの確立を目指したものであった。病棟ではアセスメント作成を迅速に行わなければならない。そのためデイケア・病棟リエゾンの目的は病棟スタッフの教育的指導も含まれた。

　さらにこれまで週3日制であったデイケアが平成15年5月から週5日制へと変更したことに伴い，デイケア・病棟リエゾンもさらに機能を強化することとした。これは表のⅢ期にあたる。場所を変えたことでデイケア・病棟リエゾンの参加者増員を可能にした。そして単なる入院治療計画から，リハビリテーションの視点を取り入れ，退院後の生活も含めた包括的な治療方針を確立する検討会議へと機能が変化したのである。

　最後にデイケア・病棟リエゾンで話し合われる内容について述べる。具体的な項目は表20-3の通りである。新規依頼については，簡単なケース紹介があり，各職種からの入院経過が報告される。また退院後の生活を踏まえた上で，デイケア導入目的を明確にし，導入にあ

表20-3 デイケア・病棟リエゾンの内容

1 新規依頼に関して
　①ケースの紹介
　　（生活歴，病歴，入院経過など）
　②病棟治療における各職種からの評価
　③今後の治療計画，デイケア利用目的
　④予測される危機状況などを検討
　　→デイケア導入の是非を決定
2 仮入所者に関して
　①デイケア参加状況
　②治療計画の練り直し

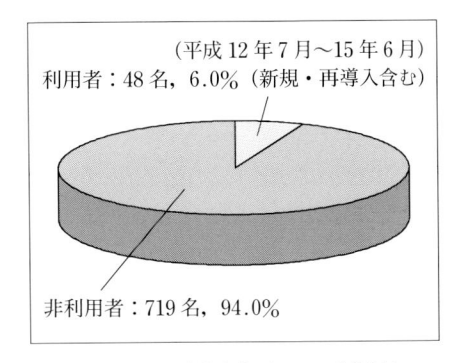

（平成12年7月～15年6月）
利用者：48名，6.0%（新規・再導入含む）
非利用者：719名，94.0%

図20-1　退院患者デイケア利用率

たっての課題などが検討される。無論，本人，家族の意向も確認される。時に，居住地，退院後の生活目標，本人の意向などから，当デイケアよりも他の社会資源の利用がより現実的，効果的と判断した場合には具体的な機関の利用を提案することもある。デイケア導入後の仮入所時には，デイケアスタッフからはデイケア参加状況が，病棟からは病棟での状況や症状，治療経過などが報告される。そしてデイケアでのスタッフの支援方法の検討や，病棟における治療計画の練り直しが行われる。このようにデイケア利用者1人ひとりに対して多面的な角度から丁寧に支援方法を検討するのである。なお，デイケア利用者が当科病棟に入院した場合にも入院経過が報告される。症状が安定すれば，必要に応じて仮入所制度を利用し，その状況もこのデイケア・病棟リエゾンで報告，検討されるのである。

Ⅳ．デイケア依頼件数とデイケアの転帰

　平成12年から15年6月までの全退院患者のデイケア利用率は図20-1に示した通りである。合併症を含め多種多様な疾患を持つ患者が入院していることもあり，退院患者総数からすると，デイケア利用率は6.0％と決して高いとは言えない。しかし図20-2にあるように，急性期治療病棟となった平成12年7月から相談を含めて，依頼件数は毎年確実に増加している。

　また病棟から仮入所を経てデイケアに参加した患者の転帰は図20-3の通りである。平成12年7月から16年6月までの4年間にデイケアに参加した者は34名であった。平成18年7月末現在で約45％が継続できている。そのうち，デイケア継続しつつ進学，就職している者は18％で，同じ理由で退所した26％を併せると，44％の者が何らかの社会参加を果たしていることになる。また，再入院した者はわずか5名（途中中断後継続した者4名，入院を理由に退所した者1名）であり，デイケアは再発防止及び社会参加に寄与していることがわかる。

218 IV部　入院治療以外

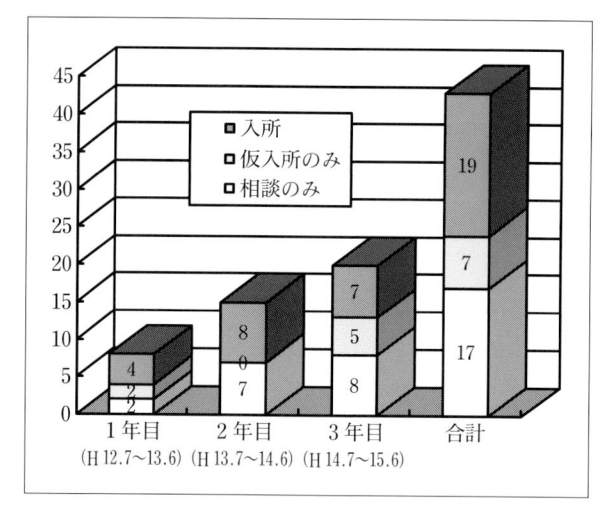

図20-2　病棟からの依頼数

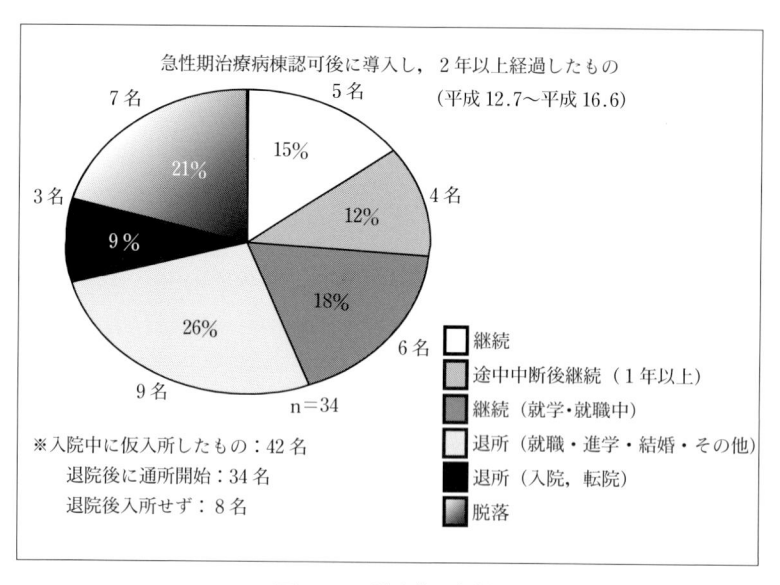

図20-3　導入後の転帰

V．事例

　次に急性期病棟からデイケアへ移行したAさんの事例を挙げ，リエゾンを中心とした病棟とデイケアにおける連携の実際を報告する。
　Aさんは20歳の女性で，診断名は統合失調症である。高校1年時，いじめを契機に不登校となり，精神科受診する。高校退学後，自閉的な生活を送っていたが，思考伝播，関係妄

想，憑依妄想などが出現し，19歳時に当科入院となる。薬物投与により入院1カ月程で上記症状は消失する。そのため外泊を開始したところ，家族が自分の部屋に勝手に入ってきて物を扱うという妄想が出現する。帰棟後も人が怖いと訴え，臥床したまま他患者との交流もみられなくなった。入院3カ月目，退院後の妄想に振り回されない生活とひきこもり防止を目的にデイケア導入依頼となる。

インテイク面接の後，Aさんは週2回導入グループに参加することとなった。緊張が強く他者との交流は殆ど見られなかったが，次第に活動は楽しいと話し，デイケア参加はスムーズであった。その一方で上記症状が持続するため本人が退院延期を希望し，外泊もままならない状況が続いた。そこで，自宅での生活を可能にするために，家族にAさんの部屋に入らない約束を皆の前でしてもらう儀式的家族面接を行うこととした。この家族面接にはデイケアスタッフも参加し，家族からAさんに，約束を交わしてもらった。その結果Aさんはこのまま入院を続けるよりは，多少の症状はあっても退院をして自動車学校に行くことを目標にデイケアに行きたいと語る。この家族面接を契機にデイケアへの利用目的を明確にしつつ，退院が可能となったのである。その後，上記症状の訴えはなくなり，デイケアに通所しながらデイケアで友人も出来，自動車免許も取得することが出来た。

Aさんのデイケア・病棟リエゾンでの病棟・デイケアスタッフの具体的なやり取りは表20-4，5の通りである。まず，デイケア依頼時には，主治医から病状や入院経過，およびデイケア利用目的が報告される。作業療法士からもAさんは人が怖いという訴えから，作業療法にも時々参加する程度であるといった作業療法参加時の状況が報告された。その報告を受け，デイケアスタッフからは病棟の作業療法でさえ参加が困難であれば，デイケアのような大集団への参加は無理ではないかという疑問が投げかけられ，病棟スタッフからは大集団は難しいと言うアセスメントが話された。その結果，このような疑問は残るものの，現状では退院の見通しが立たないため，見学，インテイクによる本人の意向を確認し，デイケア見学時の様子からデイケア集団への適応の査定も行った後に，デイケア利用を検討することとした。

デイケア見学中，Aさんは終始下を向いたまま，短時間で見学は終了するといった状況であった。その後のインテイク面接では，Aさんは言葉数は少ないが，「大勢の人がいるところは苦手なので，デイケアに参加するのは抵抗がある」「でも導入グループは楽しそうだった」とデイケアの印象を語る。将来の目標を問うと「わからない。でも家にずっといるのはいや」と語り，家族に対する妄想があることから，自宅に引き籠もることへの抵抗だけは明確に意思表示することができた。そこで，デイケアはAさんが楽しそうに思えた導入グループのみの参加でよいこと，デイケアへの参加は，Aさんの引き籠もりたくないという要望に応えるものであること，それに対してスタッフは支援可能であることを伝えると，Aさんは

220　Ⅳ部　入院治療以外

表20-4　デイケア・病棟リエゾン①（入院3カ月目）

病棟：主治医
病状・入院経過の報告
「引きこもり防止目的」
OT「作業療法にようやく参加」
「大集団は難しい」

デイケア：
Dr「人が怖いのに集団は大丈夫？」
PSW「インテイクによる本人の意向を確認」

＊インテイク面接　（Aさん，母，PSW）
Aさん「集団は苦手なので，デイケアは抵抗はある」
　　　「導入グループは少人数で楽しそう」
　　　「将来はわからない，でも引きこもりの生活はいや」
PSW　「小集団からの参加」
　　　「引きこもりの生活からの脱出のお手伝いが可能」

【Aさん：デイケア仮入所開始】

表20-5　デイケア・病棟リエゾン③（入院4カ月目）

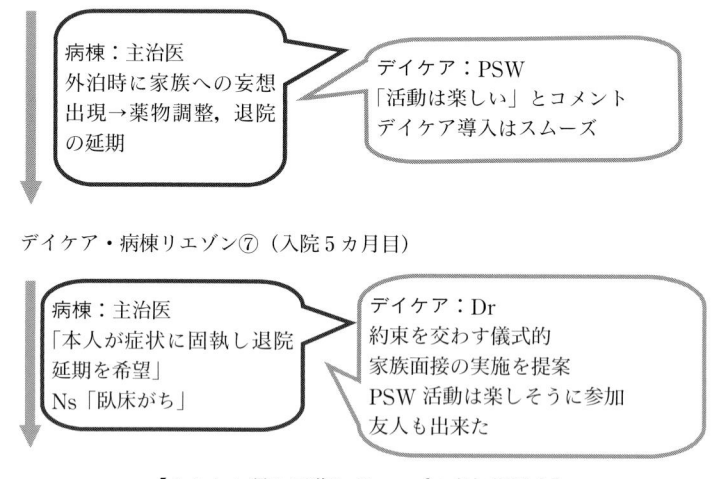

病棟：主治医
外泊時に家族への妄想出現→薬物調整，退院の延期

デイケア：PSW
「活動は楽しい」とコメント
デイケア導入はスムーズ

デイケア・病棟リエゾン⑦（入院5カ月目）

病棟：主治医
「本人が症状に固執し退院延期を希望」
Ns「臥床がち」

デイケア：Dr
約束を交わす儀式的
家族面接の実施を提案
PSW 活動は楽しそうに参加
友人も出来た

【Aさん：週2回導入グループの参加継続中】

ようやくデイケアに参加することを決め，デイケア導入となった。

　仮入所中もデイケア・病棟リエゾンでは毎週デイケア，病棟での状況が報告され，退院後の生活を前提とした包括的治療方針が立てられる。Aさんについては病棟スタッフからは主に，症状悪化による薬物調整といった病状に焦点をあてた報告がなされた。その一方で，デイケアでは言葉数は少ないが，活動を楽しむ様子など健康的な側面や集団適応状況について報告がなされた。しかし入院5カ月を過ぎてもAさんは症状に固執し，外泊も出来ないまま臥床がちの入院生活を過ごしており，入院治療にも行き詰まりを感じ始めていた。そこでデイケアスタッフからAさんの部屋には入らないという約束をする儀式的家族面接を提案し，

デイケアスタッフも同席することとした。

　家族面接については上記に述べた通りである。もし入院中にAさんがデイケアを利用しなければ家庭以外の場所を確保することは困難で，家族面接を行ってもAさんは退院を希望しなかったかもしれない。また，仮入所中にデイケア，病棟間において状況報告やそれに基づいて包括的治療計画が随時変更され，共有されなければ，難治ケースとして長期入院，転院も有り得たかもしれない。こうした密な連携を図ることこそが，Aさんの退院を可能にし，入院治療から早期リハビリテーションへのスムーズな移行を可能にしたといえる。

Ⅵ．連携とは

　福山[1]は連携とは「福祉・保健・医療の専門家同士が互いの専門性を駆使し，社会の中で人々の生活支援を包括的に行うための協力方法であり，プロセスである」と述べている。当病院での事例を通して考えられることは，やはり全スタッフが包括的治療（支援）方針を共有し，その方針に合わせた各機関の専門性に見合った役割を分担することが重要であるということである。そのためにはこうした包括的治療（支援）方針や役割分担を話し合う構造化された会議が必要である。更には，こうした会議に加え，電話連絡などによる迅速な情報共有システムを持っていなければならない。こうした協力体制作りは，意識的に構築すべきで，スタッフ間の信頼関係もまたその過程で作られていくものであるといえる。

　最後に，多職種，他機関との効果的で円滑な連携を行っていく上で，専門家自身の今後の課題についていくつか紹介したい。まずReese&Sontag[3]は「個人に必要な資質として，創造性，共感能力，柔軟性，辛抱強さが必要である」と述べ，渋沢[4]は「専門家としてのアイデンティティと，他機関にその理念や方法論を明確に言語化できるスキルが必要である」と述べている。多職種，他機関との関係性の中で，自身の果たす役割を明確にできること，そして理論的根拠に基づいた意見をきちんと伝えるスキルの獲得が必要である。その一方で異なった視点をもつ関係機関の意見の違いを理解しながら，尊重するという成熟さ，もしくは自律性が専門家には求められるのである。

　また，野中[2]は，特に専門家の教育については，チームカンファアランスを効果的に行うために技術的な追求と訓練が不可欠であると述べ，チームアプローチの知識と技術については，教育を受けることが必要だと述べている。なお参考までに野中が質のよいチームカンファアランスを行うために，カンファアランスで扱われるべき内容について言及しているので表20-6に挙げておきたい。

表20-6 チームカンファランスの内容

・客観的情報の共有
・主観的感情の交流
・見立てや手立てに関する発想の交流
・当面の支援方針の決定
・役割分担

(野中猛)

Ⅶ．おわりに

病棟とデイケアの連携の実際について述べてきた。デイケア・病棟リエゾンによって，関連部署，関係スタッフが包括的治療方針を共有し，役割を明確にしながら患者に関わることが，急性期を脱して間もない退院患者の退院後の生活の安定を図ることを可能にした。その結果としてデイケア利用者がデイケアを継続して利用し，半数近い者が何らかの社会参加を果たしていったと思われる。

同一施設内における部署間においても，構造化された連携は，利用者に対して効率的で質のよい援助の提供には不可欠である。今後多様な利用者のニーズに応じてサービスが多様化する中で，利用者のニーズに柔軟に応えていくという共通の目標を共有し，利用者を中心として専門家同士がいかに互いの専門性を尊重しながら，役割分担が出来るか。連携とは，専門家にとって利用者の目標達成のために欠かすことの出来ない技法であり，今後も絶えずその力量を高めることが求められる。

文献

1) 福山和女：福祉・保健・医療のネットワークにおける医療ソーシャルワークの機能．ソーシャルワーク研究，25 (1)；9, 14-15. 1999.
2) 野中猛：病棟のチームカンファランスを再考する 効果的な運営に役立つ知見．看護学雑誌，63 (6)；546-550. 1996.
3) Reese, D.J., SontagM.A.：Successful interprofessional collaboration on the hospice team.Health & Social Work, 26 (3)；167-175. 2001.
4) 渋沢田鶴子：対人援助における協働－ソーシャルワークの視点から．精神療法，28 (3)；270-277. 2002.

第 21 章

久留米大学精神科外来と急性期病棟

塚本　竜生　　内野　俊郎

キーワード：大学病院，受診者数，リエゾン・コンサルテーション，受診動向

I．はじめに

　久留米大学病院精神神経科（以下，当科）の外来統計は現在までに昭和 40 年より昭和 47 年に至る 8 年間および昭和 60 年度に統計的調査が行われている。今回は，精神科急性期治療病棟として運営を始めて以後の当科外来受診者の推移および特徴を明らかにするために，平成 14 年度および平成 17 年度における新規外来受診患者について統計的調査を行った。昭和 60 年度の統計結果と比較検討し，若干の考察を加えて報告する。

1．当科外来の概要

　当科外来は月曜日から金曜日までの週 5 日，午前・午後ともに新規受診・再来を受け付けており，7～9 名の後期研修医をのぞく医師全員が各々週 1～4 日担当している。

　当科には，福岡県精神科救急医療システムの 4 ブロックの中の筑後ブロック（人口約 90 万人）に加え，その他の福岡ブロック，筑豊ブロック，北九州ブロック，さらに近県の佐賀県や大分県からも患者が受診している。平成 14 年 11 月から平成 15 年 10 月までの期間において，当院を受診した 1 日の平均外来患者数は 2,062 名であり，そのうち当科外来の患者数は 1 日平均で 172 名であった。

　また，精神科一般外来のほか，睡眠障害，てんかん，思春期，アルコールなどの専門クリニックを有している。また，他科からの紹介受診も数多く，他科入院中の患者の場合には，概ね担当医が各病棟に往診し処方を行う方式をとっている。この場合は経過をみるために複数回の往診をすることが多く，また同時に，週 1 回行っているコンサルテーション・リエゾンサービス（以下，CLS）にて看護スタッフから病状経過の報告を行ってもらい，内服薬などの治療内容および各患者への対応について検討を行っている。

2．当科外来におけるコンサルテーション・リエゾンサービスの歴史

　当院においては昭和58年5月よりコンサルテーション・リエゾンサービスを開始[4〜6]した。その際，目標として以下の3項目が考慮された。第1に従来のコンサルテーションの域にとどまらずリエゾン精神医療の性質をも一部兼ね備えたものとすることであり，第2には本格的リエゾン精神医療の導入を目指し，精神科医のトレーニングのみならず，各科の治療スタッフの受け入れ準備になること，第3に，各科の治療スタッフにとって煙たがられることの少ない活動とするである。その結果，第3次医療としての役割の高い，他科からの介入を嫌う傾向がある大学病院という特殊な場での活動を考慮し，堀川[4]の提唱によって「御用聞き」という日常生活でよく耳にする制度を採用した。つまり各科を4〜5人の精神科医から成る2つのチームに配し，依頼があればもちろん，依頼がなくても定期的に最低週1回は「何か御用は？」と院内の受け持ち病棟に出向き，その病棟で時を過ごすという「御用聞き」的CLSシステムをつくり，活動を始めた。

　この「御用聞き」的CLSシステムは，以後現在までの23年間にわたり継続されている。CLS開始当初は精神科的診断やせん妄の処置などのコンサルテーションを求める依頼が多かったのに対し，徐々に治療スタッフと患者との精神的交流の手助けなどリエゾン的依頼が多くなっていった。近年も，4人程度のリエゾン医からなる2チームが各病棟へ週1回の訪問を行うというスタイルは変わっていない。

　各病棟では，外来紹介のあった患者については紹介状のコピーを持参，参照しながら，担当主治医および看護スタッフと各患者への対応や内服薬の検討，返書の追加説明を行い，看護スタッフが対応に苦慮している患者についての相談も受けている。このような定期的な訪問を行う「御用聞き」的CLSシステムは，依頼がないときにもなされる他科スタッフ，特に看護スタッフとのコミュニケーションという側面も持つ。そして，わざわざ正式に精神科紹介をする程のことではないが，リエゾン医が訪問した際に，言わばついでとして臨床現場で課題となっていることの相談として持ち出されることに特徴がある。そして実際には，この「ついでの相談」が重要であり，大きな問題が生じるのを未然に防いでいる場合も少なくない。

II．対象と方法および目的

　対象は昭和60年度に既に実施されていた調査に加え，平成13年11月から平成14年10月にかけての1年間（以下，平成14年度），および平成16年11月から平成17年10月にかけての1年間（以下，平成17年度）の新規外来受診患者（以下，新患）であり，診療録およびファイルメーカーを利用した新患データベースをもとに後方視的に調査した。

　尚，昭和60年度の統計データに関しては，同年に当教室から長谷川ら[2]が報告した論文

上に記載されたものをデータベースとして用いた。そのため，その後のデータベースと分類方法などに若干の相違点が存在した。相違点が認められる箇所については，結果および考察で触れる。

疾患分類については，WHO国際疾病分類であるICD-10（International Statistical Classification of Diseases and Related Health Problems, 10 th Revision）を用いた。昭和60年度の統計調査では，精神疾患の分類に際しICD-8分類に一部変更を加えたものを用いているため，改めてICD-10で再分類した。

Ⅲ．調査項目

昭和60年度，平成14年度，平成17年度の統計調査結果を，当科外来を一般のルートで受診した新患（以下，一般新患）と他科入院中でリエゾン依頼があった新患（以下，リエゾン新患），およびその両方を合計した総数（新患総数）の3つに分け，以下の項目について検討した。

①新患総数について
　a）新患総数の推移およびその内訳
　b）性差
②一般新患について
　a）居住地分布
　b）年齢分布
　c）疾患の特徴
③リエゾン新患について
　a）年齢分布
　b）疾患の特徴

Ⅳ．結果

1．昭和60年度，平成14年度，平成17年度における新患総数の統計
　1）新患総数の推移
　新患総数，一般新患数およびリエゾン新患数の経年的変化を図21-1に示した。新患総数は，昭和60年度は960人，平成14年度は1,700人，平成17年度は1,956人と経年的に増加している。平成17年度の新患総数を昭和60年度と比較した場合2.04倍に，平成14年度との比較でも1.15倍に増加したこととなる。

　一般新患数の推移を見ると，昭和60年度は724人，平成14年度は1,057人，平成17年

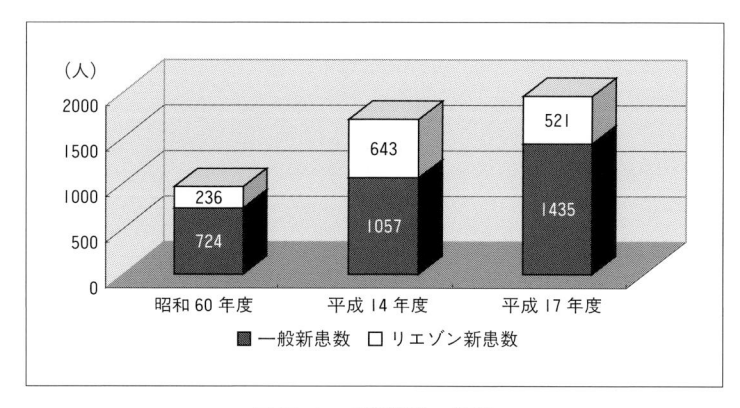

図21-1　新患総数の推移

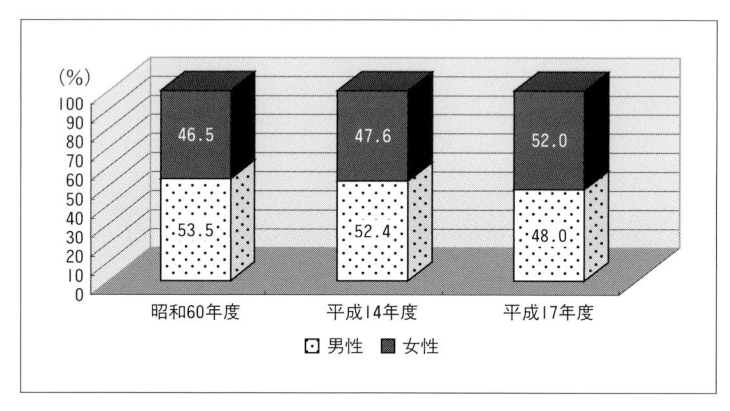

図21-2　新患総数における性差

度は1,435人であり，新患総数と同様に経年的に増加している。ここでも平成17年度の一般新患数を昭和60年度と比較すると1.98倍に，平成14年度とでは1.35倍に増加したこととなり，新患総数の増加と同様の増加率を示している。

リエゾン新患数の推移では，昭和60年度は236人，平成14年度は643人，平成17年度は521人である。平成17年度では平成14年度より減少しているが，それでも昭和60年度からは2.2倍の増加を示したこととなる。

2）新患総数における性差

図21-2は，新患総数における性差の比率について経年変化を示したものである。

昭和60年度，平成14年度ともに男性患者が女性を上回っていたが，平成17年度になって男女比が逆転し，女性患者の割合が経年的に増加傾向にあることが示された。

これを各性別における昭和60年度から平成17年度への受診者の増加率に着目してみると，男性は514人から939人の1.83倍に増加したのに対して，女性では446人から1,017人へと2.28倍の増加を示したこととなる。

表 21-1　地域別受診者数

地　域	昭和60年度*	平成14年度	平成17年度
福岡	722	798	1,096
佐賀	113	148	213
大分	45	38	44
長崎	16	13	12
宮崎	1	7	8
鹿児島	3	4	4
熊本	24	26	36
その他	36	26	22
計(人)	960*	1,060	1,435

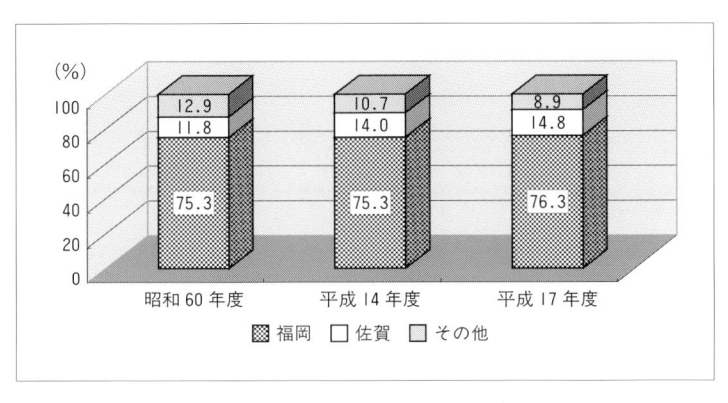

図 21-3　一般新患の居住地分布

2．昭和60年度，平成14年度，平成17年度における一般新患の統計

1）一般新患の居住地分布

表 21-1 は年度別の地域別受診者数を示したものである。

なお，平成14年度，平成17年度の地域別受診者数の統計データは一般新患を対象とした統計調査の結果であるが，昭和60年度のデータについては，一般新患にリエゾン新患を含めた新患総数を対象としたものしか存在しないため，参考のための数値である（＊）。

平成17年度の統計結果では，一般新患の居住地は当然ながら福岡県が76.4％と最多であり，次いで佐賀県が14.8％と続き，両県で9割以上を占めていた。

また，図 21-3 に示したように居住地域には大きな変化は認められておらず，佐賀県在住者の割合がわずかに増加傾向を示したのみである。

2）一般新患の年齢分布

図 21-4 に一般新患における年代別患者数を，図 21-5 に各年代の患者数の割合を示した。

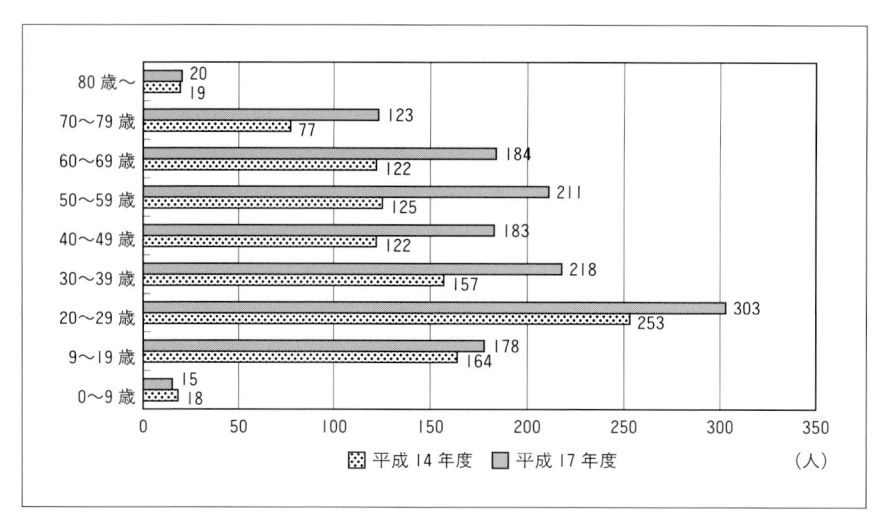

図21-4　一般新患における年代別患者数

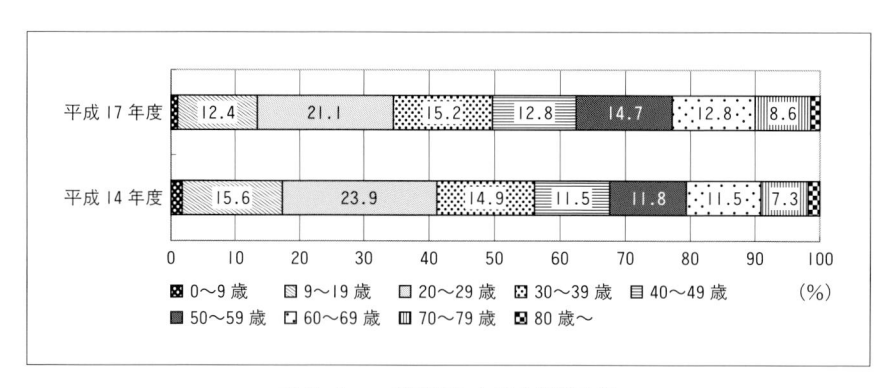

図21-5　一般新患における年齢分布

　ここでも一般新患の年齢分布については，昭和60年度の統計データが存在しないため，平成14年度，平成17年度の統計結果についてのみ比較した．

　年代別患者数では，平成14年度，平成17年度ともに20歳代がそれぞれ253人（23.9％），303人（21.1％）と最多であった．年代別の推移を見ると，10歳代，20歳代といった比較的若年層の割合が減少し，30歳代から70歳代にかけての広い年齢層で増加していた．実数として最も増加していたのは50歳代（86人）であり，ここを中心として40歳代から60歳代における増加率が高く，受診患者の年齢の高齢化が認められた．

　3）一般新患の疾患の特徴

　一般新患における各疾患の割合を図21-6および実数を表21-2に示した．

　ここでの特徴的な経年的な変化は，F2（統合失調症，分裂病型障害および妄想性障害）が昭和60年度では18.1％，平成14年度では10％，平成17年度では8.5％と減少してい

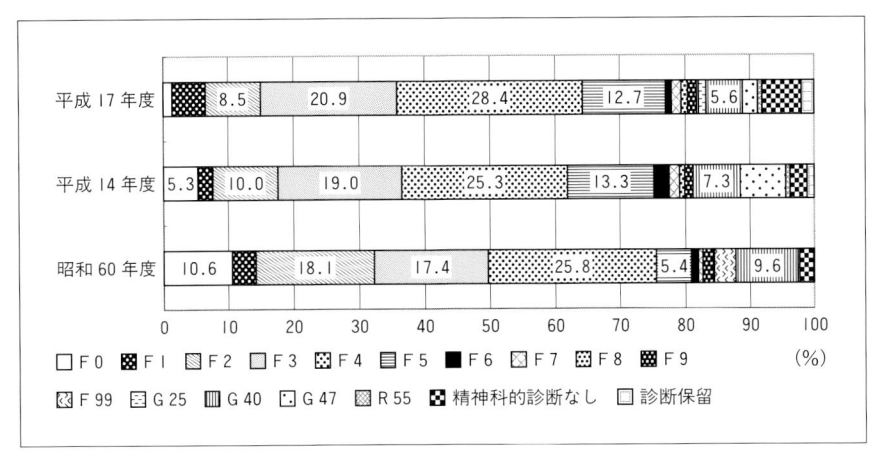

図 21-6　一般新患における各疾患の割合

表 21-2　一般新患における疾患別人数（実数）

ICD-10 による分類	昭和60年度	平成14年度	平成17年度
F 0　症状性を含む器質性精神障害	77	56	21
F 1　精神作用物質による精神および行動の障害	25	24	74
F 2　統合失調症，分裂病型障害および妄想性障害	131	106	124
F 3　気分（感情）障害	126	201	305
F 4　神経症的障害，ストレス関連障害および身体表現性障害	187	266	412
F 5　生理的障害および身体的要因に関連した行動症候群	39	141	185
F 6　成人の人格および行動の障害	8	24	13
F 7　精神遅滞	5	17	22
F 8　心理的発達の障害	0	9	15
F 9　小児期，青年期に通常発症する行動および情緒の障害	13	14	21
F 99　特定不能の精神障害	24	0	4
G25　錐体外路障害，異常運動	0	0	18
G40　てんかん	70	77	82
G47　睡眠障害	2	74	34
R55　失神および虚脱	0	8	10
精神科的診断なし	16	28	89
診断保留	1	12	27
合　計（人）	724	1,057	1,456

ることである。同様に，F0（症状性を含む器質性精神障害）の割合も，昭和60年度では10.6％，平成14年度では5.3％，平成17年度では1.4％と著明に減少している。

　逆にF3（気分〔感情〕障害），F4（神経症的障害，ストレス関連障害および身体表現性障害）では，緩やかな増加傾向が示されており，平成17年度ではF3，F4で約半数を占めている。

　この他，F5（生理的障害および身体的要因に関連した行動症候群）の割合は，昭和60年

230　Ⅳ部　入院治療以外

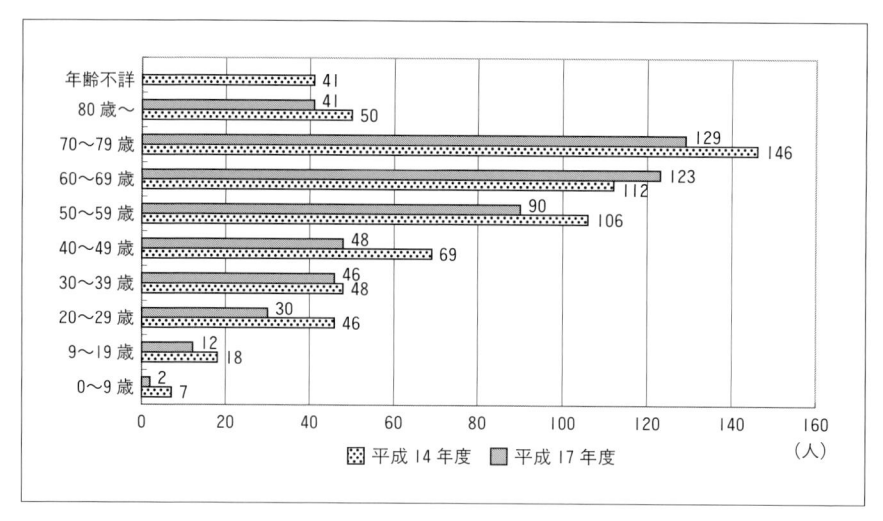

図21-7　リエゾン新患における年代別患者数

度では5.4％，平成14年度では13.3％，平成17年度では12.7％と増加を示している。

　注目されるのはこれらの割合の変化と実数の関係である。全体の患者数に占める割合が減少したF2であるが，実数としては昭和60年度で131人，平成14年度は106人，平成17年度は124人とほぼ横ばいを示しており，患者数そのものは殆ど減少していなかった。

　また同様にG40（てんかん）においても，昭和60年度は70人，平成14年度は77人，平成17年度は82人と殆ど増加を示していない。当科外来において，F2，G40については，この20年間で患者数そのものが殆ど変化していないという結果であった。

　実数においても顕著な増加傾向を示していたのは，F3，F4，F5であり，昭和60年度と平成17年度の統計結果を比較すると，それぞれF3は2.42倍，F4は2.20倍，F5は4.74倍の増加を示している。

　またG47（睡眠障害）については，昭和60年度は2人，平成14年度は74人，平成17年度は34人であり，平成14年度から平成17年度にかけて約半数に減少している。これは，平成14年5月に睡眠時無呼吸症候群を対象とした睡眠医療外来が内科総合外来の一部として開設され，その受診者が精神科外来受診者数に反映されなくなったことによると考えられた。

3．昭和60年度，平成14年度，平成17年度におけるリエゾン新患の統計
1）リエゾン新患の年齢分布

　図21-7にリエゾン新患における年代別患者数を，図21-8に各年代の患者数の割合を示した。一般新患の年齢分布と同じく，リエゾン新患の年齢分布についても昭和60年度の統計データが存在しないため，平成14年度，平成17年度の統計結果について比較した。

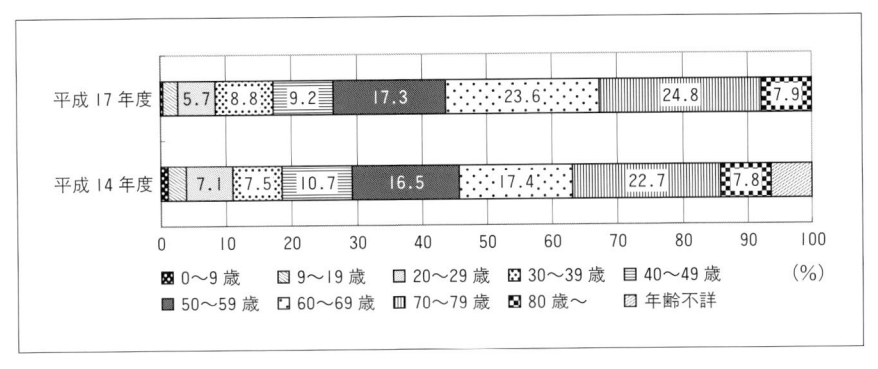

図21-8 リエゾン新患における年齢分布

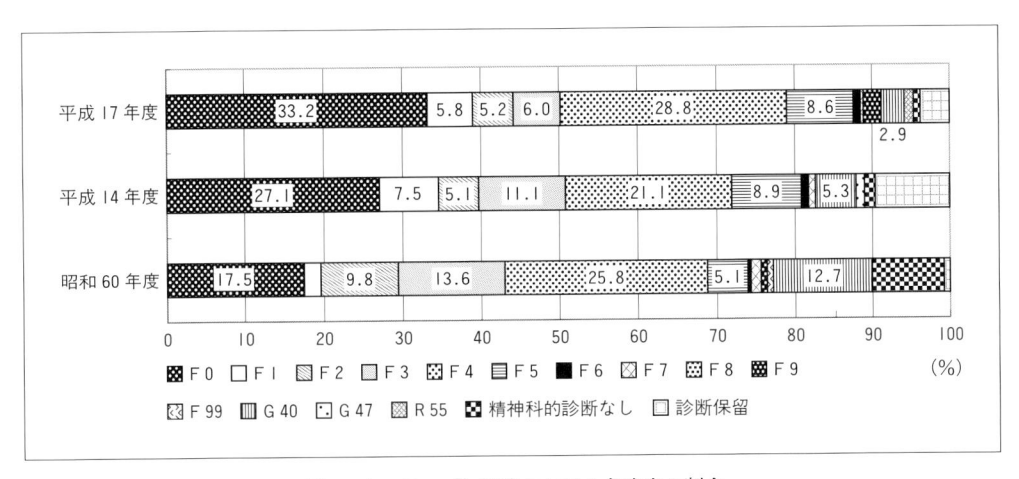

図21-9 リエゾン新患における各疾患の割合

年代別患者数では，平成14年度，平成17年度ともに70歳代がそれぞれ146人（22.7％），129人（24.8％）と最多であり，若年層が最多であった一般新患とは異なる結果であった。

一方年代別の推移は一般新患と同じく，10歳代，20歳代の割合が減少し，30歳代から70歳代の割合が増加していた。

2）リエゾン新患の疾患の特徴

リエゾン新患における各疾患の割合を図21-9に示した。ここでの大きな経年的な変化としては，F0（症状性を含む器質性精神障害）の割合が昭和60年度では17.5％，平成14年度では27.1％，平成17年度では33.2％と著明に増加したことである。この傾向とは逆にF2（統合失調症，分裂病型障害および妄想性障害），F3（気分〔感情〕障害），G40（てんかん）の割合は減少傾向を示した。F2は一般新患での推移と同じ傾向であったが，F3は一般新患と逆の傾向を示したことになる。この他，F4（神経症的障害，ストレス関連障害

表21-3 リエゾン新患における疾患別人数（実数）

ICD-10による分類	昭和60年度	平成14年度	平成17年度
F0　症状性を含む器質性精神障害	41	174	173
F1　精神作用物質による精神および行動の障害	5	48	30
F2　統合失調症，分裂病型障害および妄想性障害	23	33	27
F3　気分（感情）障害	32	71	31
F4　神経症的障害，ストレス関連障害および身体表現性障害	61	136	150
F5　生理的障害および身体的要因に関連した行動症候群	12	57	45
F6　成人の人格および行動の障害	1	6	5
F7　精神遅滞	3	6	2
F8　心理的発達の障害	0	0	0
F9　小児期，青年期に通常発症する行動および情緒の障害	2	0	12
F99　特定不能の精神障害	2	0	0
G40　てんかん	30	34	15
G47　睡眠障害	0	7	0
R55　失神および虚脱	0	0	6
精神科的診断なし	22	9	5
診断保留	2	62	20
合　計（人）	236	643	521

および身体表現性障害）の割合は，昭和60年度では25.8％，平成17年度では28.8％であり，F5（生理的障害および身体的要因に関連した行動症候群）は，昭和60年度では5.1％，平成17年度では8.6％と両者ともに緩やかな増加しており，一般新患での統計結果と同じ傾向を示していた。また，平成17年度においてはF0が33.2％，F4が28.8％と両者で半数以上を占めており，一般新患での統計に比べて，F0の割合の大きさが目立っている。

次に，リエゾン新患における疾患別人数（実数）を表21-3に示した。注目されるのは，やはりF2の患者数が，昭和60年度は23人，平成14年度は33人，平成17年度は27人と，殆ど実患者数としては変化していない点である。

顕著な変化が示されたのは，F0，F4，F5であり，昭和60年度と平成17年度の統計結果を比較すると，それぞれF0で4.22倍，F4は2.46倍，F5は3.75倍に増加していた。

V．考察

今回の調査から得られた結果から，当科外来の受診動向には以下の傾向および特徴が示された。

　①新患総数は，経年的に増加傾向にあった。平成17年度と昭和60年度と比較すると新患総数，一般新患数およびリエゾン新患数の全てで約2倍の増加を示した。

②外来患者の居住地分布は約20年間で大きな変化は認めず，福岡県と隣県の佐賀県で90％以上を占めていた。

③年齢分布については，一般新患，リエゾン新患ともに，10歳代，20歳代の割合が減少した一方，30歳代から70歳代の割合が増加しており，受診患者の年齢の高齢化が認められた。

④疾患別にみると，一般新患，リエゾン新患ともに，F2において割合こそ減少したものの，実数としてはこの20年間で変化が見られず，ほぼ同数を示していた。F4とF5は一般新患，リエゾン新患ともに緩やかに増加傾向を示し，実数としてはF4は2倍，F5は4倍程度に増加していた。一般新患とリエゾン新患での相違点は，F0，F3であり，一般新患ではF3の割合が増加し，リエゾン新患では減少，逆にF0については割合，実数共に一般新患では減少し，リエゾン新患での増加が顕著であった。

これらのうち，新患総数が増加したことと，患者層が年々高齢化していることは全国的な傾向をそのまま反映したものといえよう。近年の本邦における入院，外来を合わせた総患者数の推移と比べて外来患者数は増加傾向[3]にあり，とりわけ総合病院の精神科と無床の診療所での患者数が増加していることが大学病院である当科にも及んでいるものと考えられる。また，患者の高齢化は既に周知の事実である。この高齢化については特にリエゾン新患の年齢分布で顕著であるが，これはリエゾン新患に占めるF0の割合が増加したことに示されるように，高齢者のせん妄に対処することを求める依頼が多いことによるところが大きかったのであろう。

また，患者居住地域に変化がないことは，当院が筑後地方のほぼ北端，筑後川を渡ると佐賀県になるという立地条件と，この20年間当院近辺では公共の交通機関や道路網についての大きな変化がないことなどによるものと推測された。

最も特徴的と考えられたのは，疾患別の内訳においてF2が割合として減少し，実数としては変化がないことである。全国的に統合失調症患者は入院患者数が減少し，外来患者数は漸増していると報告[3]されているが，当科外来ではこの傾向ははっきりしなかった。このF2の割合が少なくなっているという傾向は当科急性期病棟の入院患者の内訳の推移[1]にも如実に反映したと考えられ，平成10年以降，病棟においても年々減少の傾向を示している。これらには，現在の福岡県精神科救急システムにおける筑後ブロックおよび佐賀県のうち近接する半径10km以内では昭和60年以降，精神科病院の数（27カ所）こそ変わらないものの，精神科診療所と精神科デイケアはそれぞれ20を超えて新設されていることなど，地域でのサポート体制や受療機関の選択枝が以前に比べて充実したことの関与が考えられた。特にデイケア利用者では統合失調症患者が多くを占めていることもあり，結果的に当院の近隣

地域では統合失調症患者の受療行動が分散した可能性などが推測された。

Ⅵ. 急性期病棟との連携

　原則的に3ヵ月間での入退院が求められる急性期治療病棟では，従来型の病棟と比べ必然的に入退院のサイクルが早くなる。当科における平均在院日数をみると，急性期病棟への転換前の平成8年で141.3日であったのが，導入後の平成14年には58.6日に著しく短縮している。病床利用率の観点からは退院数に見合った入院数の増加が伴わねばならないこととなり，その点では当科の1日平均174名という外来患者数は不足のないものであったといえよう。また，合併症治療目的での他科からの転科実績は急性期治療病棟導入後の3年間で21.9％におよび[1]，年間500例を超えるCLSの実績とも関係しているものと思われる。

　実際の運用上では，入院依頼から入院決定までの過程で病棟師長や病棟医長といった病棟の責任者と外来医長の間での連携を密にすることが工夫された。これは毎日の入院状況や退院予定を文書またはオンラインで共有することに始まり，一般外来，リエゾンを問わず全ての入院依頼が一定の書式で示されることなどによるものである。この入院依頼書は，年齢や診断名はもとより，入院後に予想される問題点や入院に際して行ったインフォームドコンセントの詳細な内容，直近の入院歴など15項目が指定されたものであり，一読しただけでおおよその把握が可能になる。

　もちろん，時に予定外の緊急入院の必要性や治療の継続性といった観点から当科への速やかな入院を求める外来スタッフと，ベッドコントロールに苦心する病棟スタッフの間でコンフリクトが生じる場面も少なくなかったのも事実である。しかし，年を追うごとに工夫が積み重ねられてきており，急性期治療病棟を支える外来と，多くの患者を抱える外来を支える病棟という双方の協力は理想的な形で実現されつつある。今後とも，今回いくつか示された当科外来の特色を踏まえつつ，各種精神科専門外来の独自性や専門性を高めることも含めて急性期病棟との連携を深めていくことを継続的な課題としたい。

文献

1) 恵紙英昭，田中みとみ，丸岡隆之ほか：久留米大学病院における急性期治療病棟の運営．精神科救急，8；70-77，2005．
2) 長谷川浩二，石田重信，中村純ほか：久留米大学病院精神神経科一般新患統計（昭和60年度）．九州神経精神医学，32；399-405，1986．
3) 畑田けいこ，太田保之：疫学的精神医学．臨床精神医学講座第1巻精神症候と疾患分類・疫学，69-500，1998．
4) 堀川公平，中村純，上妻剛三ほか：久留米大学病院におけるコンサルテーション・リエゾ

ン精神医学の実際―「御用聞き」的発想に基づく試み―. 精神神経学雑誌 87；282, 1985.
5）三重野謙二，中村純，高向和宣ほか：久留米大学におけるコンサルテーション・リエゾン医療. 精神医学, 29；539-543, 1987.
6）辻丸秀策，向笠広和, 中村純ほか：久留米大学病院における「御用聞き」的リエゾンの現状と動向. 精神科治療学, 7（5）；551-555, 1992.

第22章

リエゾンと急性期病棟

本岡　大道

キーワード：リエゾン精神医学，コンサルテーション精神医学，御用聞き制度

I．はじめに

　コンサルテーション・リエゾン精神医学 consultation-liaison psychiatry は，直訳すると「相談と連携」，具体的には「総合病院において精神科以外の領域で精神科医が行う診断・治療・教育・研究のすべての活動を含む臨床精神医学の一分野」であると謳われている。対象となる症状および疾患は，せん妄，抑うつ，不安状態，不眠が代表的なものである。入院という特殊な環境（ICU はその典型）に対する反応，手術や自らの病状・将来への不安など，すべての患者は多かれ少なかれ心の問題を抱えていると言っても過言ではない。また，すでに精神疾患を有している（精神科診療を現在および過去に受けている）患者が他診療科に入院する場合，治療を受ける側はもちろん治療を提供する側にも少なからず不安が存在する。このような問題を，身体科主治医や看護を中心とするすべての医療スタッフ，患者本人，さらには患者の家族といっしょに考えていくことがリエゾン医の務めといえる。この章では当科でのリエゾン活動であるコンサルテーション・リエゾン・サービス（以下，CLS）の特徴，現状，急性期病棟との連携について述べ，最後に今後の展望について考えていく。

II．当院 CLS の特徴

　コンサルテーション・リエゾン精神医学の中には，コンサルテーション精神医学とリエゾン精神医学の2つの概念が含まれている[4]。コンサルテーション精神医学と定義されるものは，身体科主治医による依頼を受けて，精神疾患の合併が疑われる患者を精神科医が対応する場合である。症例によっては精神症状のみならず，家族関係，医療スタッフ間の問題にまで介入することがある。ただし，精神科医は身体科医に対して，あくまでも助言を与えるの

みであり，それを採用するか否かは身体科医が判断する。さらに精神科的問題の発見を身体科医に委ねているという根源的な問題を抱えている。一方，リエゾン精神医学の立場は，精神科医が身体科カンファランスへ参加する，定期的な回診を行う，あるいは身体科病棟に常駐することにより，精神科医が身体科医療チームの一員として組み入れられ，より積極的に介入することである。そのため，精神医学的問題が精神科医自身によって発見されることになり，より早期に的確な診断と治療が可能となる。実際にことが起こる前に対処する予防の面からもこのようなリエゾンが理想的である。しかし，現状では1人の精神科医が複数の部署を掛け持ちせざるを得ず，貴重なマンパワーをリエゾンのみに割くことは出来ない。現状に即したリエゾン活動を検討した結果，当科では実際にことが発生した後に対処する，いわゆるコンサルテーション方式を採用した。ただし，身体科からの依頼を待つだけではなく，精神科医が身体科病棟を回診することにより，単なるコンサルテーションのみではない，本来のリエゾン精神医学的立場も組み入れた当科独自の「御用聞き」制度をCLS発足当時から採用している[1,2]。「御用はないですか？」と得意先に用事や注文を尋ねて回り，商品を配達する本来の「御用聞き」の様子が，「精神科の御用はないですか？」と尋ねる回診方式とよく似ていることから，「御用聞き」制度と呼称されるようになった。この「御用聞き」により身体科のフィールドに精神科医が定期的に入り込むことになり，医師，看護師からの何気ない相談から，精神科的問題がピックアップされ，埋もれていた患者を救い上げることが出来る。

　具体的には，週1回金曜日の午後に，精神科医2～3名および研修医2～3名から成る2チームが分担して身体科全病棟をくまなく回診する。主に看護スタッフが対応することになるが，コメディカルからの視点も加わることで，患者の見落としを少しでも減らすことが出来る。もちろん，医師からの依頼や相談も受け付けている。病棟訪問時に，まず，前回までに問題のあった患者についてその場で検討する。症状の変化，薬物の反応，棟内での生活の様子を医師，看護スタッフに尋ね，さらに検査結果を確認した上で，投薬内容も含めて今後の治療方針を立てていく。原則としてこちらから処方を行うことはない。「このような処方内容に変更しては如何でしょうか」というアドバイスを身体科主治医に送り，最終的な判断は身体科に委ねられる。一通り，従来の患者検討が終了した後，新規診察患者（以下，新患）の相談を受け付ける。「何かないですか？」と尋ねる珍妙な回診形式ではあるが，紹介するまでもないと判断されていた患者が「御用聞き」で救い上げられ，寡活動型せん妄やうつ病が発見されることがよくある。

III．当科CLSの現状

　2003年11月から2004年10月にかけて，リエゾン依頼のあった新患（以下，リエゾン新

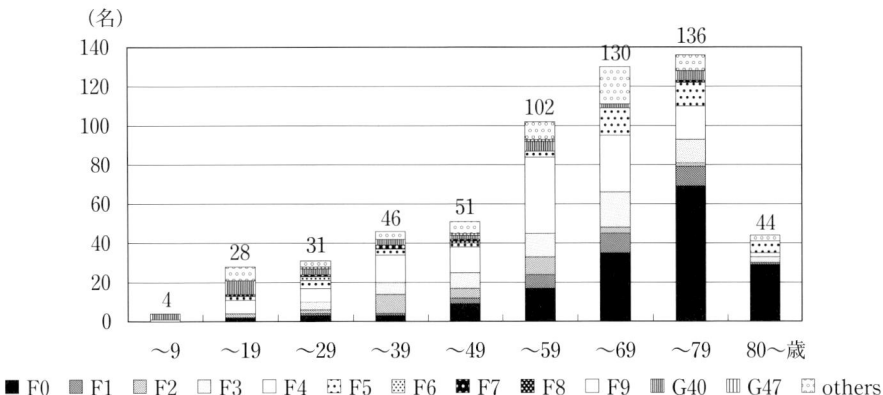

第22章 リエゾンと急性期病棟　239

図22-1　リエゾン新患の年齢分布およびICD-10国際疾病分類

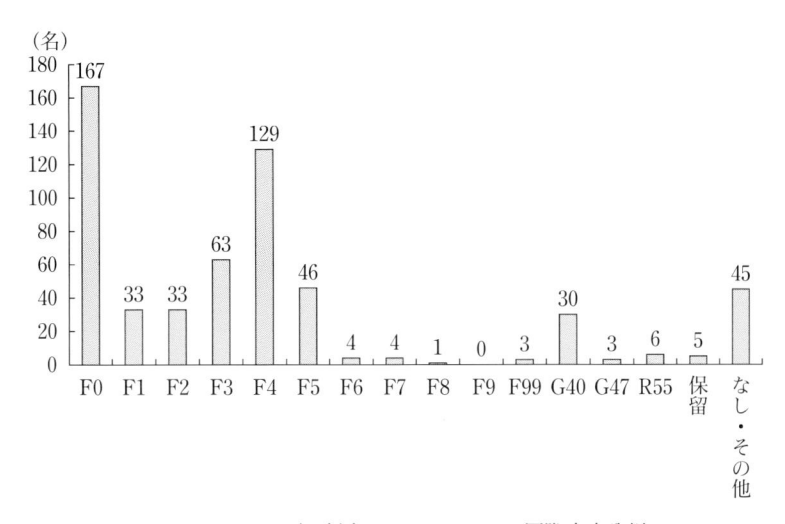

図22-2　リエゾン新患におけるICD-10国際疾病分類

患）を対象とした。方法はファイルメーカーを使用した新患データベースおよび診療録を後方視的に調査した。リエゾン新患総数は572名，男性326名，女性246名，年齢は0歳から97歳，平均57.5±18.9歳であった。図22-1にリエゾン新患の年代別の患者数を示すが，70代をピークとし，60代，50代と続く分布を認めた。図22-2にリエゾン新患におけるICD-10国際疾病分類[3]を示す（章末参照）。疾患別の実数と疾患総数に対する割合を検討した場合，F0症状性および器質性精神障害が167名（29.2％）と最も多く，次いでF4神経症，適応障害およびPTSDの129名（22.6％），F3の気分障害の63名（11％），F5不眠症，摂食障害の46名（8％）と続いた。病棟別リエゾン依頼数では，救命救急センター（以下，救命）が97名，リエゾン紹介の17％を占めていた。救命患者について個別に検討した場合，F0が29名（救命患者の約30％）と最も多く，次いでF3が20名（同20.6％），さらにF2が13名（同13.4％）を占めていた。救命以外では，脳神経外科（以下，

脳外科）病棟51名，循環器内科病棟38名と続き，残りの病棟は，6～27名と大きな差は認めなかった。脳外科の場合，F0の13名に加えて，G40てんかんの13名が目立ち，てんかん患者の43.3％が脳外科からの紹介であった。図22-1の年代別の患者数およびICD-10国際疾病分類において，各年代の疾患別実数と割合を検討した場合，80代では44名の新患のうち，F0が29名（80代の65.9％）を占め，同様に70代では約半数，60代でも26.9％を占めており，高齢者にF0が多く認められた。F4は50代で39名（50代の30.2％）と最も多く，次いで60代，29名（60代の22.5％）と続き，70代，40代，30代は10～13％と同程度の割合で認められた。他に，F5睡眠障害が60代，70代の高齢者に多く認められた。

Ⅳ．急性期病棟とCLSの連携〜症例の提示〜

急性期病棟とCLSの連携においては以下のようなケースが考えられる。

1．CLS⇒急性期病棟
1）自殺企図症例

自殺企図の場合，最初に救命に搬送されることが多く，まずは生命の危機から脱することが最優先となる。薬物による鎮静あるいは意識回復後にCLSに紹介され，往診を行う。また，うつ状態や幻覚妄想など重症の精神病状態に陥っていることが多く，身体的に落ち着いた後も精神科医による積極的な介入が必要となってくる。そのため，退院が決定されると当科への転科あるいは他医精神科への転院が検討される。

〜症例提示（統合失調症）〜

30代，男性。神経質，几帳面な性格。半年前より漠とした被注察感が出現し，その後，明確な注察妄想および被害関係妄想に発展した。さらに，「暴力団に狙われる」との思いから，錯乱状態になった。家族の見守りのもと，何とか自宅で経過を見ていたが，某日，頸部，腹部，両手首を刃物で切りつけ，大量出血して倒れているところを発見された。当院救命に搬送後，ミダゾラムの静脈注射による鎮静を図ると同時に，出血性ショックに対する集中的な治療が行われた。頸部および手首に動脈損傷は認めなかったが，腹部は肝損傷が疑われた。そのため，手術が施行され，肝左葉の刺創が縫合された。入院翌日にCLSに依頼があり，自殺の背景に幻覚妄想が存在していたことが判明し，リスペリドン液4ml，ロラゼパム2mgが投与された。救命入院中，興奮など特に問題はなかったが，異常体験がくすぶっている可能性があるため，精神科転科が必要と考え，術後の回復を待ち，入院6日後に当科へ転科となった。

2）精神科から当院身体科へ入院したが，適応できずに精神科へ入院した症例

すでに精神疾患が判明している患者が身体科へ入院してくる場合，入院当初より身体科からCLSへ相談がある。最初はCLSで対応していくが，症状の増悪から，精神科入院を余儀なくされる患者も存在する。

〜症例提示〜

50代，男性。30代半ばに腹部手術の際，輸血が施行され，その後，C型肝炎と診断された。40代でインターフェロン（以下，IFN）治療を3回施行されたが，明確な精神症状は認めなかった。50代後半で当院消化器内科入院となり，4回目のIFN治療が導入された。退院後は週1回のIFN治療を継続していたが，その後，不眠，意欲の低下さらに易刺激的となってきた。家族への攻撃性も認められたため，某精神科クリニックを受診したところ，「躁うつ病」の診断にて薬物治療が開始となった。しかし，処方内容や主治医に対する不信感から，怠薬するようになり，症状の改善は得られなかった。精神症状を認めていたが，本人の強い希望により，IFN治療は継続されていた。その後はうつ状態の後，躁状態が出現し，脱抑制した言動が目立つようになった。途中より消化器病内科へ入院となり，CLSによるフォローを行っていた。しかし，気分変動や易怒性が目立つようになり，棟内で大声を上げるなど落ち着かない状態となった。内科での管理は困難であり，早急な鎮静が必要と判断され，当科へ転棟となった。

2．急性期病棟症例 ⇒ CLS

1）症状精神病として身体科から精神科へ入院したが，原疾患が悪化して身体科へブーメランのように戻る症例

症状精神病の場合，身体疾患＋精神病状態という関係上，身体科あるいは精神科のいずれがイニシアティブを握るか，状況は刻々と変化する。そのため，身体科からようやく転科したその当日に身体症状の悪化を認め，再び身体科へ帰る患者も少なくない。身体科へ転科後にCLSでフォローすることになる。

〜症例提示（CNSループス）〜

30代，女性。20代より，SLEの診断がつき，加療が開始となった。その後，当院腎臓内科で加療開始となり，同科病棟に入院歴がある。X-2年5月より，腎臓内科へ再入院となったが，不眠，意欲低下，食欲不振，焦燥感，希死念慮が出現し，CLSに紹介となった。脳波上，徐波の混在を認め，意識混濁の存在も窺われた。その後，一点凝視し，発語もほとんど認めない，いわゆる昏迷状態となり，内科での対応は難しい状況となった。さらにCLSによるフォローも限界があると判断され，当科入院となった。入院後，臨床症状・経過，脳波所見，ジアゼパムの反応から，非けいれん重積状態の存在が考えられた。同状態の回復後，幻視や妄想様発言も認められた。これらの臨床症状およびインターロイキン6の上

昇を認めた髄液所見から，CNSループスが疑われ，メチルプレドニゾロン1000 mgによるステロイドパルスが3日間施行された。パルス施行後，脳波および昏迷状態を主とする臨床症状の改善を認めたが，妄想様発言や軽度精神運動興奮は残っていた。その後，エンドキサンパルスによる加療も検討されたが，身体合併症が併発する可能性があり，当科での治療は困難と判断された。そのため，精神症状はいまだ燻っている状況ではあったが，内科病棟へ転棟となった。

　　2）純粋に精神疾患として入院したが，身体疾患のため身体科へ転科した症例

　以前は当科入院中の患者で，ルーチン検査の結果，身体疾患が発見されることがあったが，最近ではある程度の精査が前医で施行されているため，当科入院後に専門的な治療が必要な身体疾患が発見されるケースは少なくなっている。以下に示す症例は関連病院での経験であるが，典型例と思われたため提示する。

　〜症例提示（統合失調症疑い）〜

　50代，男性。高校卒業後，就職したが，家出をしたため（親子喧嘩が原因），退職となった。退職後は職を転々としていた。一時，職場での待遇に不満を感じ，不眠が出現し薬物が処方された時期がある（詳細不明）。40代前半，交通事故を起こしたが，その後より，意味なく徘徊が目立つようになり，自ら精神科病院を受診した。症状に改善は見られず，失見当識，筋硬直，着衣失行様症状が出現した。精神症状との鑑別と治療目的にてX-12年4月H病院入院となった。診察時，言語的なコンタクトは可能であったが，感情表出に乏しく，一点凝視し，仮面様顔貌であった。入院後には背骨の曲がりを執拗に訴える心気的な訴えが主となった。薬物調整にて同症状は幾分，改善を認めていたが，X年秋頃より，硬い表情で腹痛を訴える姿が目立つようになった。当初は上記した心気的な症状の1つとしてとらえていたが，その後，黒色便を認め，血液検査にて貧血を認めたため，他医外科病院を紹介したところ，胃潰瘍による出血と診断され，そのまま入院となった。

　この症例では，外科病院転院後は担当医が不定期に往診したが，当院であればCLSへスイッチすることになる。

　このように急性期病棟とCLSは密に連携しながら，患者の治療にかかわることになる。CLSは精神科と身体科に介在することにより，精神科と身体科がどちらか一方通行の関係にならないように，双方向の流れを形作ることに役立っている。CLSが精神科と身体科の間のいわば潤滑油としての役割を担いながら，患者にとってより良い治療環境を形成する媒体ともなっている。

V．今後の課題と展望

　CLS活動において精神症状からは精神科へ転棟する必要があるが，身体科でのフォロー

も必要である患者をどう処遇すべきか苦慮することがある。身体科医は「当科では特に問題はない」との理由から，精神科病棟への転棟を要請する。この時の「問題はない」のレベルはあくまでも身体科病棟の充実した装備と身体科医の熟練したスキルからの判断であり，身体疾患に対する精神科病棟の貧弱な装備と精神科医の乏しいスキルを考慮したものではない。頻繁にリエゾン医が呼び出される症例の場合，身体科医からは精神科転棟を懇願され，簡単に引き受けられないリエゾン医は煩悶する。精神疾患を持つ身体科患者を診ることが出来る環境が，ハード，ソフト両面で整えることが出来れば問題は解決される。具体的には精神科医に身体科医としての訓練を施し，精神科病棟の機器や施設を整備する，すなわち急性期病棟のMPU（medical psychiatry unit）化がある。方法論として確かに魅力的であるが，医学知識の膨大化や医療技術の急速な進歩と多様化の中で，1人の医師が精神疾患と身体疾患の双方を治療することは容易ではなく，精神科医が自らのキャパシティを超えた患者を抱え込む危険がある。「餅は餅屋」という言葉があるようにそれぞれのエキスパートが各分野で腕を振るう形の方が，決してベストととは言えないがベターな選択ではないだろうか。急性期病棟という本丸のもと，外来，デイケア，CLSという支城が存在し，一方では各身体科の本丸からCLSへの繋がりも存在している。それぞれが有機的なつながりを持って存在しているが，CLSを介して精神科と身体科との連携を深めていくことが，患者本位の治療に結びつくものと考えている。そのためにも身体科と精神科の垣根を少しでも低くし，お互いが交流し合い，自由に意見を論じることが出来る環境の整備が大事になってくる。例えば，身体科，精神科それぞれの症例検討に対して，お互いが参加して意見を交換する機会があればよい。直接参加しなくとも最近のインフラ環境の整備により，メールやネット上のフォーラムで意見交換することも可能である（個人情報には厳重な管理が必要）。電子化の恩恵により，検査所見も簡単に共有できる。様々な質問に答え適切なアドバイスをする，いわばリソースパーソン的な存在を置くこともよいだろう。身体科医が判断に迷う時，相談できる窓口があれば，より適切な対応が可能になり，今までCLSへの流れにも乗れずに看過されていた患者を助け出すことにもなる。今後は，様々なツールや可能性を駆使して，CLSの弱点を補っていくことが必要になってくる。

Ⅵ．まとめ

1）当科CLSの特徴について概説した。
2）当科CLSの現状を報告した。
  ・新患総数は572名，平均57.5±18.9歳であった。
  ・年齢別では，70代をピークとし，60代，50代と続く分布を認めた。
  ・疾患別ではF0が約3割と最も多く，次いでF4（2割強），F3（1割強），F5（1割

弱）と続き，高齢になるほどＦ０が占める割合が増加し，80代では65.9％を占めていた。
・病棟別では救命が17％を占め，次いで脳外科，循環器内科病棟と続いた。
3）急性期病棟とCLSの連携について，CLS⇒急性期病棟の2症例，急性期病棟⇒CLSの2症例を提示した。
4）CLSのあり方について，今後の課題と展望としてまとめた。

参考資料

ICD-10[3]
Ｆ０：症状性を含む器質性精神障害
Ｆ１：精神作用物質使用による精神および行動の障害
Ｆ２：統合失調症，統合失調型障害および妄想性障害
Ｆ３：気分（感情）障害
Ｆ４：神経症障害，ストレス関連障害および身体表現性障害
Ｆ５：生理的障害および身体的要因に関連した行動症候群
Ｆ６：成人のパーソナリティおよび行動の障害
Ｆ７：精神遅滞（知的障害）
Ｆ８：心理的発達の障害
Ｆ９：小児期および青年期に通常発症する行動および情緒の障害。特定不能の精神障害

文献

1）堀川公平，中村純，上妻豪志ほか：久留米大学病院におけるコンサルテーション・リエゾン精神医療の実際－「御用聞き」敵発想に基づく試み．精神神経誌，87；282-283，1985．
2）辻丸秀策，向笠広和，中村純ほか：久留米大学病院における「御用聞き」的リエゾンの現状と動向．精神科治療学，7；551-555，1992．
3）The ICD-10 Classification of Mental and Behavioural Disorders. Clinical descriptions and diagnosis guidelines.（融道男，中根允文，小見山実ほか監訳：ICD-10精神および行動の障害－臨床記述と診断ガイドライン．医学書院．東京．2005．）
4）山脇成人：リエゾン精神医学とは．黒澤尚，山脇成人編：臨床精神医学講座17．リエゾン精神医学・精神科救急医療．中山書店，東京，3-8，1998．

第 23 章

久留米大学病院精神神経科病棟における臨床心理士の役割

髙松 真理　　前田 正治

キーワード：臨床心理士，急性期病棟，査定，見立て，介入技法

　当大学では臨床心理士は医学部助手として位置づけられており，主たる業務は外来の一施設である心理カウンセリングセンターを運営することにある。そのため，病棟における臨床心理士（筆者，非常勤職員及び研修生）の役割は，以下に述べる形で他職種と心理臨床的査定・理解を共有していくことにある。

I．心理カウンセリングセンター

　本論に入る前に，外来心理カウンセリングセンターについて簡単に触れておきたい。当科における臨床心理士は全てこの部署に所属しており，主流をなすのは力動的立場に立つ者である。当室の面接対象は外来通院中の患者に限定されているため，我々が病棟入院患者と関わる機会は，①外来心理面接を行っていた患者が入院した際の個人面接，②入院患者のロールシャッハ・テスト施行時のみとなる。①の場合，担当心理士は面接で患者と共有した内容やそこでの見立てを可能な限り病棟スタッフへフィードバックすることで，病棟治療との連携を深めるよう努める。例外的に，退院と同時にカウンセリング開始を考える場合には，導入として入院中から当該患者との面接を開始することもある。
　以下，個人面接以外の，病棟における臨床心理士業務について述べていく。

II．カンファランスにおけるディスカッション

　1．全体スタッフミーティング
　この場で臨床心理士が提供できる役割は，主として以下の3点である。それぞれについて心理臨床的視点から意見を述べ，他職種とのディスカッションを行うことで，より多面的な臨床的理解の契機を提供することが可能となる。
　　1）集団についての理解

集団にはその力動理解及び介入技法に独自の知識と判断が必要である。報告される各集団療法やコミュニティミーティングについて，前週までの流れも加味しながら，あるいは介入技法を提案するという形でコメントを行うことは，経過についての理解を深めると共に，特異的な視点を集団運営に取り入れることへつながる。

2）ロールシャッハ・テスト

検査施行予定の，あるいは施行された患者について報告する。この際に有用なのは，単に検査目的や施行時の患者の様子・検査結果を伝達するのみでなく，その理解を他職種による関わりに生かせる形へ変換して報告・提案することであろう。検査がオーダーされるのはそのパーソナリティ理解や病態水準査定に病棟スタッフが呻吟している時である。であればこそ，関わりの中のみでは見えづらい患者の内界について報告するこの機会は，スタッフの患者理解にまた別の視点を導入し，関わりへのヒントの提示に貢献し得る。

3）患者理解

このミーティングで看護スタッフより名前が挙げられるのは，その時期に理解・関わり・看護の方向性が見えづらい患者である。病棟内外での言動から，場合によってはその生活歴から患者についての力動的理解を試みることは，継続した，日常的関わりでの理解とはまた別の視点を提供する。

2．病棟退院カンファ

担当医による退院報告を元にディスカッションが行われるこの場では，上記2）及び3）と同様の役割を担うことが出来る。しかしこの時期に患者は既に外来通院へ移行しているため，その重点は，入院治療全体を通しての患者理解と心理検査結果の位置づけのし直し，そして外来治療への橋渡しということになる。当然のことながら，当該患者がカウンセリング体験を有する場合には，そこでの見立ても共にディスカッションされる。

Ⅲ．心理査定，そして見立てということ

精神神経科病棟チーム医療における臨床心理士の役割を挙げるとすれば，心理査定や見立て，及び介入技法の提示ということになるであろう。そして，直接心理士が患者と関わることがなく，急性期病棟でもある当科では特に，査定と見立てはその大きな役割となる。

休息や薬物・環境調整を目的とする，あるいは怠薬による症状再燃がその理由である入院治療の場合は，医学的対応と当病棟独自の集団療法システム，あるいは看護や他のコメディカルスタッフによる関わりが大きな意味を持ってくる。

しかしながら，こういった（スタッフを含む）治療システム自体について，全ての患者が速やかに合意を示すわけではなく，また患者自身も意識していないパーソナリティや認知の

偏りと内界の不安・抵抗を視野に入れるべきケースも少なくない。あるいはまた，その症状と言動のみでは病態水準を特定しづらい患者も存在する。こういった場合，心理査定と患者の内界についての見立ては，時間をかけた関わりと観察に代わる患者理解に寄与し，その後の治療方針を再考する契機を提供することにつながる。

1．検査による査定と見立て——ロールシャッハ・テスト

この検査では，患者の①認知的，あるいは知的側面，②感情あるいは情緒の側面，③自我機能の側面（Klopfer，1962）[2]を軸に，患者のパーソナリティ像を描き出す。これらを統合することでまず，その不安や混乱が精神病圏内に属するかの査定が可能となる。そしてこの情報は，薬物処方内容及び提供するサポートの質を考慮する際の1つの資料となる。あるいはまた，その患者がどういった認知の特性を持ち，どのように情緒刺激に反応しまたそれを処理するのかのパターンを提示することは，一見理解が困難なその人物像を，何らかの機制に基づく「共感的な理解が可能な」ものとして描き直すことにつながる。このことは，スタッフ及び家族ほか重要な周囲の人々が，患者のパーソナリティ特性に適した今後の治療と生活環境のあり方を模索することの一助となる。

付言すれば，当科では検査の結果は，拒否の意思が示されない限り本人へフィードバックされる。検査者あるいは主治医のいずれが行うかはケースバイケースであるが，結果の適切な伝達は，患者自身のその後の治療のモチベーションへとつながっていく。

症例：うつ病と診断されている60代男性のA氏について，「葛藤に対する反応が特異的。シゾイド的に見えるのだが」ということで退院を間近に控えた時期にロールシャッハ・テストが依頼されてきた。検査に現れたパーソナリティ特性は，「他人への警戒心から自分を表現することに慎重にならざるを得ない」「表面上は協調性，親和性を示すことができても，他人との基本的な信頼関係が育ちにくく，孤立しやすい一面がある」といったものであった。この結果に納得した主治医は，内容を本人へ伝えると共に，患者を迎える家族へも説明を行った。家族は「あの人の性格を常々わからないと思っていたけれども，それが彼の特徴だったのですね。わかりました，今後はそういうつもりで対応をしていきます」と述べ，A氏の理解と対応の姿勢に工夫を加えてみる意向を語った。

2．面接による査定と見立て

上述したように，当病棟において臨床心理士が患者との面接を行うのは，担当患者が入院した場合及び退院後のカウンセリングが提案された際である。また，ロールシャッハ・テストのフィードバック時には，結果についての反応と感想の言語化を本人へ促し，面接とはまた別の観点から内界を共有していくよう試みる。

この際の視点の1つは，患者が自身の内界についてどの程度把握できているか，あるいは介入によりどの程度自身を見つめ直す姿勢を示せるか，そしてそれらをどの程度適切に言語化できるか，ということにある。ここで示される患者の様子はそのまま病態水準の査定へとつながってもいくが，その分類は必ずしも医学的診断名とパラレルではない。また，その場で心理士が，どういった言葉でどの程度内界に踏み込んでいくかの指針は，患者が眼前で示す言語的・非言語的な様相から得ていくものである。付言すればこれらは，河合（2001）[1]の述べる，①病理の水準，②心理学的課題，③見とおしと覚悟という見立ての3つの要素とも一致する。

　症例：カウンセリングを再依頼されていたB氏が，インテーク予定日の直前に当病棟へ入院となった。彼は身体的な慢性疾患も抱えており，以前の当科外来カウンセリング施行中は，その面接場面が唯一心休まる場であるように感じられた。また，しばしば自ら求めて入院する他科病棟や主治医から勧められた社会的活動では，頻回に異性を恋愛の対象と目してしまうため，結果的に居場所を失い，乏しい社会的活動性の中で毎日の生活を送っていた。

　入院後，当病棟での今後の治療構造を決めていくために，インテークを担当するはずであった心理士が2回にわたる面接を行った。そこで示されたのは，予想以上の彼の自我の力であった。彼は心理士の介入に応じて，「他者との駆け引き」が生活上の楽しみであると述べ，また《もし，仲間との交流を楽しめる，定期的に通える場があったら，行ってみたい？》という質問に，躊躇なく「もちろん」と応じた。そこに垣間見られたのは，その時期行動に表現されていたもの以上の自我の強さであるように感じられた。すなわち彼は，慢性疾患を抱えた上に適切な他者との交流の場も持てず，恐らく社会的な自己肯定感を低下させながらも，より適応的な生活を模索するための現実感とモチベーションを保っていると考えられたのである。

　そこで心理士は，この入院期間を彼が「生身の，健康的な」対人関係を広げる機会とし得るとの見立てを行った。早速，病棟主治医の了解のもと，外部の適切な集団を紹介することを精神保健福祉士に提案し，また作業療法士に対して，他者との「駆け引き」も含めた交流を楽しみ，対人関係における自己評価を改善することを目的とした活動への導入を依頼した。

Ⅳ．限界と課題

　最初に述べたように，当科における，特に病棟内での臨床心理士は，いわば特異的な位置づけにある。また医師の教育もその大きな目的とする大学病院病棟では，患者へ関わる機会の多くは担当医に委ねられる。加えて上述のように，当病棟では患者と臨床心理士がじかに

接する機会は極めて少なく，ましてや活動を共にする機会は皆無である。こういった条件下における臨床心理士業務への思いを，最後に簡単に述べておきたい。

　病棟治療に関わるに当たっては，言わば『もどかしさ』を感じることが少なくない。我々が患者と接する時間はあまりに短く，そこで見る姿は彼らの生活の一部を切り取った微細な「部分」でしかない。しかしながら我々は，そこで得た限局的な情報から，彼らの治療そしてより良い生活に資する見立てを提示し，適切なコミュニケーションのための介入技法を提案する必要がある。とは言え，他職種に比して絶対的に少ない関わりの時間を考えると，確信を持って提示できる内容には自ずと限りがある。こういった意味で，有用な情報を逃さず，また取捨選択できる能力を磨いていくことが，当病棟では殊の外強く求められているように思う。

V．おわりに

　下山（2005）[4]は，雑誌に「アセスメントの進め方」を連載するに当たり，「生物－心理－社会モデルによる協働を行う場合，対象となっている問題を心理学的にはどのように理解できるのか，そしてどのような点で他の職種と協働できるのかを明確に伝えていく技能が専門職としての臨床心理士に求められることになる」と述べた。もちろんこれは，どういった特質を持つ施設においても共通の心理士の責務である。しかしながら，急性期病棟においてはこの機能が，より色濃く要求されるように感じられる。

　治療期間が限定されない病棟であれば，時間をかけた各職種の関わりの中で病態水準や患者の内界の理解を行っていくことが可能であり，またそういった長期的な関わり自体が治療的に作用することもある。しかしながら当病棟のように3カ月という限られた期間の中では，同様のストラテジーでは効果的な入院治療は行われ難い。短期のうちに当事者に最も即した治療と関わりのあり方を定め，その後の外来治療をより有効なものとしていくためには，早期の治療方針の決定が不可欠である。そして前述したように，患者のパーソナリティや治療に対する構えがこの過程を困難にすることがある。こういった場合臨床心理士がその専門とする心理的な査定と見立ては，患者と，主治医その他患者を取り巻く各職種をつなぐ効果的なツールとして活用され得る。急性期病棟において臨床心理士がその特質をより生かして活動を続けていくことは，マツィリアら[3]の言う「心理学者かつ実践者」（psychologist-practitioner）としての姿の1つを体現していくことになるのかもしれない。

文献

1）河合隼雄：臨床心理学―見立てと援助，その考え方―1 序論．臨床心理学，1；93-100，2001．

2) Klopfer, B. and Davidson, H. H.：THE RORSCHACH TECHNIQUE ―An Introductory Manual―. Harcourt, Brace & World, New York, 1962.（河合隼雄訳：ロールシャッハ・テクニック入門．ダイヤモンド社，東京，1964）
3) Marzillier, J. and Hall, J.：What is Clinical Psychology? Third Edition. Oxford University Press, Oxford, 1999.（下山晴彦編訳：専門職としての臨床心理士．東京大学出版会，東京，2003）
4) 下山晴彦：アセスメントの進め方1．臨床心理学，5；98-105，2005．

第 24 章

デイケア通所患者の抗精神病薬使用の調査研究

前田 久雄　　石田 重信　　丸岡 隆之

キーワード：精神科デイケア，抗精神病薬，統合失調症

I．はじめに

　統合失調症治療には以前より欧米諸国では従来型の抗精神病薬から新規非定型抗精神病薬が使用されており，2003年のExpert Consensus Guideline[3]でも急性期治療の1次選択薬とされている。本邦でも新規非定型抗精神病薬が導入され，統合失調症圏患者の薬物療法は大きく変化した。また，本邦では特に多剤併用・大量投与が従来行われてきたという経緯から，単剤処方を目指し，ひいては認知機能の低下が示唆される抗Parkinson病薬の併用もなるべく行わないのが望ましい，といった方向で議論がなされている。こうした経緯をふまえ，我々は精神科急性期治療病棟である当院退院患者の処方調査を行い報告した[4]。

　今回我々は当院デイケアに通所しリハビリテーショを行っている患者の処方内容について検討した。なお，当院デイケアは平成1年に開設された大規模型デイケアで，80～90名が在籍し，1日25～35名が通所している。

II．研究方法

1．対象及び調査方法

　当院デイケア通所中の患者のうち，統合失調症および非定型精神病，躁うつ病，てんかん性精神病と診断され抗精神病薬が処方された患者を対象とし，平成15,16,17年各年の1月の第1回目の処方内容を後方視的に診療録から調査した。抗精神病薬の投与薬剤数の集計には，抗うつ効果を目的としたと考えられる150 mg以下のsulpiride，睡眠導入目的でのchlorpromazine，phenobarbital，promethazineの配合剤（商品名：Vegetamin A 錠，Vegetamin B 錠），抗躁薬の炭酸リチウム，感情調整剤のcarbamazepineとsodium valproateは投与薬剤の集計から除外した。

2. 調査内容

対象患者の処方のうち，抗精神病薬の処方内容，処方剤数，投与量，抗Parkinson病薬の併用の有無と処方量を調査した。その結果から，3年間の処方内容，投与薬剤数，投与量，抗Parkinson病薬について比較検討した。

さらに平成17年1月の処方内容について，特に新規非定型抗精神病薬を中心に，剤数，chlorpromazine換算量，抗Parkinson病薬の併用の有無とbiperiden換算量を検討した。

III．研究結果（資料参照）

1．3年間の分析結果

1) 対象患者プロフィール

対象患者のプロフィールを表24-1に示した。平成15年1月（以下，15年）は61例（男性39例，女性22例）で平均年齢は33.7±9.3歳，16年1月（以下，16年）は73例（男性40例，女性33例）で平均年齢は33.1±9.2歳，17年1月（以下，17年）は78例（男性51例，女性27例）で平均年齢は31.9±9.4歳であった。

投与薬剤数の集計から除外した薬剤が処方されていた患者数を表24-2に示したが，睡眠導入目的のVegetamin A錠，B錠の処方数は3年間で12例から8例へと減少していた。

2) 抗精神病薬の処方内容

表24-3および図24-1, 2に処方薬剤数および投与量を示した。抗精神病薬の処

表24-1 対象患者

平成15年1月
患者数：61（Male 39, Female 22）
年　齢：33.7±9.3（17～57）
診　断：Schizophrenia 57
Atypical Psychosis 2
Manic-Depressive Illness 1
Epileptic Psychosis 1

平成16年1月
患者数：73（Male 40, Female 33）
年　齢：33.1±9.2（17～58）
診　断：Schizophrenia 69
Atypical Psychosis 2
Epileptic Psychosis 2

平成17年1月
患者数：78（Male 51, Female 27）
年　齢：31.9±9.4（16～59）
診　断：Schizophrenia 71
Atypical Psychosis 4
Manic-Depressive Illness 1
Epileptic Psychosis 2

表24-2 除外薬剤処方数

	平成15年	平成16年	平成17年
ベゲタミンA：	7	4	3
ベゲタミンB：	5	3	5
カルバマゼピン：	2	3	6
バルプロ酸：	2	2	2
炭酸リチウム：	4	2	1
スルピリド：	5	5	4

表24-3 抗精神病薬の処方薬剤数と処方量

	平成15年1月	平成16年1月	平成17年1月
投与剤数			
無	0	1	2
単剤	23	37	43
2剤	29	24	28
3剤	7	10	5
4剤	2	1	0
平均	1.8±0.8	1.6±0.8	1.5±0.7
CP換算量(mg)	678±587	597±506	623±538

図 24-1　投与薬剤数と投与量

図 24-2　投与薬剤数の割合

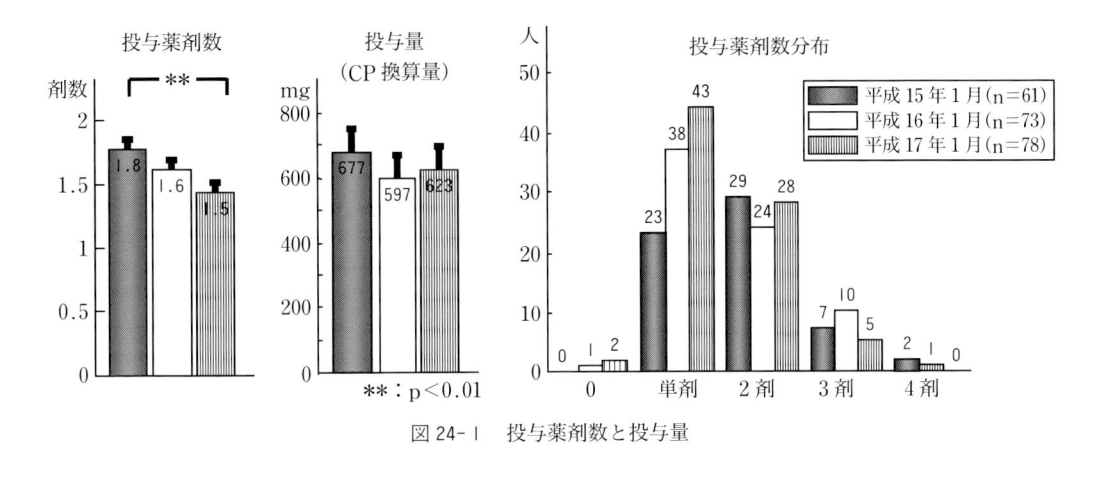

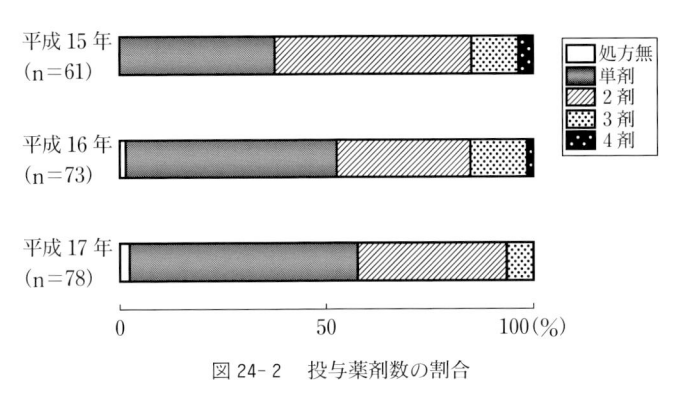

方剤数の平均は 15 年 1.8±0.8 剤，16 年 1.6±0.8 剤，17 年 1.5±0.7 剤で，17 年は 15 年より有意に減少していた．処方剤数別には，単剤処方は 15 年の 23 例（38％）から 16 年の 37 例（51％），17 年の 43 例（55％）と増加し，半数を越えていた．逆に 3 剤以上は 15 年の 9 例（15％），16 年の 11 例（15％）から，17 年には 5 例（6％）へと減少し，17 年には 4 剤以上処方されているものはなかった．なお，抗精神病薬が処方されていなかった 2 例は carbamazepine，sodium valproate が処方されていた．

抗精神病薬投与量の chlorpromazine 換算量は 15 年 678±587 mg，16 年 597±506 mg，17 年 623±538 mg で 3 群に有意な差は認められなかった．

表 24-4 および図 24-3 に処方されていた抗精神病薬の内容を示した（併用があるため，数字は処方のべ数である）．3 年間を通し最も多くの患者に使用されていた薬剤は新規非定型抗精神病薬 risperidone であったが，処方された割合は 15 年の 44％から 16 年には 48％に増加し，17 年には 51％と約半数で処方されていた．次いで olanzapine が多く，15 年の 21％から 25％，28％と処方される割合が増えていたが，quetiapine，perospirone の処方数は増えてはいなかった．一方従来型抗精神病薬の 3 年間の処方数の動きを見ると，

表 24-4 薬剤別処方数（のべ数）

	平成 15 年（108 例）	平成 16 年（119 例）	平成 17 年（112 例）
RIS	27（44％）	35（48％）	40（51％）
OLZ	13（21％）	18（25％）	22（28％）
QTP	9（15％）	11（15％）	10（13％）
PER	7（12％）	11（15％）	6（8％）
HPD	13（21％）	13（18％）	9（12％）
BPD	4（7％）	3（4％）	2（3％）
CP	7（12％）	6（8％）	5（6％）
LP	11（18％）	9（12％）	6（8％）
TRZ	6（10％）	4（6％）	4（5％）
others	11（18％）	9（12％）	8（10％）

RIS：リスペリドン　OLZ：オランザピン　QTP：クエチアピン　PER：ペロスピロン　HPD：ハロペリドール　BPD：ブロムペリドール　CP：クロルプロマジン　LP：レボメプロマジン　TRZ：チオリダジン

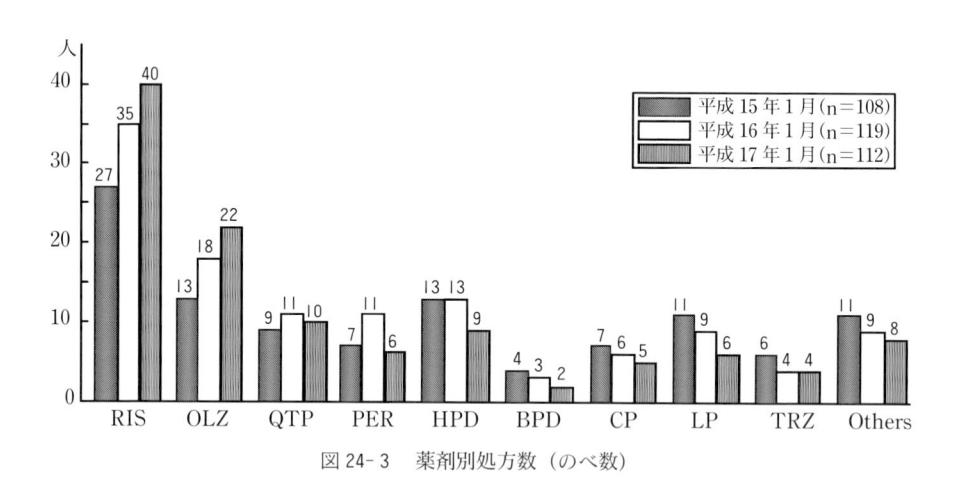

図 24-3 薬剤別処方数（のべ数）

haloperidole の 21％から 12％をはじめ，すべての薬剤で処方数，処方される割合ともに減少していた。

対象患者のうち，単剤，多剤にかかわらず新規非定型抗精神病薬を処方されていた患者は 15 年の 43 例（70％）から 16 年の 60 例（82％），17 年の 64 例（83％）と増加したが（表 24-5），投与量については risperidone, olanzapine, quetiapine, perospirone いずれの薬剤も 3 年間で差は認められなかった（図 24-4）。

表 24-6 に抗精神病薬の単剤率を示した。15 年の単剤率は 38％であったものが，16 年には 51％と半数を越え，17 年にはさらに増加し 55％が単剤であった。処方数の多い risperidone, olanzapine は上述のように過去 3 年間で処方数が増加していたが，単剤での使用も増加し，risperidone の単剤率は 15 年の 37％（10/27 例）から 17 年には 53％（21/40

表 24-5　新規抗精神病薬の使用

43/61 例（70%）➡ 60/73 例（82%）➡ 64/78 例（82%）

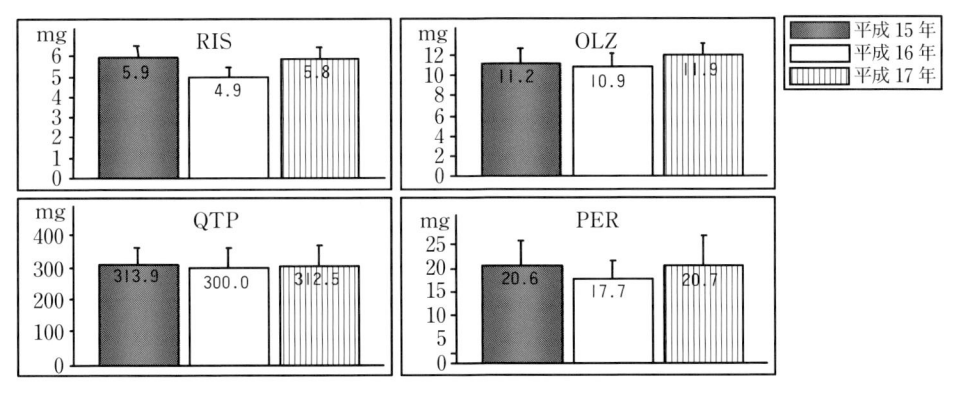

図 24-4　新規抗精神病薬の投与量

表 24-6　抗精神病薬の単剤処方率

	平成 15 年 23/61 名（38%）	平成 16 年 37/73 名（51%）	平成 17 年 43/78 名（55%）
RIS	37%（10/27 例）	43%（15/35 例）	53%（21/40 例）
OLZ	31%（ 4/13 例）	39%（ 7/18 例）	41%（ 9/22 例）
QTP	0%（ 0/ 9 例）	27%（ 3/11 例）	30%（ 3/10 例）
PER	29%（ 2/ 7 例）	36%（ 4/11 例）	33%（ 2/ 6 例）
定型	13%（ 7/52 例）	18%（ 8/44 例）	24%（ 8/34 例）

例）へ，olanzapine も 31％（4/13 例）から 41％（9/22 例）へと上昇していた．

　3）抗 Parkinson 病薬の併用

　表 24-7 に示したように，抗 Parkinson 病薬は 3 年間ともに約 6 割で併用されていた．抗 Parkinson 病薬の処方剤数をみると，3 年間を通し症例全体での平均は 0.7 剤前後であったが，抗 Parkinson 病薬併用例に限ってみると 3 年間で平均 2.03±2.29 剤から 1.80±1.74 剤，1.68±1.84 剤へと減少してはいたが有意な差は認められなかった（図 24-5）．抗 Parkinson 病薬の処方量を biperiden 換算でみると，全症例での 3 年間の平均は各々 1.87±2.03 mg，1.77±1.85 mg，1.62±1.74 mg で，抗 Parkinson 病薬併用例のみに限ってみると 3.08±1.74 mg，2.92±1.46 mg，2.69±1.46 mg で，有意な差はなかった（図 24-6）．

表 24-7　抗 Parkinson 病薬の使用

	平成 15 年 37/61 名 (61%)	平成 16 年 45/73 名 (62%)	平成 17 年 47/78 名 (60%)
投与剤数			
無	24	28	31
1剤	31	40	39
2剤	5	5	8
3剤	1	0	0

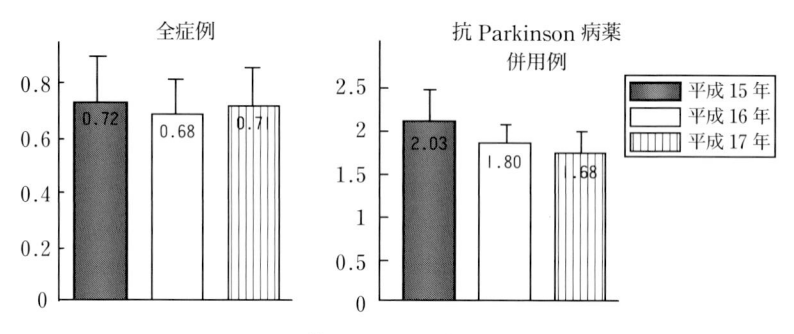

図 24-5　抗 Parkinson 病薬の処方剤数

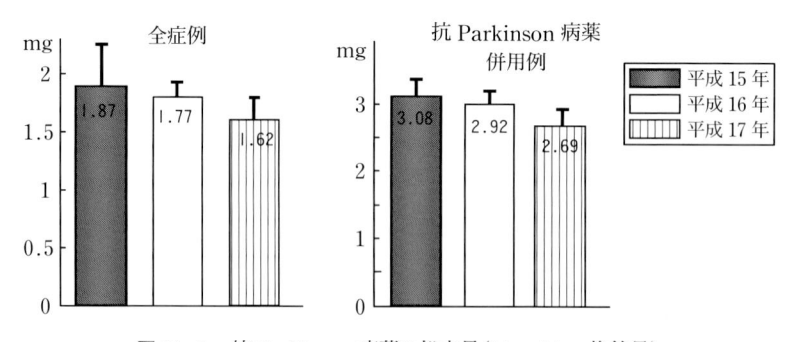

図 24-6　抗 Parkinson 病薬の処方量(biperiden 換算量)

2．平成 17 年の処方内容の分析結果

1) 抗精神病薬の処方内容

表 24-8 に新規非定型抗精神病薬の単剤および多剤併用数を示した．対象患者のうち，新規非定型抗精神病薬を処方されていた患者は 64 例（82 %）で，このうち単剤で使用されていたものは 35 例（44 %）であった．新規非定型抗精神病薬の併用薬剤としては従来型抗精神病薬のみとの併用が 14 例（18 %）と多く，新規非定型抗精神病薬のみとの併用は 11 例（14 %），新規非定型抗精神病薬，従来型抗精神病薬両者との併用が 4 例（5 %）であった．

表24-8 新規非定型抗精神病薬の単剤と多剤併用

新規非定型抗精神病薬使用	64/78例（82%）
新規非定型抗精神病薬単剤使用	35例（44%）
新規非定型抗精神病薬のみとの併用	11例（14%）
従来型抗精神病薬のみとの併用	14例（18%）
新規非定型，従来型両者との併用	4例（5%）
＊従来型抗精神病薬のみ	12/78例（15%）

表24-9 従来型抗精神病薬のみの処方例

従来型抗精神病薬のみ	12/78例（15%）
単剤8例	HPD：2
	BPD：1
	CP：1
	TRZ：1
	Zotepine：1
	Pipamperone：1
	Sulpride：1
2剤3例	HPD＋LP：1
	HPD＋TRZ：2
3剤1例	HPD＋TRZ＋Propericiazine：1

表24-10 新規非定型抗精神病薬の単剤率

	単剤	併用	単剤率
RIS	21名	19名	53%
OLZ	9名	13名	41%
QTP	3名	7名	30%
PER	2名	4名	33%

一方，従来型抗精神病薬が処方されていた者は従来型抗精神病薬のみの12例，新規非定型抗精神病薬との併用18例の合わせて30例（38%）であった。表24-9に従来型抗精神病薬のみが処方されている12例の処方薬剤を示したが，単剤が8例，2剤3例，3剤1例であった。単剤症例の処方内容はhaloperido 1単剤が2例で，bromperidol単剤，chlorpromazine単剤，thioridazine単剤，zotepine単剤，pipamperone単剤，sulpride単剤が各々1例ずつであった。多剤症例ではいずれもhaloperidolが処方されていた。

新規非定型抗精神病薬の単剤率をみると，処方数がもっとも多いrisperidoneは53%（21/40例）と半数以上が単剤処方であった。次いで処方数の多かったolanzapineは41%（9/22例）で，quetiapineは30%（3/10例），perospironeは33%（2/6例）であった（表24-10）。

　2）抗精神病薬の投与量

剤数別の抗精神病薬の投与量は，chlorpromazine換算量で単剤433.3±279.9 mg，2剤759.2±473.7 mg，3剤1736.7±982.5 mgと剤数が増えるに従いCP換算量は有意に増加し，薬剤数とchlorpromazine換算量との間には有意な相関が認められた（Pearsonの相関係数 r＝0.547，P＜0.0001）（図24-7）。

　3）抗Parkinson病薬の併用

薬剤数別の抗Parkinson病薬投与量はbiperiden換算量で単剤1.41±1.70 mg，2剤1.86±1.74 mg，3剤2.80±1.92 mgで，この3群では有意な差はなく，また相関も認められなかった（図24-8）。図24-9に示すように，当然のことながらchlorpromazine換算量とbiperiden換算量との間には有意な相関が認められた（Pearsonの相関係数 r＝0.2066，P＜0.0001）。

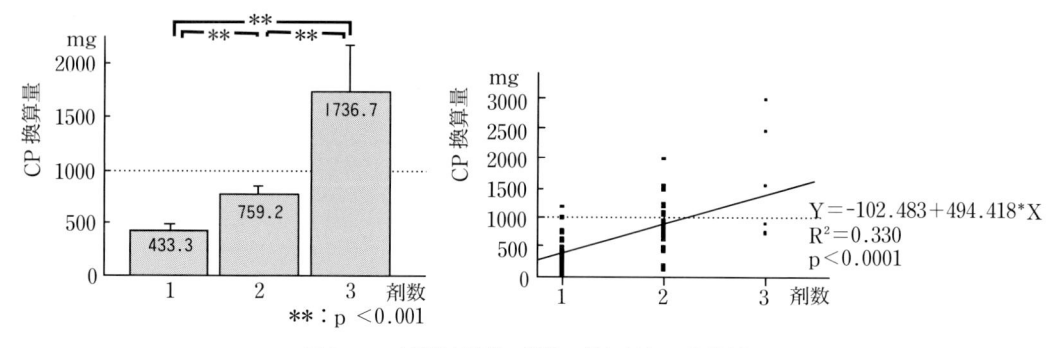

図24-7　抗精神病薬の剤数と投与量(CP換算量)

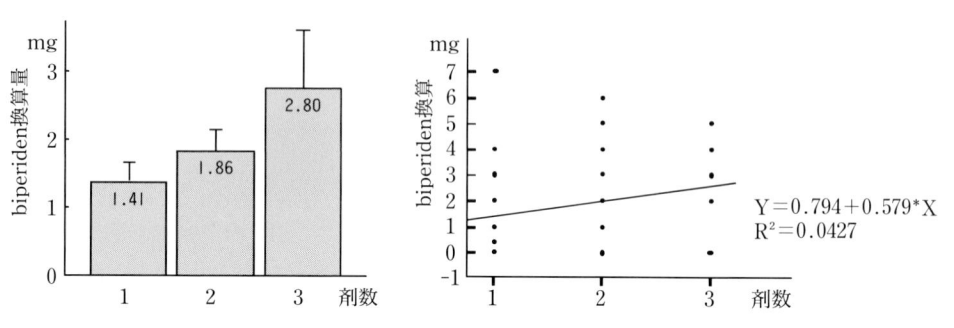

図24-8　抗精神病薬の剤数と抗パーキンソン病薬投与量(biperiden換算量)

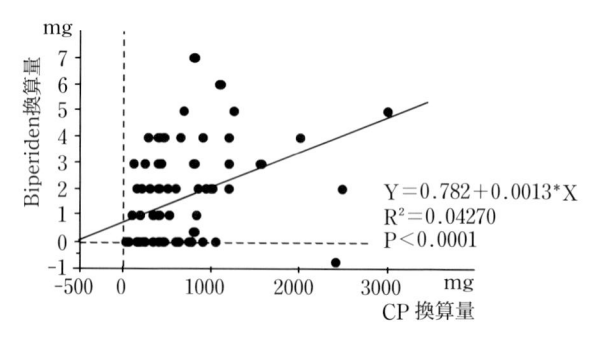

図24-9　抗精神病薬の投与量と抗パーキンソン病薬投与量

4）抗Parkinson病薬の併用の割合とchlorpromazine換算量およびbiperiden換算量

表24-11に抗Parkinson病薬の併用の有無によるchlorpromazine換算量とbiperiden換算量を示した。全体の78例でみるとchlorpromazine換算量で622.8±537.6 mgが処方され，biperiden換算量で1.6±1.7 mgが処方されていた。抗Parkinson病薬はこのうち47例（60％）で平均2.7±1.5 mg処方されていた。錐体外路症状が少ないとされる新規非定型抗精神病薬が使用されている64例に限ると40例（62％）にbiperiden換算で平均2.

表 24-11　抗 Parkinson 病薬併用の割合と CP 換算量および biperiden 換算

投与量	chlorpromazine 換算量	biperiden 換算量
全体（78 例）	622.8±537.6 mg	1.6±1.7 mg
併用なし　　31 例（40％）	402.4±295.4 mg	
併用あり　　47 例（60％）	768.1±610.4 mg	2.7±1.5 mg
新規非定型抗精神病薬投与（64 例）	703.5±551.9 mg	1.6±1.7 mg
併用なし　　24 例（38％）	467.6±274.9 mg	
併用あり　　40 例（62％）	845.0±626.6 mg	2.6±1.5 mg
新規非定型抗精神病薬単剤投与（35 例）	468.4±282.7 mg	1.2±1.6 mg
併用なし　　17 例（55％）	382.8±220.9 mg	
併用あり　　18 例（45％）	549.2±315.7 mg	2.4±1.5 mg
定型抗精神病薬のみ投与（12 例）	295.8±231.9 mg	2.0±1.9 mg

6±1.1 mg が，新規非定型抗精神病薬の単剤 35 例では 18 例（45％）に biperiden 換算で 2.4±1.5 mg の抗 Parkinson 病薬が処方されていた。従来型抗精神病薬のみの 12 例では抗 Parkinson 病薬の投与量は biperiden 換算で 2.0±1.9 mg であった。図 24-10 上段に 78 例全体，新規非定型抗精神病薬投与群，新規非定型抗精神病薬の単剤投与群，従来型抗精神病薬投与群の chlorpromazine 換算量と biperiden 換算量を示した。chlorpromazine 換算量は従来型抗精神病薬投与群が新規非定型抗精神病薬投与群より有意に低量であったが，biperiden 換算量に関しては各群に差は認められなかった。これは，従来型抗精神病薬のみが投与されている症例は，上述のように単剤例が多く（8/12 例，67％）投与量も少ないことを示しているが，抗 Parkinson 病薬の投与量に関しては chlorpromazine 換算量が多かった新規非定型抗精神病薬投与群と差はなく，新規非定型抗精神病が錐体外路症状などの副作用が少ないことを示していると思われた。図 24-10 下段は従来型抗精神病薬投与群を除く各群をさらに抗 Parkinson 病薬併用の有無で分けた chlorpromazine 換算量と biperiden 換算量を示している。抗 Parkinson 病薬が併用されている全症例 47 例の chlorpromazine 換算量は 768.1±610.4 mg，新規非定型抗精神病薬投与群 40 例では 854.0±626.6 mg で，いずれも抗 Parkinson 病薬が投与されていない群より有意に多く，またこの 2 群はいずれも従来型抗精神病薬投与群の 295.8±231.9 mg より有意に多かったが，抗 Parkinson 病薬の投与量に差は認められなかった。新規非定型抗精神病薬単剤では，抗 Parkinson 病薬併用の有無で chlorpromazine 換算量に差はなかった。

5）新規非定型抗精神病薬と抗 Parkinson 病薬

表 24-12 に新規非定型抗精神病薬別の抗 Parkinson 病薬併用の割合を示した。一番処方数の多い risperidone は 73％（29/40 例）で抗 Parkinson 病薬が併用され，単剤でも 67％（14/21 例）で併用されていた。olanzapine 処方例では 55％（12/22 例）で併用されていたが，olanzapine 単剤に限ると併用は 22％（2/9 例）であった。quetiapine, perospir-

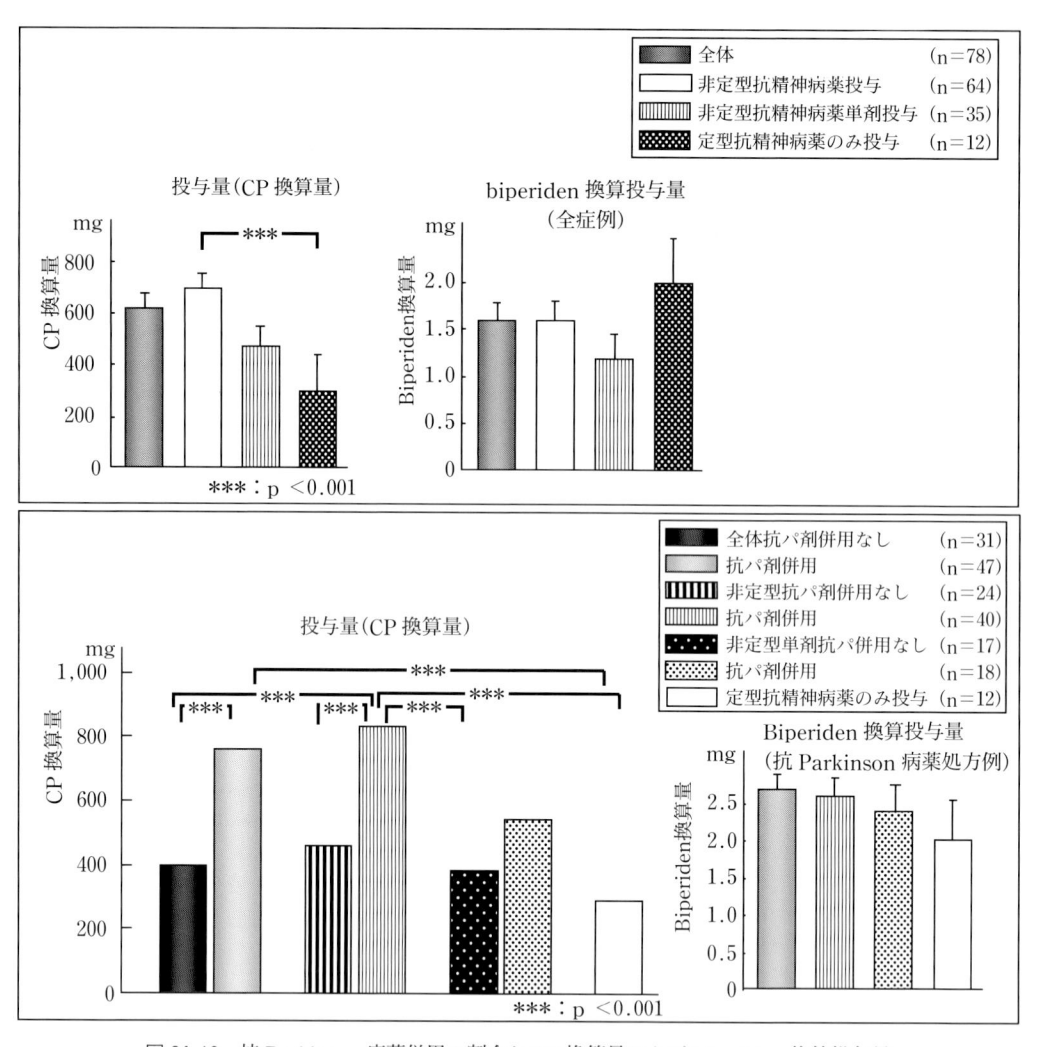

図24-10 抗Parkinson病薬併用の割合とCP換算量およびbiperiden換算投与量

oneは処方数が少ないが,抗Parkinson病薬の併用は各々40％（4/10例）,50％（3/6例）であった。

処方数の多いrisperidoneとolanzapineについて抗Parkinson病薬併用の有無をみると,各薬剤処方例全体ではこの2剤に差はなかったが,単剤では2剤で差がみられ（χ^2=5.17, p<0.05）,抗Parkinson病薬併用例はrisperidone単剤よりもolanzapine単剤で有意に少なかった（表24-13）。

新規非定型抗精神病薬の投与量と抗Parkinson病薬の投与量の関係をみると,risperidone（Pearsonの相関係数 r=0.5069, P<0.0001）,olanzapine（Pearsonの相関係数 r=0.4242, P<0.05）ともに投与量とbiperiden換算量との間に有意な相関がみられたが,

表24-12 抗Parkinson病薬の使用

	全体	単剤例 / 多剤併用例
RIS	29/40名（73%）	14/21名（67%） 15/19名（79%）
OLZ	12/22名（55%）	2/ 9名（22%） 10/13名（77%）
QTP	4/10名（40%）	0/ 3名（ 0%） 4/ 7名（57%）
PER	3/ 6名（50%）	2/ 2名（100%） 1/ 4名（25%）

表24-13 抗Parkinson病薬の使用

処方例全体

薬剤	抗Parkinson病薬		
	有	無	計
RIS	29	11	40
OLZ	12	10	22
計	41	21	62

単剤処方例

薬剤	抗Parkinson病薬		
	有	無	計
RIS	14	7	21
OLZ	2	7	9
計	16	14	30

$\chi^2=5.187, p<0.05$

quetiapine, perospironeでは投与量とbiperiden換算量に相関は認められなかった。

Ⅳ. 考察

1. 3年間の分析結果

当院デイケアに通所しリハビリテーションを行っている患者の3年間の処方内容の調査では，抗精神病薬の投与剤数が年々減少し，単剤処方の割合が増加していた。

まず，すべての新規非定型抗精神病薬で処方数が増加し，逆に従来型抗精神病薬はすべて処方数が減少していた。昨年の精神科急性期治療病棟退院患者の処方調査と同様に，3年間を通しrisperidoneは最多投与薬剤であり，かつ処方数，単剤処方数ともに年々増加しており，デイケアを利用しリハビリテーションを行っている患者でも第1選択薬となっていることが示された。risperidoneが最多投与薬剤となった理由として，導入が新規非定型抗精神病薬の中で早かったこと，急性期治療において従来多用されていたhaloperidolの筋肉内投与に代わりrisperidone内用液投与が用いられ始めたこと，olanzapineの高血糖問題などが考えられる。

olanzapineは全体で2番目の処方数であったが，3年間でみるとolanzapine処方数も年々増加していたが，3年間ともにrisperidone処方例の約半数であった。quetiapine, perospironeについては処方数が少なく一定の見解を述べるには至らないが，現時点では当科外来に通院しながらデイケアを利用している症例においても第1選択としての認識はやや低いと思われた。

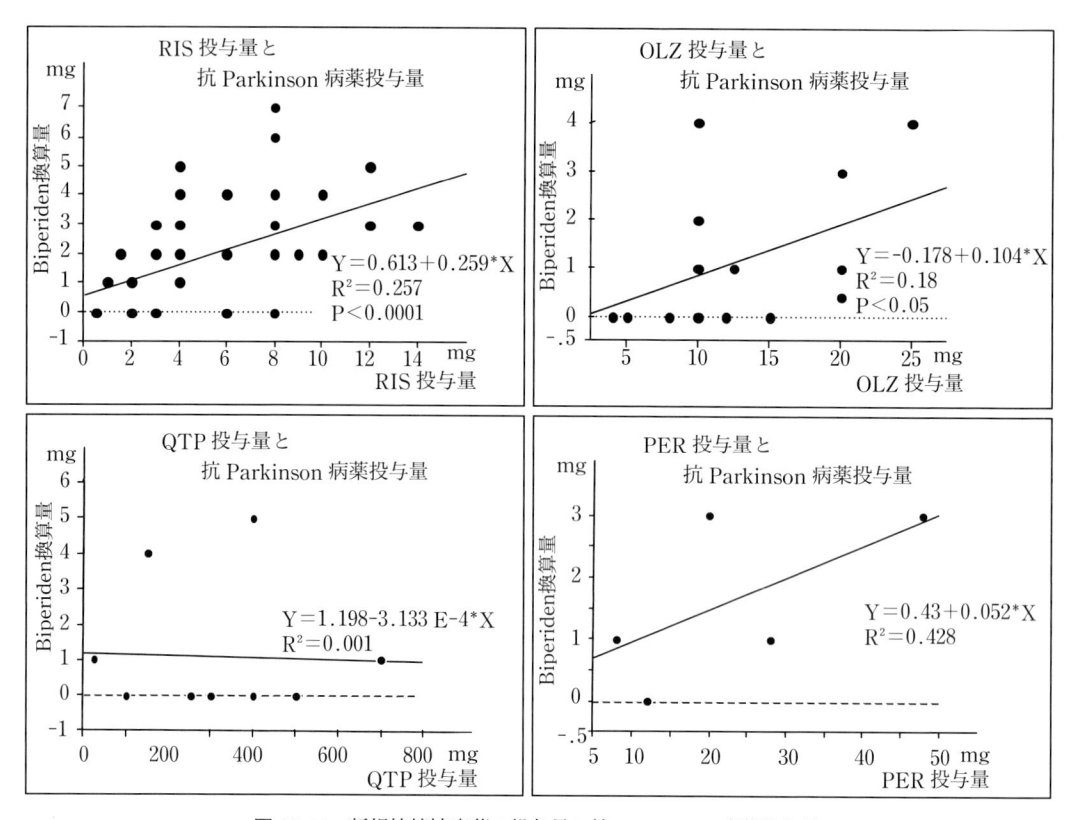

図 24-11　新規抗精神病薬の投与量と抗 Parkinson 病薬投与量

　次に投与剤数，投与量に関して考察する。今回の調査では投与剤数は 3 年間で平均 1.8 剤，1.6 剤，1.5 剤と年々減少し，逆に単剤処方率は 38 ％，51 ％，55 ％と増加していた。一方，3 年間の投与量は chlorpromazine 換算で 678±587 mg，597±506 mg，623±538 mg と有意な変化はなく，またすべての新規非定型抗精神病薬で投与量に差はなく，Risperidone は平均 4.9〜5.9 mg，Olanzapine 10.9〜11.9 mg，quetiapine 300〜313.9 mg，perospirone 17.7〜20.7 mg であった。我が国における多剤大量処方への問題提起や批判は多くの論文で論じられており，本邦での単剤投与率 12.5〜32.4 ％[2]，chlorpromazine 換算投与量の平均 1003.8 mg[1]と比較すると，単剤投与率が高く，chlorpromazine 換算量は低いという今回の調査結果から，多剤大量処方から脱却しつつある現状が示された。

　ところで，抗 Parkinson 病薬が認知機能に悪影響を与え，健常者に対しても意識水準や言語性の記憶を障害すること，統合失調症患者で脳室拡大などの器質的変化を伴う例や認知機能障害の顕著な例では更に認知機能障害を増悪させると考えられること，多幸作用のために濫用される例があること等から Parkinson 症状が出現したとき以外の予防投与や自動的

な定期処方は避けるべきとされている。

　今回の調査で抗 Parkinson 病薬の併用は 3 年間とも全体の約 6 割であった。退院患者の処方を調査した昨年の分担研究の約 7 割に比較すると抗 Parkinson 病薬併用の割合は少ないものの，今後抗 Parkinson 病薬が併用されている患者に対してその必要性を吟味し，不要な併用を避ける努力が必要であると考えられる。

２．平成 17 年の分析結果

　上述のように，15 年から 17 年までの 3 年間の調査結果から，抗精神病薬の投与剤数が年々減少し単剤処方の割合が増加していたが，ここで直近の 17 年の処方調査について考察する。

　新規非定型抗精神病薬は患者の 82％での処方されていたが，一方で従来型抗精神病薬はまだ患者の 38％で処方されていた。剤数については，新規非定型抗精神病薬処方例の 44％，従来型抗精神病薬の 27％，全体では過半数を越える 55％が単剤であったことより，当科に所属する，多くは若い精神科医が単剤化を意識しているものと考えられた。

　抗精神病薬の剤数と投与量については，薬剤数と chlorpromazine 換算量には相関関係が認められ，単剤投与では平均 433.3±279.9 mg/day，2 剤では 759.2±473.7 mg/day，3 剤では 1,736.7±982.5 mg/day であった。このことから，chlorpromazine 換算 1,000 mg 以上とされる大量投与は 3 剤以上の併用と考えられ，平成 16 年の退院時処方の調査と同じ結果となった。加えて chlorpromazine 換算量と biperiden 換算量との間にも有意な相関が認められたことより，投与薬剤数を減らし可能な限り単剤化を目指すことで大量投与や抗 Parkinson 病薬の併用を避けることが可能と考えられる。

　次に抗 Parkinson 病薬併用について考察する。17 年でも抗 Parkinson 病薬は全症例の 60％で，新規非定型抗精神病薬が処方されている 64 例に限っても 62％で併用されていたが，新規非定型抗精神病薬単剤では 45％と半数以下であった。錐体外路症状が少ないとされる新規非定型抗精神病薬でも，従来型抗精神病薬との併用もしくは新規非定型抗精神病薬の多剤併用では単剤での使用に比べると抗 Parkinson 病薬併用の割合が高くなることより，従来型抗精神病薬との併用や新規非定型抗精神病薬の多剤併用を避け，単剤を目指す必要があることを示している。

　chlorpromazine 換算投与量を抗 Parkinson 病薬併用の有無で分けると，当然のことながら抗 Parkinson 病薬併用での投与量が多く，必要に迫られて抗 Parkinson 病薬の併用がなされている症例も多いものと考えられた。しかしながら，このような症例でも，先に述べたように抗精神病薬の剤数を減らすことで chlorpromazine 換算量が減少し，ひいては抗 Parkinson 病薬の併用例を減少させる可能性はあると思われる。

　処方数の多い risperidone と olanzapine の抗 Parkinson 病薬併用の有無をみると，各薬

剤処方例全体では差はなかったが，単剤に限っては risperidone 単剤よりも olanzapine 単剤で Parkinson 病薬併用例は有意に少なかった．しかし 2 剤とも投与量と biperiden 換算量との間に有意な相関がみられたことより，抗 Parkinson 病薬の併用を避ける，もしくは抗 Parkinson 病薬の併用量を少なくするためには，risperidone，olanzapine といえども可能な限り少量とし，必要最小限の投与にすべきことを示している．

これらの結果からも，無用な抗 Parkinson 病薬の併用を避けるためには抗精神病薬の投与量を可能な限り減らし，新規非定型抗精神病薬単剤を目指すことが重要と考えられる．

V．結論

今回の処方調査の結果をふまえ，①大量療法を避けるためには抗精神病薬は 2 剤までとすること，②新規非定型抗精神病薬と従来型抗精神病薬の併用を減らすこと，③抗 Parkinson 病薬が既に併用されている症例についてはその必要性を再検討し，不必要な併用を避けること，④新規非定型抗精神病薬のうち risperidone と olanzapine の処方数は増加しているが，quetiapine，perospirone の使用は少なく特性を生かした使い分けが出来ているといった段階には至っておらず，今後さらに使用経験を蓄積が必要である，といった点が今後の課題としてあげられる．

本研究は平成 17 年度厚生労働科学研究（精神科急性期病棟・リハビリテーション病棟等の在り方に関する研究：樋口班）による．

文献

1) 藤井千太，前田潔，新福尚隆：抗精神病薬の処方についての国際比較研究―東アジアにおける向精神薬の国際協同処方調査（REAP：Research on East Asia Psychotropic Prescription Pattern）の結果から．臨床精神医学，32；629-626，2003．
2) 稲垣中，冨田真幸：日本における新規非定型抗精神病薬と多剤大量処方．臨床精神薬理，6；391-401，2003．
3) Kane, J. M., Leucht, S., Carpenter, D. and Docherty, J. P.：The expert consensus guideline series：Optimizing pharmacologic treatment of psychotic disorders, J. Clin. Psychiatry, 64（Supple 12）；1-100, 2003．
4) 前田久雄：久留米大学病院における抗精神病薬使用の調査研究，厚生労働省科学研究費補助金　精神科急性期病棟・リハビリテーション病棟のあり方に関する研究．平成 16 年度総括・分担研究報告書；60-71，2005．

おわりに

　久留米大学病院精神科病棟では2002年7月から急性期治療病棟の許可を受け，すでに6年が経過した。慢性期病棟を持たない当科が「3カ月以内の在宅への退院」を含めた施設基準をクリアすることは当初は大変困難であった。しかし，医師，看護師を含めたコメディカルスタッフ間の様々なミーティングを通した情報の共有化，COM，PEM，SSGなどの各種集団療法の施行，外来との連携強化などチーム医療を実践して現在は施設基準を満たしている。

　また総合病院の精神科病棟の大きな役割としては合併症治療があげられる。しかし，合併症は包括より出来高の方が高額となり，急性期病棟での合併症治療は明らかに収入減に繋がっている。したがって，医療経済的な視点からは急性期病棟での合併症治療における各種検査や処置などの点数化を含めた早急な診療報酬の改訂，行政の対応や医療体制の整備が望まれる。

　ところで，卒前教育では医学生，看護学生，臨床心理専攻生，リハビリ専門学校生などの実習を当科病棟で行っているが，急性期病棟とチーム医療を体験することによって精神科医療の発展の底上げにもなり，少しでも精神疾患および精神科に対する偏見をなくす機会にもなっている。さらに，卒後教育では研修2年目の2カ月間当科をローテーションしている。チーム医療のスタッフの一員として精神科救急を含めた急性期治療，各種集団療法や合併症治療に関わることは，精神科患者に対する偏見のない治療ができる医師を育成する機会であり，精神科医療にとっても大きな前進につながるであろう。

　大学病院では毎年主治医となる後期研修医が入れ替わり，指導医，看護師や病棟医長も移動があるため単科精神科病院のように指導スタッフの経験の積み上げが困難である。そのような人の流れの中で急性期病棟を運営していくには，だれもがある一定レベルの治療ができるような一貫した治療プログラムやチーム医療の実践が必要である。また，卒後研修のためのシステム作りや細やかなプログラム作成も重要である。

　本書では大学病院の精神科急性期病棟の立場から現在の急性期治療の現況と運営上の問題点や課題について述べており，全国の大学病院や総合病院での精神科救急を含めた急性期治療や合併症治療の発展に貢献できることを切望している。

　平成18年12月

久留米大学医学部精神神経科学教室
内村　直尚

初出一覧

第 1 章　精神科治療の段階性および階層性
　　前田久雄：精神神経学雑誌，108(8)；813-818，2006
第 2 章　大学病院における急性期病棟をめぐる諸問題
　　石田重信，田中みとみ，丸岡隆之，ほか：臨床精神医学，30(10)；1183-1190，2001
第 3 章　久留米大学病院における精神科急性期治療病棟の運営
　　恵紙英昭，田中みとみ，丸岡隆之，ほか：精神科救急，8；70-77，2005
第 6 章　久留米大学病院における抗精神病薬使用の調査研究
　　前田久雄，石田重信，丸岡隆之，大江美佐里：厚生労働省研究報告書
第 8 章　治療導入期における入院集団精神療法—急性期治療病棟での試み—
　　丸岡隆之，山内今日子，前田正治，ほか：精神科治療学，19(12)；1453-1460，2004
第 9 章　精神科急性期医療における心理教育
　　富田克，前田正治：臨床精神薬理，5；409-414，2002
第 10 章　注意サインへの気づきを目的とした短期再発予防プログラムの実施
　　大江美佐里，前田正治，境理恵，ほか：臨床精神医学，35(12)；1699-1706，2006
第 11 章　心的外傷患者に対する入院治療の有用性：複雑性 PTSD 症例の治療経験から
　　丸岡隆之，前田正治，山本寛子：トラウマティック・ストレス，1(1)；23-28，2003
第 12 章　大学病院精神科急性期治療病棟における合併症治療の現状と課題
　　恵紙英昭，田中みとみ，丸岡隆之，ほか：九州神経精神医学，50(1)；24-40，2004
第 16 章　精神医学における科学性，知性，倫理性
　　前田久雄：精神医学，41；1142-1143，1999
第 17 章　精神科での卒後研修で求められるもの
　　前田久雄：精神医学，45；1063-1065，2003
第 18 章　久留米大学病院精神神経科における卒後研修システムの紹介と現状
　　安元眞吾，恵紙英昭，前田久雄：九州神経精神医学，52(1)；36-39，2006
第 24 章　デイケア通所患者の抗精神病薬使用の調査研究
　　前田久雄，石田重信，丸岡隆之：厚生労働省研究報告書

著者一覧

伊藤　弘人	国立精神・神経センター　精神保健研究所	（序）
前田　久雄	久留米大学医学部精神神経科学教室	（第 1, 2, 3, 6, 7, 8, 10, 12, 13, 16, 17, 18, 24 章）
石田　重信	久留米大学医学部精神神経科学教室	（第 2, 6, 24 章）
田中みとみ	久留米大学病院精神神経科	（第 2, 3, 8, 10, 12, 13, 14, 15 章）
丸岡　隆之	久留米大学医学部精神神経科学教室	（第 2, 3, 6, 8, 10, 11, 12, 13, 15, 24 章）
野瀬　　巌	久留米大学医学部精神神経科学教室	（第 2 章）
恵紙　英昭	久留米大学医学部精神神経科学教室	（第 3, 8, 10, 12, 13, 18 章）
後藤　直樹	産業医科大学医学部精神医学教室	（第 3, 8, 12, 13 章）
小鳥居　望	久留米大学医学部精神神経科学教室	（第 3, 8, 12, 13 章）
大江美佐里	久留米大学医学部精神神経科学教室	（第 3, 6, 8, 10, 12, 13 章）
近間　浩史	久留米大学医学部精神神経科学教室	（第 3 章）
橋爪　祐二	久留米大学医学部精神神経科学教室	（第 4, 13 章）
内村　直尚	久留米大学医学部精神神経科学教室	（第 5 章、おわりに）
鮫島　達夫	東京大学医学部附属病院精神神経科	（第 7, 13 章）
土井　永史	東京大学医学部附属病院精神神経科	（第 7 章）
中村　　満	東京都立豊島病院神経科	（第 7 章）
一瀬　邦弘	東京都立豊島病院神経科	（第 7 章）
加藤　進昌	東京大学医学部附属病院精神神経科	（第 7 章）
山内今日子	久留米大学医学部精神神経科学教室	（第 8 章）
前田　正治	久留米大学医学部精神神経科学教室	（第 8, 9, 10, 11, 23 章）
富田　　克	久留米大学医学部精神神経科学教室	（第 9 章）
中山(境)理恵	久留米大学病院精神神経科	（第 10, 15 章）
赤司　英博	久留米大学病院精神神経科	（第 10 章）
山本　寛子	久留米大学医学部精神神経科学教室	（第 11 章）
永松　青久	久留米大学医学部精神神経科学教室，同救命救急医学教室	（第 12 章）
廣橋　伸之	久留米大学医学部救命救急医学教室	（第 12 章）
坂本　照夫	久留米大学医学部救命救急医学教室	（第 12 章）
金原　伸一	久留米大学医学部精神神経科学教室	（第 13 章）
本岡　大道	久留米大学医学部精神神経科学教室	（第 13, 22 章）
安元　眞吾	久留米大学医学部精神神経科学教室	（第 18 章）
丸岡　緑里	久留米大学医学部精神神経科学教室	（第 19 章）
坂本　明子	久留米大学病院精神神経科	（第 20 章）
塚本　竜生	久留米大学医学部精神神経科学教室	（第 21 章）
内野　俊郎	久留米大学医学部精神神経科学教室	（第 21 章）
髙松　真理	久留米大学病院精神神経科	（第 23 章）

編者略歴

前田 久雄（まえだ ひさお）

1942 年　宮崎県生まれ
1966 年　九州大学医学部卒業
1978 年　佐賀医科大学助教授
1988 年　九州大学医学部助教授
1996 年　久留米大学医学部教授
2002 年　久留米大学高次脳疾患研究所長（兼任）
2003 年　久留米大学病院長

著書：攻撃性の精神医学（医学書院，分担），葛藤-心理学・生物学・精神医学（金剛出版，分担），脳と行動-大脳辺縁系の機能（中山書店，分担），私の分裂病感（金剛出版，分担）など

精神科急性期治療病棟―急性期からリハビリまで

2007 年 3 月 18 日　初版第 1 刷発行

編　　集　前 田 久 雄
発 行 者　石 澤 雄 司
発 行 所　㈱ 星 和 書 店
　　　　　東京都杉並区上高井戸 1-2-5 〒 168-0074
　　　　　電話 03(3329)0031(営業) ／ 03(3329)0033(編集)
　　　　　FAX 03(5374)7186
　　　　　http://www.seiwa-pb.co.jp

Ⓒ 2007　星和書店　　Printed in Japan　　ISBN978-4-7911-0623-3